中国科学院教材建设专家委员会规划教材

神经生物学

主　编　薛一雪

副主编　王　萍

编　委　（按姓氏拼音排序）

安　平　（中国医科大学）

谷艳婷　（沈阳药科大学）

焦海霞　（福建医科大学）

刘丽波　（中国医科大学）

刘啸白　（中国医科大学）

蔺　扬　（中国医科大学）

马　腾　（中国医科大学）

马　珺　（中国医科大学）

尚　超　（中国医科大学）

王　萍　（中国医科大学）

薛一雪　（中国医科大学）

喻　博　（中国医科大学）

杨智航　（沈阳医学院）

赵丽妮　（沈阳医学院）

U0252324

科学出版社

北　京

内 容 简 介

　　神经生物学是一门研究神经系统内细胞和分子水平变化过程以及这些过程在中枢控制系统内的整合作用的学科，目的是深入了解脑功能和人类行为心理活动的物质基础。全书共十一章，从分子、细胞水平到认知神经科学领域，较全面、系统地介绍了神经生物学的基本理论及最新进展。主要内容包括：神经组织的结构和功能、神经系统的发育、变性和再生、神经干细胞、神经营养因子、神经肽、神经元跨膜信息传递、感觉、运动系统、神经内分泌和脑的高级功能等。本书文笔流畅、图文并茂，既可以作为高等医学院校各专业本科生、研究生的教材，也可以作为教师、研究人员和医务工作者的参考书。

图书在版编目（CIP）数据

神经生物学 / 薛一雪主编 . —北京：科学出版社，2021.1
中国科学院教材建设专家委员会规划教材
ISBN 978-7-03-066596-6

Ⅰ. ①神… Ⅱ. ①薛… Ⅲ. ①医学 – 神经生物学 – 高等学校 – 教材
Ⅳ. ① R338

中国版本图书馆 CIP 数据核字（2020）第 214795 号

责任编辑：王　颖 / 责任校对：贾娜娜
责任印制：赵　博 / 封面设计：陈　敬

科 学 出 版 社 出版
北京东黄城根北街 16 号
邮政编码：100717
http://www.sciencep.com
北京凌奇印刷有限责任公司印刷
科学出版社发行　各地新华书店经销
*
2021 年 1 月第　一　版　　开本：787×1092　1/16
2025 年 3 月第三次印刷　　印张：17
字数：400 000

定价：**79.80 元**
（如有印装质量问题，我社负责调换）

前　言

神经生物学作为一门独立的学科形成于20世纪60年代初，主要研究脑的结构和功能。近60年来，神经生物学的研究发展日新月异，一直是生命科学的研究重点之一。自2013年起，美国、欧洲、日本、韩国等相继启动大型脑科学研究项目，中国脑计划也在规划与实施中。"十三五"时期，脑科学与类脑研究已被纳入"科技创新2030——重大项目"，以脑认知原理为主体，以类脑计算与脑机智能、脑重大疾病诊治为两翼，搭建关键技术平台，抢占国际脑科学前沿研究的制高点。中国脑科学研究已经成为当代国际脑研究的重要组成部分。

神经生物学是在神经解剖学、神经组织胚胎学、神经生理学、神经生物化学、神经心理学、神经病学和神经外科学等学科的基础上发展起来的综合学科，是从分子水平上、细胞水平上、神经网络乃至系统和整体水平上阐明神经系统的基本活动规律的科学。这门学科在发展中体现出两个特点，一是逐渐向细胞和分子水平发展；二是显示出神经系统活动的本质——复杂的整合性。这两个特点提示人们对神经活动本质的了解要从最基础的细胞和分子的变化层面去认识；同时，在研究中又必须运用整合的观点去考虑神经结构和功能的改变。

本书在系统论述神经生物学主要内容的基础上，力求达到科学性与可读性、继承性与进展性的和谐与统一。希望本书既可作为高等医学院校的教材供医学生使用，也可供广大教师及医务工作者参考，成为广大神经科学爱好者学习的良师益友。

由于本书作者水平有限，疏漏或者不当之处在所难免，敬请读者批评指正。

薛一雪

2019年12月3日

目　　录

第一章 绪 论

神经科学（neuroscience）是研究人和动物神经系统（主要是脑）结构和功能的学科，分为基础神经科学和临床神经科学两大部分，前者侧重基础理论研究，后者主要研究神经系统相关的疾病。神经生物学（neurobiology）是基础神经科学的主干，其研究目的在于了解神经系统中分子水平、细胞水平及细胞之间的变化过程，以及这些过程在控制中枢神经系统功能中的综合作用。这一定义强调了神经生物学多学科、多层次的整合研究特点。

神经生物学研究是多学科的综合研究，需要生物医学领域内部多学科交叉合作，以便从不同的角度解决一个科学问题。神经生物学是在神经解剖学、神经组织胚胎学、神经生理学、神经生物化学、神经心理学、神经病学和神经外科学等学科的基础上发展起来的综合学科，是一门名副其实的交叉科学。神经生物学研究也是多层次的综合研究。机体对于外来刺激的任何一个反应，都可分解为神经通路和系统水平的活动、脑内局部回路水平的活动、单个神经元水平的活动和分子水平的活动。反过来说，科学家从脑内克隆出一种离子通道相关的DNA序列，就会尝试从翻译水平上弄清它的肽链结构，确定它的电生理功能，找出它特异的激动剂和拮抗剂，继而推测其可能的临床应用等。

我国高等学校在生物科学的教学中，将神经生物学设置为基础课程符合现代生物学科发展规律。在我国基础科学发展规划中，将细胞生物学、分子生物学、神经生物学和生态学并列为生命科学的四大基础学科，反映出现代生命科学的发展趋势。现代神经生物学已发展到很高的水平，但遵循科学发展的规律，我们仍有必要简要重温神经生物学的发展史。

神经系统由神经元及神经胶质细胞两大类细胞组成。近年来，在神经元功能研究的基础上，对神经胶质细胞重要性的认识有了长足的进展。近代神经生物学的确立始于神经元学说。19世纪意大利组织学家Golgi发明了一种通过镀银染色观察神经元的方法（Golgi染色法），它的重要性在于能在大量神经元中染出少数细胞的全貌，使神经元的形态研究成为可能，Golgi教授因此于1906年获诺贝尔生理学或医学奖。与Golgi教授同年获诺贝尔奖的西班牙学者Cajal改良了Golgi染色法并做了大量系统地观察，于1907年出版了《人和脊椎动物神经系统组织学》，确认了神经系统的结构是由许多边界明确的神经元组成，并提出了神经元学说。

20世纪前叶，在以Cajal教授为首的形态学发展的基础上，神经生理学得到极大的发展，主要研究了神经元的基本生理学特性，奠定了现代神经生理学的基础。19世纪末英国生理学家Sherrington对脊髓的生理功能进行了大量研究。他认为Cajal对神经元的认识是正确的，推测感觉神经元到达中枢形成的游离末梢必然会以某种特异的接触点与运动神经元的胞体或树突相联系。他在1897年出版的生理学教科书中首次把这种接触点称为"突触"（synapse），从而在神经科学中立下了一个划时代的碑石。英国的另一位生理学家Adrain于1925年首次在单根神经纤维上记录到电脉冲，开创了现代生理学的新纪元。Sherrington和Adrain于1932年同时获得了诺贝尔生理学或医学奖。

英国生理学者Elliot在1904年首先提出了交感神经末梢释放肾上腺素作为传递物质的概念。次年英国剑桥大学生理学教授Langley指出神经支配骨骼肌引起的兴奋是由与尼古丁有关的化学物质所传递，并提出了突触化学传递的初步证据。1920年德国生理学家Loewi用蛙心灌流实验证实了迷走神经末梢释放的"迷走物质"使心脏抑制。1936年Dale及Loewi因他们在周围神经系统神经冲动的化学传递研究中的贡献而分享诺贝尔生理学或医学奖。在这些工作的基础上，逐渐建立了神经末梢化学传递的理论。

20世纪50年代迎来了神经科学又一个新的飞跃，电子显微镜的应用使人们观察到了神经元及神经系统内其他细胞的超微结构，神经元学说通过电镜技术得到了证实。20世纪70年代中期后，原位杂交及免疫组织化学技术开始用于神经系统的研究，通过上述技术确定了多种递质、调质的分布。递质共存的发现，改变了长期以来"一个神经元一种递质"的概念，对神经元间信息传递的研究产生了深远的影响。在这些形态学研究的基础上，发展了神经系统经典递质及神经肽的生理学及病理生理学研究，诸如疼痛、帕金森综合征、吗啡成瘾等，将神经生物学的研究推向了新的高峰。

从20世纪80年代至今，神经生物学已在以下几个方面获得了长足的进步：神经信息的传递、加工、整合、调控及不同信号转导系统之间的对话；脑和神经系统的发育、退变、再生和损伤的修复；脑的复杂性及学习、记忆、意识、认知与人工智能的整合研究；包括药物成瘾在内的精神疾患的发生机制及新的干预途径；神经-内分泌-免疫网络的出现拓宽了对多种疾病发生发展机制的认识；新技术的开发与应用（如神经干细胞分化调控的研究、无创性脑影像技术的发展、神经系统新基因的克隆和功能研究等）。

近年来随着神经生物学相关技术的飞速进展，人们加强了解大脑，解密大脑，更好地为人类服务的信心。例如，由于膜片钳技术的发展，可使我们的视角精确到通过一个通道的离子；发育生物学的研究，可使我们知道哪种化学物质引导神经纤维束的生长锥延伸至它的靶细胞；分子遗传学的研究，使我们了解到基因上一个或几个碱基的突变可以引起先天性神经系统疾病；正电子发射断层成像（PET）和功能磁共振（fMRI）等脑功能成像的发展，使我们能在电脑屏幕上看到人脑思维行进的轨迹！随着时代的发展，人们对脑的高级功能的认识越来越深入。

21世纪是生物学的世纪，而神经生物学又是生物学领域乃至整个自然科学界最前沿、最复杂的学科之一。从国家和社会需求的角度，神经生物学的发展对于提高人口素质、维护人类健康、延长人均寿命具有重大意义。神经生物学的多学科、多技术的渗透交叉和协同发展，为更深入的研究脑功能提供了无限的可能。当今，神经生物学的发展速度之快令我们相信，未来可以利用全新的方法治疗许多目前无法治疗的神经系统疾病。但要彻底解析脑的功能，还有很长的一段路要走。这就要求科学工作者花费更多时间和精力，掌握更多的基础知识，竭力进行有创新性的科学实践，为神经生物学的发展做出贡献！

（蔺　扬，薛一雪）

第二章 神经组织的结构和功能

所有组织与器官都由细胞组成，细胞的特殊功能及其相互作用的方式决定了器官的功能。无疑大脑是自然界创造的最精密、最复杂的器官。但是解开大脑之谜的基本策略必须是先研究脑细胞如何单独工作，再研究细胞间的协作方式。脑内的多种细胞，包括神经元、神经胶质细胞、微血管内皮细胞之间的相互作用，是组成和维持脑功能的必要条件。本章节首先介绍神经系统中细胞的功能、结构及通信方式；在后面章节中再介绍这些细胞如何组成环路介导感觉、认知、运动、语言和情感。

第一节　神　经　元

神经系统具有自然界赋予人类的最复杂的特性和功能。要认识大脑的工作方式和过程，首先要了解组成神经系统的细胞及其功能。关于现代神经科学的起始，可以追溯到Camillo Golgi、Santiago Ramony Cajal时代。神经系统由神经元及神经胶质细胞两大类细胞组成，其功能的核心成分是神经元，又称神经细胞。神经系统中有大量的神经元（约10^{11}个）。对于大脑的独特功能来说，神经元无疑是最重要的。神经元是一种高度特化的细胞，是高等动物神经系统的结构单位和功能单位（图2-1），它能感知环境的变化，再将信息传递给其他神经元，并指令机体做出反应。同时，神经元还具有分泌细胞的功能，合成和释放多种生物活性物质。神经胶质细胞主要起隔离、支持及营养周围神经元的作用。神经胶质细胞的数量是神经元10倍之多，神经胶质细胞对神经元功能的调节作用越来越受到学者们的关注。

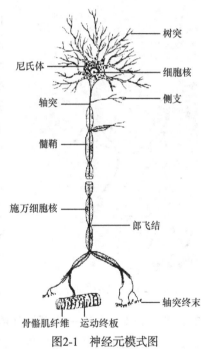

图2-1　神经元模式图

（图中标注：树突、细胞核、侧支、尼氏体、轴突、髓鞘、施万细胞核、郎飞结、轴突终末、骨骼肌纤维、运动终板）

一、神经元学说

关于神经元学说，人们可以追溯到19世纪。科学家们对脑构筑的结构研究和功能推测成为现代神经科学的基石。而在此之前人们对神经系统的结构和功能几乎一无所知。

19世纪后期德国神经科学家Franz Nissl发明的一种染色方法一直沿用至今。Nissl发现一类碱性染料可以染所有神经元的核及核周的斑块物质（图2-2）。这些斑块称为尼氏体，而这种染色的方法也被称为尼氏染色（Nissl stain）。尼氏染色法可以区分神经元和神经胶质细胞。同时，组织学家应用此方法能够研究不同脑区神经元的排列，或细胞构筑（cytoarchitecture）。细胞构筑的研究使我们认识到大脑由许多不同的特异性区域组成，现在我们知道不同区域具有不同的功能。

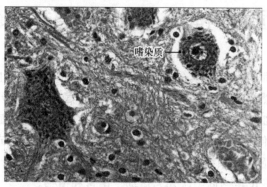

图2-2　尼氏染色的神经元

（一）高尔基染色

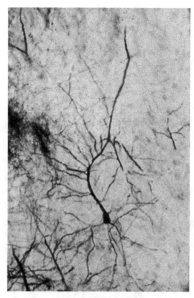

图2-3　高尔基染色的神经元

尼氏染色的神经元看起来很像一团有核的原生质。1873年，意大利组织学家Camillo Golgi发现的染色方法使人们对神经元有了更多的认识。Golgi发现将大脑组织浸泡在一种被称为高尔基染液的铬酸银溶液里，只占一小部分的神经元被完整地染成黑色（图2-3）。高尔基染色（Golgi stain）的发现，提示神经元的细胞体，即被尼氏染色显示的核周围区域只是整个神经元结构的一小部分。

高尔基染色表明神经元至少有两个明显不同的部分：含细胞核的中心区和从中心区辐射出的突起。有核的膨胀区有几个交替使用的名称：细胞体（cell body），胞体（soma），核周体（perikaryon）。从胞体辐射出的突起称为神经突（neurite），有两种类型：轴突（axon）和树突（dendrite）。

细胞体一般只有一个轴突。整个轴突直径都是均一的，若有分支，分支一般都呈直角延伸出去。在体内，轴突可以延伸很长（甚至达1m或更长）。当时的组织学家认为轴突可能像电线一样传送神经元的输出信号。而树突延伸距离很少超过2mm。许多树突从胞体延伸出后逐渐变细形成一点。早期的组织学家认为由于树突与许多轴突有接触，它们如同神经元的天线，接收输入信号。

（二）Cajal的贡献

虽然Golgi发明了染色法，但是另一位与Golgi同时代的西班牙人将这种方法的使用发挥到了极致。Santiago Ramony Cajal是一位技艺精湛的组织学家与艺术家，他于1888年学习了Golgi染色法。在随后的25年里发表的一系列文章中，他用Golgi染色法染出了许多脑区的不同环路（图2-4）。但Cajal与Golgi对神经元持完全相反的观点。Golgi认为：不同神经元的突起相互融合形成连续的网状结构，类似于循环系统中的动脉与静脉。根据这种理论，大脑是细胞理论的例外，因为细胞理论认为单个细胞是所有动物组织的基本功能单位。而Cajal则认为：神经元的突起不是连通的，它们通过接触而非连通传递信息。这种和细胞理论相一致的观点称为神经元学说（neuron doctrine）。虽然Cajal和Golgi分享了1906年的诺贝尔生理学或医学奖，但他们始终坚持各自不同的观点。

虽然随后的50年科学研究都倾向于支持神经元学说，但直到20世纪50年代电子显微镜发明后才得到了最终的证据。由于电子显微镜有强大的分辨能力，我们最终能看到不同神经元的突起不是相互连通的。因此，探究脑组织奥秘的起点是单个神经元。

二、典型神经元的亚细胞结构

神经元是神经系统的结构和功能单位。它能接受刺激和传导神经冲动。神经元还具有分泌细胞的功能，可以合成和释放生物活性物质。虽然大脑中的神经元有1000多种类型，但是它们具有基本相同的形态。每个神经元都是由胞体和突起两部分组成。而突起又根据其形态分为两类：树突和轴突。以下就神经元胞体、树突、轴突等结构加以描述（图2-5）。

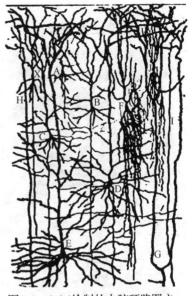

图2-4 Cajal绘制的大脑环路图之一

该图是人脑大脑皮质内控制随意运动的区域，字母标记的是Cajal所确定的不同神经元

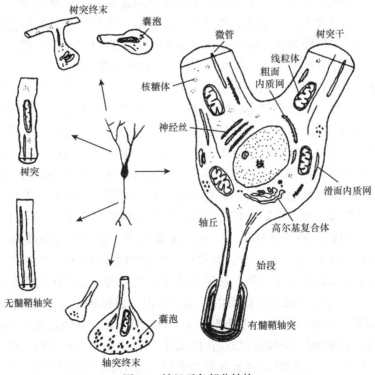

图2-5 神经元各部分结构

（一）神经元胞体

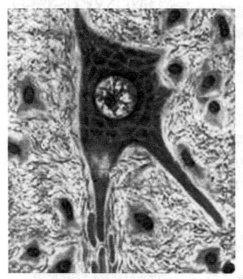

图2-6　神经元的HE染色

胞体是神经元的代谢和营养中心，位于神经元的中心，存在于脑和脊髓的灰质及神经节内，其形态各异，常见的形态为星形、锥体形、梨形和圆球形等。胞体大小不一，直径在5～150μm。细胞液（cytosol）是富含钾的盐溶液，有神经细胞膜把它与外界环境隔开。胞体内存在许多膜质闭合的结构，统称为细胞器（organelle）。神经元的胞体所含的细胞器和所有动物细胞的一样。最重要的有细胞核（nucleus）、核仁（nucleolus）、粗面内质网（rough endoplasmic reticulum，RER）、滑面内质网（smooth endoplasmic reticulum，SER）、高尔基复合体（Golgi complex）和大量的线粒体（mitochondria）。细胞膜内所有的物质（核除外，但含细胞器）统称为细胞质（cytoplasm）（图2-6）。

1. 胞膜　神经元膜（neuronal membrane）是指细胞外表面的质膜，作为一个屏障把细胞质包裹于神经元内，并阻止细胞外的某些物质进入膜内。神经元胞体的膜和其突起表面的胞膜是连续完整的细胞膜。胞膜在光镜下难以分辨，电镜下观察可分为三层结构，内、外两层为电子致密层，中间为电子密度低的透明层，总厚度为7～10nm，每层厚2.5～3nm，又称为单位膜，其上嵌有蛋白质。除突触部位的胞膜有特化的结构外，大部分胞膜是典型的单位膜结构。Robertson（1959）首先提出了"单位膜"的概念，认为单位膜是脂质双层分子夹在两层连续的蛋白质分子之间的膜结构。

膜脂质分子主要有磷脂、糖脂和胆固醇，在不同部位脂质含量不同，如形成髓鞘的膜，脂质占79%，蛋白质含量仅占18%，这样可使膜的通透性很低，故具有良好的绝缘性。而功能复杂的线粒体内膜，蛋白质约占膜成分的75%，而脂质含量较低，膜蛋白几乎都是由肽链卷曲折叠成球状。膜蛋白有的全部嵌入膜脂质双层内；有的贯通全膜两端外露；有的一端外露一端嵌入，它们均属于内在蛋白，具有多种重要的生理功能，有些成为神经递质或其他活性物质的受体，有些构成离子通道、载体等，进行信息传递、神经冲动的发生及扩布、物质运输、代谢调控。膜的不同部位分布着不同的受体及离子通道。膜上受体可与相应的化学物质——神经递质结合。当受体与递质结合时，膜的离子通透性及膜内外电位差发生改变，胞膜产生相应的生理变化：兴奋或抑制。通常是神经元的树突膜和胞体膜接受刺激，轴突膜传导神经冲动。分布在脂质双层内表面的蛋白，包括参与细胞骨架形成的肌动蛋白、锚定蛋白、血影蛋白（spectrin）或胞衬蛋白（fodrin）、与被衣小泡形成相关的网格蛋白（clathrin）等。神经元膜除了脂质、蛋白质以外，还有1%～5%的糖。糖与蛋白或脂质相结合，构成糖蛋白和糖脂。糖蛋白和糖脂的低聚寡核糖多种多样，它们伸向神经元膜的表面，与化学信息的识别、细胞粘连、膜抗体和受体等密切相关。

神经元膜的基本结构与其他细胞膜相似，但是因膜的分布部位和功能不同而有很大差异。神经元的一个重要特征是胞体膜、树突膜、轴突膜的蛋白质组成均不同，如轴突膜和树突膜电生理特性明显不同，胞体和轴丘处细胞膜也存在差异，受体在不同神经元或同一神经元的不同部位分布不同。这些差异在神经元细胞膜特化部位如突触表现得尤为突出，说明神经元膜结构与功能密切相关。

2. 细胞核 大部分神经元只有一个细胞核，占胞体的很大一部分，较大、圆，位于细胞中央（图2-6）。光镜下观察，细胞核染色较淡，呈空泡状，这是由于核内染色质呈细小颗粒状分散分布于核质所致，呈常染色质状态，核仁深染。异染色质少且多位于核膜内侧。神经元突起的延伸及信息传递需要大量蛋白分子的参与，因此核内会持续有大量基因的转录。

电镜下观察核膜由内外两层膜构成，每层厚约7 nm，两层之间隙为核周隙。内膜非常光滑，外层则不规则、粗糙。实际上核膜只是一层膜，外膜是内质网的延续，也就是内质网将核质和核周质分开。核膜上有核孔，它是细胞核与核周质之间物质双向运输的通道（图2-7）。核内染色质为直径20 nm相当均一的纤维状丝，分布稀疏，表明大部分染色质处于常染色质状态。在核仁周围和核膜下则稍为紧密。核染色质的主要成分是DNA、蛋白质和酶类。核仁为具有较高电子密度的海绵状球体，大而圆，占核直径1/4～1/3，由纤维和颗粒两部分交错排列组成，核仁的主要成分是rRNA，还有少量DNA、蛋白质及酶类（如RNA聚合酶，可催化合成rRNA）。

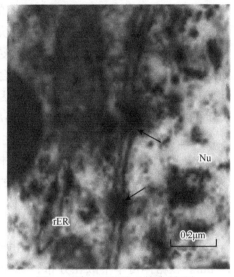

图2-7 神经元核孔（箭头所示）

Nu：细胞核；rER：粗面内质网

细胞核是遗传信息储存、复制和表达的主要场所，细胞核内的染色体（chromosome）由遗传物质脱氧核糖核酸（deoxyribonucleic acid，DNA）组成。DNA由父母遗传给子代，它包含了子代全部身体的"蓝图"。子代每个神经元内的DNA都是相同的，并且同肝、肾细胞的DNA也一样。神经元和肝细胞的差异在于组成细胞的DNA特异片段不同。

每条染色体都含有宽2 nm的连续双螺旋DNA结构，核在有丝分裂中复制DNA。神经元在发育期具有丝分裂活动，但是定向分化一旦开始，有丝分裂就被抑制或丧失，绝大多数哺乳类动物一般出生和出生后不久即停止有丝分裂活动。

3. 细胞质 细胞质位于核的周围，又称核周体，含有发达的高尔基复合体、滑面内质网、丰富的线粒体、尼氏体及神经原纤维，此外还有溶酶体、脂褐素等结构。具有分泌功能的神经元，其胞质内还含有分泌颗粒。

（1）内质网（endoplasmic reticulum）：为扁囊状或管泡状膜结构，分布于整个神经元内，形成一个连续的膜系统。内质网有很多不同的种类，且在不同的部位具有不同的功能。内质网向内与核外膜延续，向外延伸至细胞膜下、树突及轴突各个部位。在胞体和树突起始部，内质网与细胞膜紧密接触，并形成浆膜下囊（subsurface cisternae）。在某些神经元轴突起始段，浆膜下囊形成多层样结构，又称为囊器（cisternal organelles），浆膜下囊或囊器对调节神经元的兴奋性有重要作用。轴突中内质网成管状与轴突平行走行，延伸到突触，并与突触处线粒体密切接触。树突中的内质网延伸至树突棘，终止于树突的棘器（spine apparatus），棘器是由紧密排列的内质网组成，其间有电子致密物质将其分开，大约50%的树突棘含有棘器。

内质网的主要功能是调节神经元内钙信号。内质网膜上有肌苷三磷酸受体（inositol 1,4,5-triphosphate receptors）和雷诺丁（ryanodine）受体，这两种受体对于内质网钙离子释放、产生慢扩散的再生钙波具有重要意义。内质网上的肌浆内质网钙ATP酶（sarcoplasmic endoplasmic reticulum Ca^{2+} ATPase）能够帮助钙离子的吸收。内质网能够感受局部钙脉冲的变化，调节钙离子吸收、储存或释放，并且能够通过周期性的钙波动将信息传送到细胞核，调节基因转录。

神经元外钙信号是由细胞膜调控的。神经元膜整合外来的兴奋性和抑制性神经输入，通过电压依赖性钠和钙通道产生快扩散的动作电位，导致钙离子内流。另外，随着神经递质的释放，钙离子也可以通过受体门控的离子通道进入细胞内。通过细胞膜和内质网两大膜系统对神经元钙信号的整合、调节，使得神经元的特有功能，如神经元兴奋性、神经递质释放、突触可塑性、基因转录等得以实现。相反，内质网功能障碍常导致严重的神经元病理变化，如内质网钙离子储存和释放的异常对神经元的衰老有重要意义，最近有实验认为内质网与线粒体共同作用能够导致神经元的凋亡和坏死。

（2）蛋白质合成装置：蛋白质在核糖体内合成，转运到内质网，经高尔基体加工、修饰后，以小泡的形式运送到神经元的各个部位发挥作用。神经元内多含有大量的核糖体、粗面内质网和较丰富的高尔基体，说明神经元具有特别旺盛的蛋白质合成和代谢机能。

1）核糖体（ribosome）：是由rRNA和蛋白质构成的椭圆形致密颗粒，直径约20 nm。核糖体可单个散在分布，称为游离核糖体。几个游离核糖体可以附着在一条线上，串联一起呈串珠状或螺旋状分布，称为多聚核糖体（polyribosome）。这条线是单链的mRNA，核糖体与之结合而发挥作用，合成同一蛋白质的多个拷贝。

核糖体是细胞内蛋白质的合成基地。RNA转录产物结合于核糖体，核糖体翻译mRNA中的指令信息，合成蛋白质分子。因此，核糖体以氨基酸为原料，根据mRNA所提供的"蓝图"合成蛋白质。核糖体新合成的蛋白质大部分留在胞质内，经加工、修饰，直接作为神经元的骨架蛋白或催化神经元代谢反应的酶类，参与神经元的功能代谢。部分蛋白质则与泛肽交联而降解。神经元的结构蛋白质如膜上的镶嵌蛋白、通道、受体等，以及分泌蛋白质，如神经递质、激素、各种分泌酶等，则是在粗面内质网内合成、加工的。

2）粗面内质网：核糖体附着到内质网表面，使内质网表面呈粗糙的颗粒样外观，故称为粗面内质网。粗面内质网大量存在于神经元中，比神经胶质细胞和其他非神经细胞多很多。其实，我们早已通过另一个名字"尼氏体"了解了粗面内质网。100多年前，Nissl发明的一种染料可以染这种细胞器。

粗面内质网最重要的功能是合成蛋白质，并把它们从细胞输出或在细胞之间转运到其他部位。这个过程是从游离核糖体开始的。游离核糖体首先合成含有信号序列的多肽，在多肽开始从核糖体膨出时，多肽的信号序列识别并诱导核糖体与内质网接触，这种接触过程是由信号识别颗粒介导实现的。多肽通过内质网的脂质双层膜进入内质网腔中，信号序列通常被降解，剩余的多肽继续沿着羧基端合成，直到翻译终止序列出现为止。核糖体完成功能后，离开内质网回到胞质。内质网合成的蛋白质部分留在内质网管腔内，经过广泛的修饰后，形成二硫键、糖基化以及与糖脂交联等，因此认为内质网的内小叶（inner leaflet）与细胞膜的外小叶（outer leaflet）在功能上是连续的。分泌蛋白质则必须经高尔基复合体进一步加工、修饰。

粗面内质网和游离核糖体上合成的蛋白质究竟有何不同呢？答案就是蛋白质分子未来的命运不同。如果蛋白质最终要留在神经元胞质中，那么其mRNA转录物就会避开粗面内质网上的核糖体而被游离核糖体所吸引。相反，如果蛋白质最终要嵌在细胞膜或细胞器膜上，那么它就会在粗面内质网上合成。这种蛋白质进行装配时，可在粗面内质网膜上被来回拉动。

3）高尔基复合体：神经元内有高度发达的高尔基复合体，位于核周，它们离核最远，由Camillo Golgi在1898年首次发现。这是蛋白质“翻译后”进行大量化学修饰的场所。电镜下高尔基复合体由三部分组成，即扁平囊、小泡和大泡。扁平囊（saccule）一般由3～10个相互平行排列的扁平的囊组成，扁平囊的两端常呈泡状。扁平囊均呈弓形，凸面朝向细胞核，为生成面（forming face）或顺面（cis side）；凹面多向细胞表面，为成熟面（maturing face）或反面（trans side）。小泡为直径40～80 nm的囊泡，多位于扁平囊的生成面处，一般认为它是由内质网芽生而来。大泡（vacuole）位于高尔基复合体的成熟面，直径100～150 nm，可能是由扁平囊末端或局部芽生而成。因为成熟面也有小泡存在，所以有人倾向于不分大、小泡，而统称为小泡（vesicle）。

从内质网芽生的小泡含有不同的蛋白质分子，当其运行到高尔基复合体生成面时，小泡膜与扁平囊膜融合，将蛋白质分子转运到扁平囊中，蛋白质从生成面到达成熟面，通过多层扁平囊，经过一连串的酶促反应，这些反应包括蛋白质糖基化、磷酸化、硫酸化等。另外，许多膜蛋白和分泌蛋白质可再次进行蛋白分解，清除多余成分，产生较小的有生物活性的蛋白质。由此可见，高尔基复合体不仅为细胞提供一个内部运输系统和包装中心，而且可以对粗面内质网合成的肽链进行加工、修饰，形成具有生物活性的肽链。

从高尔基复合体以芽生方式生成小泡，主要有结构性分泌（constitutive secretion）和调节性分泌（regulated secretion）两种分泌方式。结构性分泌是指蛋白质边合成边分泌，不受外界刺激的影响，如运送到树突、轴突的小泡等。调节性分泌是指正常情况下并不发生分泌，而只有在接受外界刺激时才发生的分泌，如大的致密囊泡和神经内分泌细胞的分泌颗粒，正常情况下被运送到轴突末梢或储存在胞体中并不分泌，只有接收神经冲动后才能释放，发挥作用。

4）尼氏体（Nissl body）：在光镜下为嗜碱性深染的颗粒或小块，见于所有大细胞和许多小细胞的胞体和树突中，但是在轴突和轴丘中无尼氏体。电镜下尼氏体是由许多规则平行排列并互相沟通的粗面内质网以及其间的游离核糖体组成，没有明显边界，内质网囊或小管相互间的距离为0.2～0.5 μm，游离的多聚核糖体分布于其间，其数量远远多于内质网上的附膜核糖体。尼氏体为神经元合成蛋白质的最活跃部位，包括结构蛋白质和分泌蛋白质，补充神经元本身的消耗，并通过胞质转运到神经终末。不同神经元的尼氏体的大小、形状不一，一般大神经元的尼氏体比小神经元的明显且丰富，运动神经元的尼氏体比感觉神经元的粗大。病理情况下，尼氏体可呈粉末状，分布改变，逐渐溶解消失，这种现象称为染色质溶解（chromatolysis）。如轴突切断后3～4天，核周质开始肿胀，核偏位，同时尼氏体碎裂，胞质嗜碱性染色降低，胞质浅染。1周左右，胞质中央尼氏体消失，周边部位仍可见少量尼氏体存在，但最终将完全消失。如果轴突再生成功，会出现核复位，小而不规则的尼氏体逐渐增加，体积增大，4～12周后尼氏体恢复到正常状态。

（3）线粒体：胞体中另一种含量非常丰富的细胞器是线粒体。线粒体通常呈圆形、卵圆形或杆状，分布于胞体、轴突、树突等神经元各处（图2-8）。数目和形状因不同神经元或同一神经元的不同部位而异，通常轴突末梢中含有较多的线粒体。电镜下，线粒体由两层膜包绕，外膜光滑，功能相对单一，只对小分子和离子有主动通透作用。闭合的外膜内是反复折叠的内膜，称为嵴，嵴增大了内膜面积。线粒体嵴多与线粒体长轴垂直。内膜有特异的转运蛋白，只对嗜水性物质有通透性。嵴之间的区域称为基质，其为均质的电子密度物质，基质内含有线粒体特有的DNA、DNA聚合酶、RNA、RNA聚合酶、核蛋白体等，因此认为线粒体有一定程度的自主复制和再生能力。

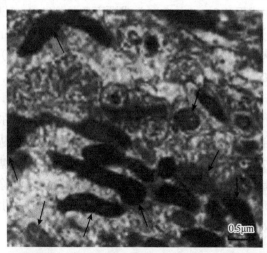

图2-8　小脑神经元内线粒体表达不同强度的细胞色素氧化酶活性

长箭头示强细胞色素氧化酶活性线粒体；短箭头示弱细胞色素氧化酶活性线粒体

线粒体是细胞呼吸的场所。当线粒体"吸气"时，漂浮在胞液中的丙酮酸（源于糖、蛋白质和脂肪的消化产物）和氧气就被吸进来。在线粒体内部，丙酮酸开始一系列复杂的生化反应，称为Krebs循环，由英籍德国的科学家Hans Krebs在1937年首次发现。Krebs循环的生化产物提供了能量（ATP），其产生机制：嵴内的一系列附加反应导致腺苷二磷酸（adenosine diphosphate，ADP）磷酸化，产生腺苷三磷酸（adenosine triphosphate，ATP），为细胞提供能量。

ATP是细胞内的能量流通物质，线粒体是神经元内能量产生、储存和供给的场所，其中进行着三羧酸循环、呼吸链的氢和氧传递，以及氧化磷酸化反应。细胞色素氧化酶

（cytochrome oxidase）位于线粒体内膜，是呼吸链上最后一个酶，直接参与电子转运、氧化磷酸化和产生ATP，所以细胞色素氧化酶活性变化与细胞能量代谢密切相关。在中枢神经系统中，区域性细胞色素氧化酶活性变化可反映神经元的功能状态，这与神经元本身的生物电特性分不开，神经元动作电位的产生需要细胞膜的去极化，复极化后膜内外离子浓度平衡的恢复需要ATP，为下一次动作电位的发生做准备。实验证明此过程的能量需求远远超过神经元的其他耗能过程。同时，神经元处在一个错综复杂的神经网络之中，神经元本身的电活动与它所接受的神经末梢的突触支配密不可分，正是由于神经网络-神经元-动作电位-能量消耗-细胞色素氧化酶活性变化的紧密偶联，细胞色素氧化酶活性变化被认为是反映神经元功能代谢的重要指标。人们多采用细胞色素氧化酶组织化学方法观察不同发育阶段或某些病理情况下脑组织内细胞色素氧化酶活性的变化。在病理情况下，线粒体膜通透性改变，细胞色素c外漏入胞质，是导致神经元凋亡、坏死的重要因素，因此认为细胞色素氧化酶是最早期、敏感的反映神经元损伤的指标之一。

（4）细胞骨架（cytoskeleton）：它维持神经元特有的形状。细胞骨架由微管、微丝和中间丝组成（图2-9），神经元的中间丝主要是神经丝，这三种成分和其相关蛋白占神经元总蛋白量的25%。这些成分不断进行着动态调节，且细胞骨架本身很可能处于持续的运动中。

1）微管（microtubule）：具有外形笔直或稍弯曲、粗细均匀、不分支等形态特点，直径约为20 nm，而其长度出入很大，长者达100 μm，可单根或成束存在，有弹性，可弯曲，沿神经突起纵向排列。微管看似一个笔直、壁厚的中空管子。管壁由围绕中心部分的更小的瓣状链组成。每一条小链由微管蛋白组成。单个的微管蛋白分子较小，呈球状，它们相互黏在一起。把小蛋白连接成一条长链的过程叫作聚合，产生的链称为聚合物。因此，神经元内的各种信号可以通过调节微管的聚合和解聚调控神经元的形

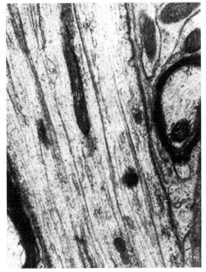

图2-9　细胞骨架电镜图

状。微管蛋白解聚后，可产生α微管蛋白和β微管蛋白。参与微管组装及其功能调控的一类蛋白称为微管相关蛋白（microtubule-associated proteins，MAPs）。在其他的生理作用中（许多还不甚清楚），MAPs可将微管锚定在另一个微管或神经元的其他部分。有一种称为tau的轴突微管相关蛋白，其病理学变化已知与阿尔茨海默病引起的痴呆有关。

2）微丝（microfilament）：直径仅5 nm，与细胞膜厚度相当。微丝遍布于神经元，在神经突起中更多。微丝由两股细链盘旋而成，每股链都是肌纤蛋白的聚合物。肌纤蛋白是所有类型细胞（包括神经元）中含量最丰富的蛋白质之一，它参与细胞形状的改变。

跟微管一样，肌纤蛋白微丝不断地装配和解聚，这个过程由神经元内的信号调节。除了像微管一样沿着神经突起中心延伸，神经丝还跟膜紧密地联系在一起，它们通过纤维蛋白的网状结构锚定在膜上，后者像蜘蛛网一样衬在细胞膜内。

3）神经丝（neurofilament）：是狭义上的细胞骨架，直径为10 nm，大小介于微管和微丝之间。事实上，它们存在于身体的每个细胞中，被称为中等纤维，仅仅在神经元中被称为神经丝。名字上的差异其实也反映了在不同组织中它们结构上的微妙差别。例如，来自另一组织的中间丝角蛋白，它们互相盘绕成了头发形状。

上述纤维结构类型中，神经丝与骨架的骨头和韧带最相似。神经丝由许多亚单位组成。每个亚单位的内部结构由三条蛋白质链相互盘绕而成。与微管和微丝不同的是，这些链由单独的蛋白分子组成，每个蛋白分子都盘绕成弹簧一样紧凑的结构。这种结构使神经丝具有很强的机械强度。

（二）树突

神经元有一个或多个树突（dendrite），呈光滑的锥体状从胞体发出，树突干一般呈锐角反复分支，越分越细。单个神经元的树突统称为树突树（dendritic tree），树上的每个分支称为树突侧支（图2-10）。有些神经元中，树突提供了超过90%的表面积（如浦肯野细胞）。树突是胞体的延伸部，核周质所含的细胞器，包括尼氏体、高尔基复合体、线粒体、内质网、游离核糖体、微管、神经丝等皆可进入树突，因此难以划定胞体和树突的界限。但是从树突的近端向远端延伸，细胞器逐渐减少。粗面内质网、核糖体、线粒体始终贯穿于树突全长。电镜下，尼氏体对于区别树突、轴突有重要意义。同时，树突中含有大量的微管和神经丝，微管与运输物质有关。应用标记蛋白质追踪，树突的运输速度约为3 mm/h，类似轴浆的运输速度。

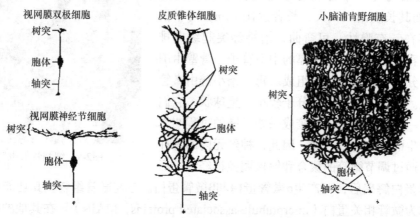

图2-10　各种神经元的树突模式图

因为树突的作用相当于神经元的天线，所以它上面覆盖着成千上万的突触（图2-11）。突触下的树突膜（突触后膜）上有许多称为受体（receptor）的特殊蛋白质分子，可探知突触间隙中的神经递质。

在树突分支上常见许多棘状的小突起，称为树突棘（dendritic spine），树突棘是神经元之间形成突触的主要部位（图2-12）。树突棘的数量及分布因不同神经元而异，并可随功能的改变而改变。在大脑皮质锥体细胞和小脑皮质浦肯野细胞的树突上，树突棘数量最多且明显，一个浦肯野细胞上的树突棘可多达10万个以上。因为树突的主要功能是接收传递来的信息，因此树突棘和树突使神经元接受信息的面积大大增加。在一些病理和

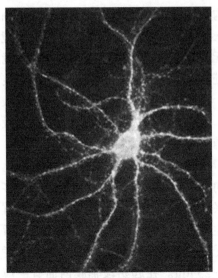

图2-11 接收轴突终末突触输入信息的树突

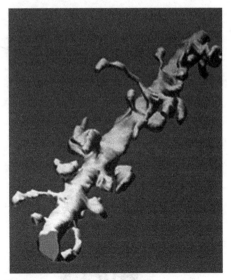

图2-12 树突棘

这是一段树突的计算机重构图，显示了棘的形
状、大小的可变性。每个棘可作为1个或2个轴突
终末突触的突触后膜

生理状态下，不仅棘的密度可发生改变，棘的形态、大小及内部结构也可能发生改变。电镜观察可见小棘中含有数个光壁囊状结构，囊间含有电子致密物质，总称棘器。棘器是树突棘的重要特征，由2～5个滑面内质网的扁平囊组成。

（三）轴突

至此，我们已经探究了胞体、细胞器、胞膜等。但是，这些结构都不是神经元特有的，它们存在于我们身体的每个细胞。现在我们介绍轴突，这个结构只存在于神经元，并专门肩负神经系统内信息传递的使命。

一般神经元只有一个轴突（axon）。轴突通常自胞体发出，也可自树突干的基部发出，长短不一，长的可达1m以上，短的只有几微米。轴突一般较树突细长，表面光滑无棘状突起，分支不多，可有侧支呈直角从主干分出，称为轴突侧支（axon collateral），侧支直径与主干相同。有时候，轴突侧支会返回与产生轴突的同一细胞或邻近细胞的树突连接。这些轴突侧支称为回返侧支。轴突全长直径较均一，轴突直径的范围很广，人的轴突在1～25μm，而枪乌贼的竟达1mm。轴突的可变性非常重要。电信号，即神经冲动，沿轴突传递的速度决定于轴突的直径。轴突越粗，冲动传导越快。轴突表面的细胞膜称轴膜（axolemma），内含的胞质称轴浆或轴质。轴质内有大量的微管、神经丝、线粒体、滑面内质网、小泡等。微管与神经丝均很长，沿轴突长轴平行排列。微丝较短，主要分布于轴膜下，常与轴膜相连。电镜观察轴突冷冻蚀刻标本，可见微丝、微管和神经丝之间均有横桥连接，构成轴质中的网架结构。轴突外由髓鞘包绕，到末端失去髓鞘，并分成纤细的终末，与其他神经元的胞体、树突或轴突形成突触，或与效应细胞如肌细胞、腺细胞等形成突触。轴突的主要功能是在轴膜上传导神经冲动。神经冲动经轴突将信息传递到末梢，再通过突触传给下一级神经元或效应器。

轴突自起点到终末可依次分为轴丘、起始段、固有轴索和轴突终末四部分，它们的

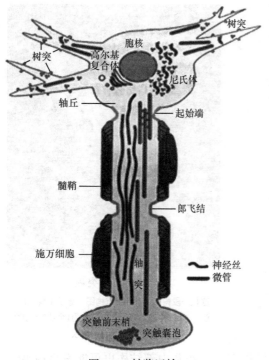

图2-13 轴浆运输

结构和功能不同（图2-13）。轴突从轴丘（axon hillock）发出，呈圆锥形，光镜下为无尼氏体的扇形或三角形区，电镜下此处粗面内质网明显减少，而游离核糖体、线粒体、神经丝、微管等由此进入轴突。轴突自轴丘发出后，开始的一段没有髓鞘包裹，称为始段（initial segment）。由于始段的电压门控钠通道密度最大，产生动作电位的阈值较胞体或树突低得多，即兴奋性最高，故动作电位常常由此首先产生。起始段是轴突最细的部分，指从轴丘顶端到髓鞘开始处的部分，长度为15～25μm。在起始段轴膜内面有一薄层致密的内衣（undercoat），厚15～25nm，由颗粒状物质组成，无明显界限，使得轴膜似有增厚，但高倍电镜下观察，内衣并不与轴膜紧密接触，其间有6～10nm的间隙。在有髓纤维的郎飞结处也有类似的结构，认为内衣的颗粒状结构可能是钠通道。起始段轴膜的兴奋阈最低，为神经冲动的发起处，也是形成轴-轴突触的部位。固有轴索为有髓鞘包绕的轴突干部分，称为神经纤维。全长结构较一致，其中主要含有线粒体、微管、神经丝、滑面内质网和多泡小体，很少见到粗面内质网和游离核糖体。轴膜如常，只是在郎飞结及结旁区域，轴膜呈波浪形，有膜下内衣，膜离子通道蛋白特别丰富。

轴突区别于胞体的两个显著特点是：①轴突不含粗面内质网，仅有少量的游离核糖体；②轴突膜的蛋白质组成基本不同于胞体膜。这些结构上的差异导致了轴突和胞体功能的不同。由于轴突不含核糖体，因此也没有蛋白质合成，这就意味着轴突内的所有蛋白质都必须来源于胞体。轴突的末端称为轴突终末（axon terminal）或终末扣（terminal bouton），它像一个膨胀的圆盘，末梢是轴突和其他神经元（或其他细胞）的连接点，并在此将信息传递给它们。这个连接点称作突触。轴突终末有多级分支，常呈串珠状膨大，每一个分支都能和同一区域的树突或胞体组成突触，是突触前成分，内含突触小泡、线粒体等，突触处的轴膜特化成为突触前膜。这些分支统称为终末树（terminal arbor）。

轴突终末的细胞质和轴突内细胞质不存在微管，包含了为数众多的膜质小泡，称为突触囊泡（synaptic vesicle），直径约50nm，面对突触的囊泡膜表面附有特别高密度的蛋白质。同时，在轴突终末内含有大量线粒体，说明其能量需求很高。

神经元是高度特异分化的终端细胞，在结构和功能上有明显的特点。神经元的细长轴突是其形态特征之一，轴突的长度可延伸至1m以上，面积或体积远比胞体大，但轴突细胞质的一个特点是不含核糖体。由于核糖体是细胞的蛋白质工厂，因此核糖体的缺乏意味着轴突的蛋白质必须在胞体合成再转运到轴突，胞体和轴突之间必须经常进行物质运输和交换。1948年，Weise等在高位大鼠坐骨神经损伤模型上，用有弹力的动脉环部分压迫再生的腓总神经，发现压迫点近端神经肿胀并呈串珠状，认为轴浆存在着从胞体向末梢的缓慢、持续的流动。实验证明，轴突内的轴浆是经常在流动的。在组织培养或在体的神经纤维中，用显微镜观察能够见到轴浆内颗粒具有双向流动的现象。用同位素标记的氨基酸注射到蛛网膜下腔，可以见到注射物质首先在胞体内出现，然后逐渐在轴突近端轴浆内出现，最后在远端轴浆内出现，说明轴浆在流动。轴浆的流动是双向的，一方面部分轴浆由胞体流向轴突末梢；另一方面部分轴浆由轴突末梢反向流向胞体。胞体内具有高速度合成蛋白质的结构，其合成的物质借轴浆流动向轴突末梢运输；而反向的轴浆流动可能起着反馈控制胞体合成蛋白质的作用。如果轴突中断，轴浆双向流动被阻断，则远侧断端和近侧断端及胞体都受到影响（图2-13）。

关于轴浆运输我们目前已经了解了很多。物质贮存于囊泡内，囊泡将沿着神经元的微管"走下去"。"腿脚"就是驱动蛋白，整个过程由ATP供能。驱动蛋白仅仅把物质从胞体运输到末梢。所有物质沿这个方向的流动称为顺向运输（anterograde transport）。

除顺向运输外，还有一种物质从末梢经轴突到胞体的运输机制。通常认为这个过程给胞体提供关于轴突末梢代谢需求变化的信号。末梢到胞体这个方向的物质运输称为逆向运输（retrograde transport）。其分子机制类似于顺向运输，但逆向运输的"腿脚"是另外一种蛋白质，动力蛋白（dynein）。

自胞体向轴突末梢的轴浆运输分为两类。一类是快速轴浆运输，指的是具有膜的细胞器（线粒体、递质囊泡、分泌颗粒等）的运输，在猴、猫等动物的坐骨神经内其运输速度为410mm/d。另一类是慢速轴浆运输，指的是由胞体合成的蛋白质所构成的微管和微丝等结构不断向前延伸，其他轴浆的可溶性成分也随之向前运输，其速度为1～12mm/d。

轴浆流动的机制目前还不十分清楚。在缺氧、氰化物毒化等情况下，神经纤维的有氧代谢扰乱使ATP减少到50%以下时，快速轴浆流动即停止，说明它是一种耗能过程。有人提出与肌肉收缩滑行理论相似的假说，来解释快速轴浆流动。认为囊泡等有膜的细胞器的运输与微管的功能有关，微管的成分与肌纤蛋白相似，微管上含有结合点和ATP，囊泡膜上有ATP酶和能与微管相附着的结合点；ATP酶作用于ATP，后者放出能量使微管与囊泡膜发生附着结合，而后又脱离接触，如此推动囊泡不断与下一个结合点相附着，造成囊泡等有膜细胞器沿着微管向前推移。

由轴突末梢向细胞体方向的逆向轴浆流动了解得比较少。这种逆向流动的速度约为快速顺向运输速度的一半。有人认为，破伤风毒素、狂犬病病毒由外周向中枢神经系统转运的机制，可能就是逆向轴浆流动。运用辣根过氧化物酶方法研究神经纤维的发源部位，其原理也是因为辣根过氧化物酶能被轴突末梢摄取，并由逆向轴浆流动转运到神经纤维的细胞体。

三、神经纤维

神经纤维（nerve fiber）是以神经元的轴突（或长树突）为中轴，外包神经胶质细胞（施万细胞或少突胶质细胞）。根据神经纤维有无髓鞘包裹，分为有髓和无髓神经纤维两种。髓鞘绝缘性很高，有规则地分节段地形成。按传导兴奋的方向不同，又可把神经纤维分为两类：一类是把兴奋从外周传向脑、脊髓的传入神经纤维，也称感觉神经纤维；另一类是把兴奋从脑、脊髓传向外周的传出神经纤维，又称运动神经纤维。

神经纤维的功能是传导兴奋或神经冲动，其传入纤维将感受器的兴奋传到中枢，而传出纤维又将中枢的兴奋传至效应器。神经纤维在结构上及生理功能上应该是完整的，即使结构完整，而局部环境发生变化，如麻醉、低温，也可阻滞冲动的传导。每条神经干包含的任何一条神经纤维都沿本身传导冲动，与相邻纤维相互隔绝，不相干扰，这种绝缘性使神经调节更为精确。神经纤维任何一点受到的刺激所产生的冲动可沿纤维向两端传导即双向传导。神经纤维有相对不疲劳性，始终保持传导能力。

（一）有髓神经纤维

有髓神经纤维（myelinated nerve fiber）由轴突、髓鞘、神经膜构成。髓鞘与神经膜是一个神经细胞的两个部分：神经膜是细胞含有细胞质和细胞核的部分，髓鞘是施万细胞的胞膜反复缠绕在轴突周围形成的多层膜结构。髓鞘及神经膜呈鞘状包裹在轴突的周围。在轴突的起始部无髓鞘包裹，称此部位为起始段（initial segment）。起始段远侧的轴突部分，有髓神经纤维每隔一定的距离，髓鞘便有间断，此处变窄，轴膜裸露，可发生膜电位变化，称此部位为神经纤维节（node of nerve fiber）或郎飞结。两个郎飞结之间的一段，称结间段（internode）。长0.5～1 mm，它是由一个施万细胞所形成的髓鞘及其周围的神经膜构成。越长的神经纤维，轴突越粗，结间段越长，传导速度越快；反之，传导速度越慢。

髓鞘是80%以上的类脂和蛋白质所组成，称为髓磷脂（myelin）。在HE染色的切片中，因髓鞘的类脂被酒精溶解，只留下网状的蛋白结构，称神经角质网（neurokeratin network）。用锇酸处理后，髓鞘被染成黑色。在神经纤维纵切面上，可见髓鞘内有斜行或漏斗状裂隙，称施-兰氏裂（Schmidt-Lantermann incisure，施-兰切迹）或髓鞘切迹（incisure of myelin），髓鞘切迹使细胞质能与构成髓鞘的各部分细胞膜接触，从而参与髓鞘结构的新陈代谢。它是神经膜细胞质通入髓鞘内的通道，有利于髓鞘和轴突的物质更新。

电镜下，髓鞘为明暗相间的同心圆板层；大部分脑、脊神经属于有髓神经纤维。髓鞘的形成始于胚胎时期，随着神经纤维的发生，位于轴突周围的施万细胞，其细胞表面逐渐凹陷成一纵沟，将轴突包进纵沟内，沟缘两侧的施万细胞膜相贴形成轴突系膜（mesaxon）。膜不断伸长并反复包卷轴突，逐渐形成具有明暗相间的同心圆板层排列的髓鞘。在形成轴突系膜过程中，有些部位的两侧细胞膜并未完全相贴，两侧膜之间尚残留少量细胞质，当包卷形成髓鞘时，它就成为细胞质通道的髓鞘切迹。最外层含核的薄层细胞质部分即为神经膜。

若把缠绕在轴突上的神经细胞展开，细胞的形态如同一梯形的扁平囊，梯形的短底靠近轴突。扁囊的大部分，两层细胞膜紧贴，但在囊的四周和中间具有细胞质的通道。构成髓鞘的细胞膜没有钠泵和离子通道，这样使离子不能通过有髓鞘包裹的轴突部分。髓鞘有保护和绝缘作用，可防止神经冲动的扩散。有髓神经纤维神经冲动的传播是从一个郎飞结跳到相邻的另一个郎飞结，呈跳跃式传导。结间段越长，跳跃的距离也就越远，传导速度也就越快。因此，轴突有了髓鞘可大大增快神经冲动的传播速度，这就是髓鞘所起的作用。

中枢神经系统有髓神经纤维的髓鞘由少突胶质细胞形成。一个少突胶质细胞的几个突起，可分别包卷几条轴突形成髓鞘，其郎飞结较宽，无髓鞘切迹，其胞体位于神经纤维之间。

（二）无髓神经纤维

无髓神经纤维（nonmyelinated nerve fiber）由较细的轴突及施万细胞构成，无髓鞘、无郎飞结。电镜下可见一个施万细胞深浅不同地包裹5～15条粗细不等的轴突。无髓神经纤维的神经冲动传导是沿着轴突进行连续性传导，其传导速度比有髓神经纤维慢得多。自主神经（植物神经）的节后纤维和部分感觉神经纤维属无髓神经纤维。

有髓神经纤维的髓鞘在郎飞结处缺失，当某一郎飞结兴奋时，这一区域就出现除极。髓鞘主要由脂类物质构成，具有较大的阻抗。局部电流只能沿轴突流动，直到下一个未兴奋的郎飞结处才穿出，然后沿髓鞘外回到原先兴奋的部位，这样在已兴奋的郎飞结与邻近安静的郎飞结之间形成局部电流，可以兴奋下一个未兴奋的郎飞结，这就是所谓的跳跃式传导。

无髓神经纤维的传导速度比有髓纤维要慢。神经纤维某一段受刺激而兴奋，立即出现峰电位，该处膜电位暂时倒转而除极，呈内正外负，但邻近部位仍处于安静时的极化状态，呈内负外正，因此兴奋部位与邻近安静部位之间形成电位差，导致电荷移动，产生局部电流，使邻近安静部位兴奋，峰电位沿整个神经纤维传导。神经纤维直径越大，纤维内纵向阻抗越小，局部电流增大，而传导速度加快。

（三）神经纤维的分型

根据神经纤维的直径大小和传导速度而将神经纤维分为A、B、C三型。

A型神经纤维具有发达的髓鞘，直径最粗，一般为1～22μm。传导速度很快，每秒可达5～120m，大多数的躯体感觉和运动纤维属此类。这类神经纤维对抗损伤的能力很低，损伤后恢复较慢。

B型神经纤维也具有髓鞘，神经纤维较细，直径为1～3μm，传导速度慢，每秒为3～15m。自主神经的节前纤维属此类。这类神经纤维对抗损伤的能力稍强，损伤后易恢复。

C型神经纤维最细，直径仅0.5～1μm，都属于无髓纤维。传导速度很慢，每秒为2m。这类神经纤维受损伤后很易恢复，由于恢复过程中不生成髓鞘，所以再生较快。

（四）神经溃变与再生

在神经纤维或胞体受到伤害或轴突断离时，切断处远侧段的神经纤维全长发生溃变（degeneration），轴突和髓鞘碎裂和溶解。与胞体相连的近侧段则发生逆行性溃变，即轴突和髓鞘的断裂溶解由切断处向胞体方向进行，溃变一般只发展到邻近断端的第一侧支终止。神经元的胞体肿胀，细胞核从中央移到胞体边缘，胞质内尼氏体明显减少，故胞质着色浅淡，此过程称为溃变反应。

神经元胞体是细胞的营养中心，只有在胞体没有死亡的条件下才有纤维再生的可能。胞体约于受损后第3周开始恢复，胞质内的尼氏体重新出现，胞体肿胀消失，胞核恢复中央位置。胞体的完全恢复需3～6个月，恢复中的胞体不断合成新的蛋白质及其他产物输向轴突，使残留的近侧段轴突末端生长出许多新生的轴突枝芽。

1. 周围神经纤维的再生　切断处远侧段的周围神经纤维，虽然其轴突和髓鞘发生溃变，但包裹神经纤维的基膜仍保留呈管状。此时施万细胞大量增生，一面吞噬解体的轴突和髓鞘，一面在基膜管内排列成细胞索，靠近断口处的施万细胞还形成细胞桥把两断端连接起来。从近侧段神经纤维轴突末端长出的轴突枝芽，越过此施万细胞桥，进入基膜管内，当其中一支沿着施万细胞索生长并到达原来神经纤维末梢所在处后，则再生成功。施万细胞在周围神经纤维再生修复过程中，有诱导、营养及促进轴突生长和成熟作用。

2. 中枢神经纤维的再生　中枢神经纤维的再生比周围神经困难。神经纤维无施万细胞，亦无基膜包裹。当中枢神经纤维受损伤时，星形胶质细胞增生肥大，在损伤区形成致密的胶质瘢痕，大多数再生轴突支不能越过此胶质瘢痕；即使能越过，也没有如同周围神经纤维那样的基膜管和施万细胞索引导再生轴突到达目的地。所以，中枢神经纤维的损伤常导致脊髓或脑功能的永久性丧失。不少科学家为研究神经再生进行不懈的努力，已注意到一类能促进神经生长的称为神经营养因子的化学物质的作用。同时又根据胚胎神经元容易生长及周围神经能再生的特点，把胚胎脑组织、周围神经或周围神经的组分（如基膜或基膜的化学成分）移植到脑内，以期促进中枢神经再生。

四、神经元的分类

神经元的基本功能是通过接收、整合、传导和输出信息实现信息交换。神经元是脑的主要成分，神经元群通过各个神经元的信息交换，实现脑的分析功能，进而实现样本的交换产出，产出的样本通过联结路径而产生意识。神经元的分类有下列几种方法。

（一）按神经突起分类

神经元可以根据胞体上延伸出的神经突起（树突和轴突）的总数来分类。可分为三类，多极神经元、双极神经元及假单极神经元（图2-14）。

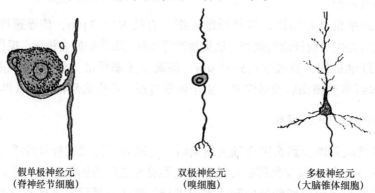

假单极神经元　　　　双极神经元　　　　多极神经元
（脊神经节细胞）　　　（嗅细胞）　　　　（大脑锥体细胞）

图2-14　按神经突起数目进行神经元分类

1. 多极神经元（multipolar neuron）　从胞体发出多个树突和一个轴突；这类神经元的形态变化很大，特别是轴突的长度和树突的数目及其分支的复杂程度。多极神经元是脊椎动物中数量最多的一类神经元，如脊髓运动神经元、锥体细胞和浦肯野细胞。这些神经元具有被树突棘覆盖的巨大的树突表面积，并且形成大量的突触联系。通常树突的数目、分支与其他神经元及其形成的突触联系的数量相关。脊髓运动神经元一般可以接受10 000个联系，2000个在它的胞体上，8000个在树突上。小脑浦肯野细胞的树突树非常大且分支多，它大约可以接受150 000个突触联系。

2. 双极神经元（bipolar neuron） 胞体呈梨形，由胞体发出两个突起：一个是树突，另一个是轴突。很多感觉神经元是双极细胞，如视网膜细胞、嗅上皮细胞及耳蜗神经节神经元。

3. 假单极神经元（pseudounipolar neuron） 从胞体发出一个突起，距胞体不远又呈"T"形分为两支，一支分布到外周的其他组织器官，称周围突（peripheral process）；另一支进入中枢神经系统，称中枢突（central process）。假单极神经元的这两个分支，按神经冲动的传导方向，中枢突是轴突，周围突是树突；但周围突细而长，与轴突的形态类似，往往统称轴突。传递触觉、压力和疼痛感觉到脊髓的机械性刺激感受器都是通过假单极神经元，如脊髓背根神经节细胞（dorsal root ganglion cell）。

（二）按功能分类

按功能神经元可分为以下三类（图2-15）。

1. 感觉神经元（sensory neuron） 也称为传入神经元（afferent neuron）。它们从外周接收信号并将信号传送到大脑，从而产生相应的感觉。这类神经元多为假单极神经元，胞体主要位于脑和脊神经节内；其末梢分布在皮肤和肌肉等处，接受刺激后将刺激传向中枢。

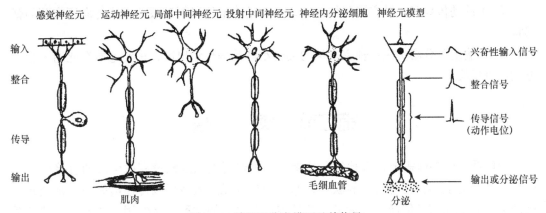

图2-15 神经元分类模型及其信号

2. 运动神经元（motor neuron） 也称为传出神经元（efferent neuron）。它们将大脑产生的信息和指令传输到肌肉或腺体等效应细胞，从而对感知做出相应的反应。这类神经元大多为多极神经元，胞体主要位于脑、脊髓和自主神经节内，它们把神经冲动传给肌肉或腺体而产生效应。

3. 中间神经元（interneuron） 也称为联络神经元（association neuron），是指在传入和传出神经元之间起联系作用的神经元。中间神经元又分为2类：投射中间神经元（relay interneuron）和局部中间神经元（local interneuron）。投射中间神经元有较长的轴突，可将信息从大脑传递到很远的身体其他部位；局部中间神经元的轴突较短，在局部回路中传递信息。中间神经元多为多极神经元。动物进化程度越高，中间神经元就越多。

人类神经系统中的中间神经元约占神经元总数的99%，构成中枢经系统内的复杂网络。

（三）按神经元所释放的神经递质或神经调质分类

按所释放的神经递质或神经调质，神经元可分为以下四类。

1. 胆碱能神经元（cholinergic neuron） 该类神经元的神经末梢能释放乙酰胆碱（Ach），如脊髓前角运动神经元等。

2. 胺能神经元（aminergic neuron） 能释放单胺类神经递质如肾上腺素、去甲肾上腺素（NA）、多巴胺（DA）、5-羟色胺（5-HT）、组胺等。能释放肾上腺素的神经元称为肾上腺素能神经元，如交感神经节内的神经元等。

3. 氨基酸能神经元 能释放谷氨酸、γ-氨基丁酸（GABA）等。

4. 肽能神经元（peptidergic neuron） 能释放脑啡肽、P物质等肽类物质，如下丘脑和肌间神经丛内的一些神经元等。这类神经元所释放的物质总称为神经肽（neuropeptide）。

为了产生行为反应，每种神经元依次在相应的3个部位进行信号活动：输入信号、整合信号、传导和输出信号。几乎所有的神经元均可用一个具有这几个相应区域的模型神经元（model neuron）来表示：输入区、整合区、冲动传导区和输出区（图2-15）。

（1）输入（感受）区：就一个运动神经元来讲，胞体或树突膜上的受体是接收传入信息的输入区，该区可以产生突触后电位（局部电位）。

（2）整合（触发冲动）区：始段属于整合区或触发冲动区，众多的突触后电位在此发生总和，并且当达到阈电位时在此首先产生动作电位。

（3）冲动传导区：轴突属于传导冲动区，动作电位以不衰减的方式传向所支配的靶器官。

（4）输出（分泌）区：轴突末梢的突触小体是信息输出区，神经递质在此通过胞吐方式加以释放。

第二节 突 触

神经系统的功能需要许多神经元的参与，神经元之间虽然没有原生质的直接相连，但它们在功能上却存在着密切的联系，即一个神经元的兴奋可以传递给另一个神经元，这种神经元之间信息传递十分常见。正是神经元之间的这种相互作用，才能完成神经系统的各项功能。突触（synapse）这一术语是Charles Sherrington于1897年提出的，来源于希腊语，是紧密结合的意思，被用于描述那些神经元的轴突末梢与另一个神经元形成功能性联系的部位。突触是神经元与神经元之间，或神经元与非神经细胞（肌细胞、腺细胞等）之间的一种特化的细胞联系，它是神经元之间信息传递的关键性结构。突触可分为两类，即化学突触（chemical synapse）和电突触（electrical synapse），通常所说的突触指化学突触。

一、化学突触的传递

一个神经元的轴突末梢与其他神经元的突起或胞体相连接，并进行兴奋或抑制传递，这个相邻的特化连接部位称为突触。突触数量巨大，一个神经元平均有多达2000个突触结构，脊髓的运动神经元甚至可多达10 000个，其40%的胞体和75%的树突被突触覆盖。突触与神经元数量之比约为40 000∶1。

（一）突触的结构

一个神经元的轴突末梢分成许多分支，每个分支的末端膨大呈球状，称为突触小体（synaptic knob），突触小体贴附在突触后神经元的胞体或突起的表面形成突触。一个神经元表面可以有多达数千个突触。在电子显微镜下观察到突触处有两层膜（图2-16），轴突末梢的轴突膜称为突触前膜，与突触前膜相对的胞体或突起的膜为突触后膜，前膜和后膜之间是一个20～40 nm的间隙，称为突触间隙（synaptic cleft）。一个突触由突触前膜、突触间隙和突触后膜三部分组成。突触前膜和突触后膜比邻近的细胞膜厚，为7 nm左右。在突触前膜内侧有致密突起，它和网格形成囊泡栅栏，其间隙正好容纳一个囊泡，这种栅栏结构有引导囊泡前移与前膜接触，促进囊泡内递质释放的作用。在突触小体的轴浆内含有较丰富的线粒体和突触小泡（synaptic vesicle）。突触小泡直径为20～80 nm，内含高浓度的神经递质。不同突触内含的囊泡形状、大小及电子密度表现出一定的多样性。

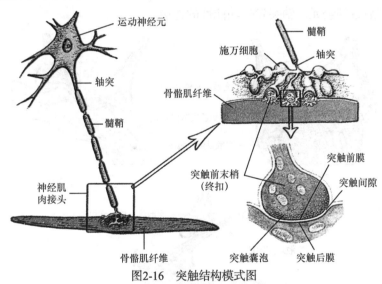

图2-16 突触结构模式图

突触小泡一般可以分为三类：①小而透明的囊泡（small clear synaptic vesicles, SSV），内含乙酰胆碱、γ-氨基丁酸、谷氨酸和甘氨酸等经典递质，小囊泡膜厚4～5 nm；②小而有致密中心的囊泡（small dense cored vesicles, SDV），内含儿茶酚胺类递质，直径30～50 nm；③大而有致密中心的囊泡（large granular vesicles, LGV），直径70～120 nm，主要含肽类或胺类递质，但数量较少（图2-17）。上述第一、二类突触小泡分布在轴浆内靠近前膜部分，容易与膜融合，并迅速在前膜的激活区（active zone）释放其内容物，在其相对应的突触后膜上存在着特异性的受体或化学门控通道；第三类突触小泡则均匀地分布在突触前末梢内，并可从突触前末梢膜的所有部位通过出胞作用而释放。内含乙酰胆碱的突触小泡直径为30～50 nm，而释放去甲肾上腺素（noradrenaline,

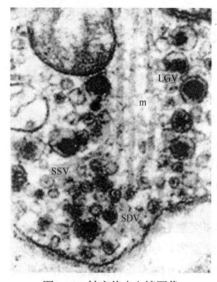

图2-17 轴突终末电镜图像
内含突触囊泡LGV、SSV及SDV并
有微管m伸入胞质内

NA;norepinephrine,NE)的突触小泡直径为30~60 nm,其中有一个15~25 nm的致密中心。突触小体的轴浆内含有较丰富的线粒体,可能与其在突触活动时保证能量供应有关。

（二）突触的分类

根据突触连接的部位、传递方式和对后继神经元的功能影响不同可分为以下三类。

1. 根据突触连接的部位分类 可分为轴突-胞体突触、轴突-树突突触、轴突-轴突突触、树突-树突突触、树突-轴突突触、树突-胞体突触等,但是最常见的是轴突-胞体突触和轴突-树突突触（图2-18）。前者是一个神经元的轴突末梢与后继神经元的胞体发生功能性的连接,后者是一个神经元的轴突末梢与后继神经元的树突发生功能性的连接。轴突-轴突突触多见于感觉通路,是一个神经元的轴突末梢与后继神经元的轴突发生功能性的连接。

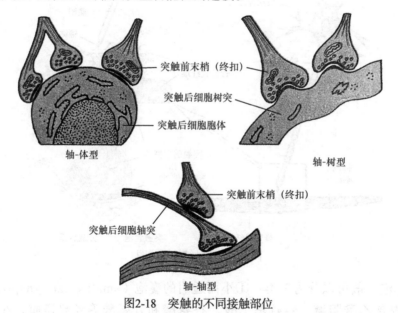

突触前末梢（终扣）
突触后细胞树突
突触后细胞胞体

轴-体型

轴-树型

突触前末梢（终扣）
突触后细胞轴突

轴-轴型

图2-18 突触的不同接触部位

2. 根据对后继神经元的功能影响分类 可分为兴奋性突触（excitatory synapse）和抑制性突触（inhibitory synapse）。兴奋性突触是指突触前膜释放兴奋性递质引起突触后膜的去极化,使后继神经元容易产生兴奋;抑制性突触是指突触前膜释放抑制性递质引起突触后膜的超极化,使后继神经元不容易产生兴奋,即发生抑制。

3. 根据突触处信息传递的方式分类 可分为化学突触（chemical synapse）和电突触（electric synapse）。化学突触是指突触处信息传递是通过化学递质中介的,这也是神经元之间信息传递的主要方式。电突触的信息传递是直接通过电流（离子流）方式来完成的。电突触在结构上也由突触前膜、突触后膜和突触间隙三部分组成，但与化学突触不同的是其前后膜无结构分化，突触间隙距离近，约3.5 nm，这种结构称为缝隙连接（gap junction）。缝隙连接不仅指间隙小，而且还有多条排列整齐的缝隙通道准确地对接，将两侧突触膜连接起来。缝隙通道的直径约2 nm，允许阳离子和阴离子通过。

（三）化学突触的传递过程

化学突触传递是一个电-化学-电过程，即先有突触前神经元兴奋产生动作电位并传导至轴突末梢，引起轴突末梢化学性递质的释放，最终引起突触后神经元的生物电变化（图2-19）。这个过程与神经肌肉接头的传递过程相似。整个过程可以分为突触前阶段和突触后阶段。

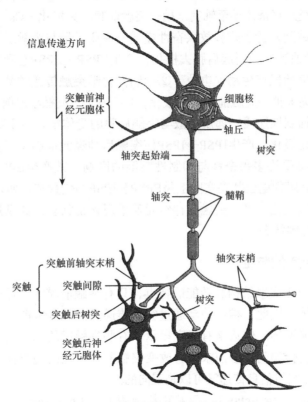

图2-19 化学突触传递的基本过程

1. 突触前阶段 当突触前神经元兴奋产生动作电位并传导至轴突末梢时，突触前膜的去极化使末梢膜上的电压门控通道开放，Ca^{2+}顺着浓度差进入突触小体。小体内Ca^{2+}浓度的升高一方面降低轴浆的黏度，有利于突触小泡向突触前膜移动；另一方面可以消除突触前膜上的负电荷，有利于突触小泡与前膜的接触、融合和破裂，最终使神经递质呈量子式释放到突触间隙。释放的神经递质通过物理作用弥散到达突触后膜。

2. 突触后阶段 神经递质通过弥散与突触后膜上相应的受体特异性地结合，改变了突触后膜对Na^+、K^+、Cl^-的通透性，使突触后膜产生相应的局部电变化，称为突触后电位（postsynaptic potential）。实验中用微电极插入突触后神经元的胞体，在突触前神经元兴奋后，可记录到突触后神经元产生的一个短暂的突触后局部电位变化，即突触后电位。如果突触前神经元轴突末梢释放的是兴奋性递质，那么它与突触后膜上相应的受体结合后提高了膜对Na^+、K^+等离子的通透性，尤其是Na^+，从而导致突触后膜的去极化，产生兴奋性突触后电位（excitatory postsynaptic potential，EPSP），EPSP经过总和达到阈电位水平，引起突触后神经元产生动作电位；如果突触前神经元轴突末梢释放的是抑制性递质，那么它与突触后膜上相应的受体结合后提高了膜对K^+、Cl^-等离子的通透性，尤其是Cl^-，从而导致突触后膜的超极化，产生抑制性突触后电位（inhibitory postsynaptic potential，IPSP）。IPSP降低了突触后膜的兴奋性，IPSP也可以总和，进一步阻止突触后神经元发生兴奋，呈现抑制效应。神经递质在发挥其各自的生理作用后，通过灭活酶机制或通过突触前膜再摄取机制终止其活动，以保证突触传递的灵活性。

兴奋性与抑制性化学突触传递的基本过程现小结如下：①兴奋性化学突触传递的基本过程：突触前神经元兴奋传导至轴突末梢→突触前膜的去极化，Ca^{2+}内流→突触小泡前移→与前膜融合、破裂及量子式释放兴奋性递质→递质扩散与突触后膜的受体结合→主要提高后膜对Na^+的通透性，引起后膜去极化，产生EPSP→EPSP总和达到阈电位水平，在突触后神经元轴突始段产生动作电位。②抑制性化学突触传递的基本过程：突触前神经元兴奋传导至轴突末梢→突触前膜的去极化，Ca^{2+}内流→突触小泡前移→与前膜融合、破裂及量子式释放抑制性递质→递质扩散与突触后膜的受体结合→主要提高后膜对Cl^-的通透性，引起后膜超极化，产生IPSP→IPSP使突触后神经元抑制（不容易兴奋）。任何一个神经元会同时接受许多兴奋性与抑制性突触的影响，既产生EPSP又产生IPSP。因此，某一时间突触后膜的电位状态实际上是EPSP和IPSP的代数和，如果是EPSP占优势，而且总和后能达到阈电位水平，突触后神经元就呈现兴奋状态，如果是IPSP占优势，突触后神经元就呈现抑制状态。

（四）突触传递的特征

1. 单向传递　由于突触结构和功能的特点，只有突触前膜才能释放递质，只有突触后膜才有相应的受体，因此，神经冲动通过突触传递只能从突触前神经元向突触后神经元方向传播，而不能逆传。但近来有研究揭示：有些突触后的靶细胞能释放一些气体分子或多肽，它们逆向传递到突触前末梢，改变突触前神经元的递质释放过程。因此，从信息沟通角度来看，突触信息传递又可以是双向的。

2. 突触延搁（synaptic delay）　又称中枢延搁（central delay）。因为绝大多数的突触传递都是经过电-化学-电这样的形式进行的，故有一定的时间延搁。突触延搁主要消耗在突触前膜递质释放、递质弥散及发挥作用的过程。兴奋通过一个突触至少需要0.5 ms，相当于EPSP产生的潜伏期。要确定一个特定反射路是单突触还是多突触，只要测定此反射的反射时（reflex time），用反射时减去兴奋传入和传出时间，就是兴奋在中枢的传递时间，即中枢延搁的时间。显然反射过程中通过的突触越多，中枢延搁所消耗的时间就越长，也就是潜伏期越长。

3. 总和与阻塞　在兴奋性突触传递时，一次冲动所引起的EPSP不足以使突触后神经元产生动作电位。如果在前一次冲动所引起的EPSP消失前，紧接着又来第二次及多次冲动，则所产生的EPSP会和前面的EPSP叠加。叠加后的EPSP一旦达到阈电位水平就使突触后神经元产生动作电位。这种由时间前后产生的电位相加现象称为时间总和（temporal summation）。如果一个突触后神经元同时或几乎同时接受不同轴突末梢传来的冲动，则在此神经元不同部位产生的EPSP叠加起来的现象称为空间总和（spatial summation）。IPSP也可以产生类似的时间总和与空间总和。神经冲动在神经元网络中传播，还会产生阻塞（occlusion）现象。阻塞现象既包括在某一神经元上的抑制性突触总和作用大于兴奋性突触的总和，使此神经元暂时不能兴奋；也包括同时刺激两个神经元的效应比单独刺激各个神经元的效应减弱的现象。

4. 兴奋节律的改变 在反射活动中，传出神经元的放电频率和传入神经元的放电频率不同，提示兴奋通过中枢的突触传递，兴奋节律发生了改变。这是因为传出神经元的放电频率不仅取决于传入神经元的冲动频率，而且与其本身及中间神经元的功能状态有密切关系。

5. 后放 在反射活动中，当刺激停止后，传出神经元仍可在一定时间内继续发放神经冲动，这种现象称为后放（after discharge）。产生后放的主要原因之一是中枢内存在中间神经元的环状联系；也有的是效应器发生反应时，效应器内的感受器受到刺激而兴奋，冲动经过传入神经到达中枢，这种继发性的传入冲动的反馈也是产生后放的原因。

6. 对内环境变化的敏感性和易疲劳性 在反射活动中，突触部位是最容易受到内环境变化影响的。例如，缺氧、CO_2分压增高、pH变化、麻醉剂等因素均可作用于突触，改变其兴奋性，从而影响突触部位的兴奋传递。作用于神经系统的不少药物，它们的作用环节就是突触部位。突触部位也是最容易发生疲劳的环节。当重复快速刺激突触前末梢时，突触后神经元高频放电最多持续几秒钟，此后放电频率逐渐减少，这就是突触传递的疲劳现象。突触传递的疲劳可能与突触前末梢内神经递质的消耗过多而递质的合成跟不上有关。

（五）突触传递的调制

中枢内突触前神经元和突触后神经元之间的突触传递可以受到多种因素的调制（modulation）。但其主要受到突触前膜的递质释放及其前膜上的自身受体（autoreceptor）和突触后膜上受体的数量及功能两方面的调制。

1. 突触前膜递质释放的调制 研究表明，突触前膜递质释放数量主要取决于进入前膜的Ca^{2+}量，因此凡是能调制Ca^{2+}内流量的因素都能影响前膜递质的释放。近年来发现在突触前膜上分布有某些自身受体，它们可与自己释放的递质或者与某些自己释放的神经调质（neuromodulator）结合，控制递质释放数量。此外，突触前膜还能通过加速或减慢对所释放递质的摄取量和酶促代谢过程来调制突触传递。

2. 突触后膜受体的调制 突触后膜上递质相应受体的数量以及与递质结合的亲和力在不同的生理或病理生理情况下是可以改变的。当神经递质分泌不足时，后膜上递质受体数量将会增加，亲和力也会增加，这称为受体的上调（up regulation）；相反，当神经递质分泌过多时，后膜上递质受体数量将会减少，亲和力也会降低增加，这称为受体的下调（down regulation）。突触后膜上受体的下调可能是通过内化（internalization）机制，即当受体与递质结合后，令形成受体-递质复合物进入胞质，以此来减少受体的数量。进入胞质的受体有的通过再循环重新回到膜上，有的则在胞内被新合成的受体代替。受体下调还有另一种形式，即受体的脱敏（desensitization），即受体蛋白经过某种修饰过程，如发生磷酸化，使其反应性降低。

（六）突触的可塑性

突触的可塑性（synaptic plasticity）是指突触传递的功能较长时间的增强或减弱。这些改变在中枢神经系统神经元活动中，尤其是在学习、记忆等脑的高级功能中具有重要作用。突触传递效能改变机制主要涉及突触前、后的修饰作用。突触前修饰作用包括神经递质的合成、存储及释放；而突触后修饰作用主要包括递质受体特性、数量、受体的激活、第二信使、G蛋白、膜离子流及磷酸化等环节。突触可塑性主要有以下几种表现形式。

1. 强直后增强（posttetanic potentiation） 当突触前末梢接受一短串强直刺激后，突触后神经元膜上的EPSP发生明显增强的现象，称为强直后增强。强直后增强可持续非常长的时程，甚至长达1 min之久。其机制是强直刺激可使在突触前神经元内Ca^{2+}浓度持续维持在一定水平，从而导致更多的递质释放，引起突触后电位的增强。

2. 习惯化（habituation）和敏感化（sensitization） 当一种非伤害性刺激不断重复时，突触对刺激的反应逐渐减弱甚至消失的现象，称为习惯化。这是由于不断重复非伤害性刺激，使突触前膜上Ca^{2+}通道逐渐失活，Ca^{2+}内流减少，导致突触前末梢递质释放减少。与习惯化相反，敏感化是指当一种刺激（尤其是伤害性刺激）不断重复时，突触对刺激的反应性增强，使传递效能增强的现象。这是突触前末梢递质释放增加所致，而突触前末梢递质释放增多是因为腺苷酸环化酶的激活，环腺苷酸（cAMP）含量增加，Ca^{2+}内流增加之故。所以，敏感化可能就是一种突触前易化机制。

3. 长时程增强（long-term potentiation，LTP）和长时程抑制（long-term depression，LTD） 长时程增强是指突触前神经元在短时间内受到快速的重复性刺激后，突触后神经元所产生的一种快速形成、持续性的突触后电位增强。它很像强直后增强，但它的持续时间要长得多，最长可达数天到数周。长时程增强产生机制有别于强直后增强，它是由于突触后神经元细胞内Ca^{2+}浓度的增加，而不是突触前神经元细胞内Ca^{2+}的增加。LTP是突触可塑性的一个功能性指标。LTP在海马等与学习、记忆有关的中枢部位发现，提示LTP是学习与记忆的神经生理学的基础。LTP可能是记忆的突触模型（或模式）、记忆痕迹及记忆的神经元机制。与LTP相反，长时程抑制是指突触传递效能的长时程降低。有人在海马、小脑皮质等脑区发现了LTD，其详细机制还不太清楚，可能不同部位的LTD有不同的产生机制。

二、非突触性的化学传递

非突触性的化学传递（non-synaptic chemical transmission）是一种无经典突触结构的化学传递，也称为空间传递形式。在研究哺乳动物交感神经节后神经元对心肌、平滑肌的支配方式时，发现此类神经元轴突末梢有许多分支，而分支上布满许多含有生物活性物质囊泡的称为曲张体的串珠状膨大结构（varicosity）（图2-20）。当该神经元兴奋时，神经冲动到达轴突末梢，使曲张体内囊泡释放生物活性物质。这些化学物质通过扩散到达邻近的靶细胞，与靶细胞膜上的受体结合而产生一定生理效应。与化学性的突触传递相比，非突触性的化学传递有如下特点：①没有经典的突触前、后膜的特化结构；②一个曲张体可作用于多个靶细胞，不存在经典化学性的突触那样一对一的关系；③化学递质弥散距离远，因此传递时间长；④化学递质有无效应取决于靶细胞膜上有无相应的受体。非突触性的化学传递首先发现于交感神经节的肾上腺素能神经元，后来在大脑皮质、黑质以及肠神经系统中也发现其存在，提示非突触性的化学传递也是兴奋传递的一种方式。

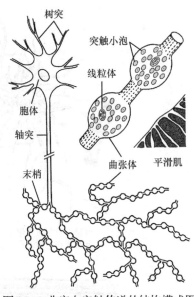

图2-20 非定向突触传递的结构模式图
（右上部分示放大的曲张体和平滑肌）

三、电突触传递

电突触传递（electric synapse transmission）与上述经典的化学突触传递和非突触性的化学传递有本质上的差别，它不属于化学性传递，它是一种电传递。电突触的结构基础是缝隙连接（gap junction）。这里突触前、后膜靠得很近，两层膜之间仅相隔2～3 nm，膜两侧细胞质内无突触小泡存在。缝隙连接处的膜两侧由类似桥状结构的水相通道蛋白连接组成，允许带电离子和直径小于1 nm的分子通过。由于电突触无突触前、后膜之分，因此它的传递是双向的；又因为这是种低电阻通道，局部电流可以迅速通过，因而传递速度很快，几乎不存在潜伏期。电突触存在于树突-树突、胞体-胞体、轴突-树突、轴突-胞体之间；电突触的功能可能是促进不同神经元产生同步性活动。

第三节 神经胶质细胞

神经系统除了神经细胞（神经元）以外，还有分布在神经元之间、数量更多的、具有一定形态结构及功能的神经胶质细胞（neuroglia cell）。尽管人脑中有许多神经元，但神经胶质细胞的数量是神经元的10倍之多。而我们主要把注意力放在神经元上是由现有的知识决定的。对于大脑的独特功能来说，神经元是重要的。神经元能感知环境的变化，再将信息传递给其他神经元，并指令机体做出反应。神经胶质细胞主要起隔离、支持及营养周围神经的作用。虽然神经胶质细胞的作用是次要的，但没有神经胶质细胞，大脑将无法正常运作。神经胶质细胞也有突起，但无树突、轴突之分。它们与相邻细胞不构成突触样结构。神经胶质细胞膜对K^+通透性很高，它们有着随细胞外液K^+浓度改变而改变的膜电位，但绝不产生动作电位。在神经系统的不同部分，存在的神经胶质细胞也不同：分布在周围神经系统的神经胶质细胞主要是施万细胞和脊神经节中的卫星细胞；在中枢神经系统内有星形胶质细胞、少突胶质细胞、小胶质细胞和室管膜细胞等（图2-21）。

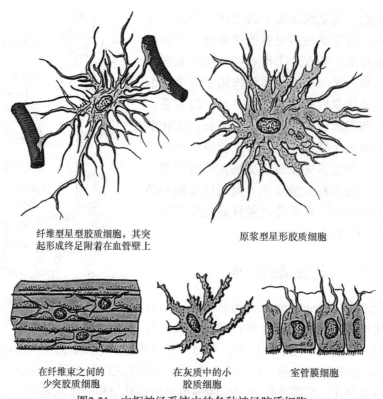

纤维型星型胶质细胞，其突
起形成终足附着在血管壁上　　　　　　原浆型星形胶质细胞

在纤维束之间的　　　　　在灰质中的小　　　　　室管膜细胞
少突胶质细胞　　　　　　胶质细胞

图2-21　中枢神经系统内的各种神经胶质细胞

一、星形胶质细胞

　　脑内数量最多，分布最广的神经胶质细胞是星形胶质细胞（astrocyte）。这些细胞填满了神经元间的空隙，神经元和星形胶质细胞大约间隔20 nm。因此，星形胶质细胞可能影响神经突起的生长和缩回。根据空间结构将星形胶质细胞描述为两种主要类型：

　　（1）纤维型星形胶质细胞（fibrous astrocyte）：分布于白质，胞体为星形，具有细长少分支的突起。这些突起通常表面光滑，伸展至长的距离，一般不抵达软膜。

　　（2）原浆型星形胶质细胞（protoplasmic astrocyte）：又称为苔藓细胞（moss cell），分布于灰质，它类似灌木，具有许多短突呈放射状向各个方向伸展。

　　在电镜下，星形胶质细胞核形状规则，核质较均匀，主要含有常染色质，有时也有少量异染色质附于核膜内面。胞质的密度较邻近神经元或少突胶质细胞稀，高尔基体、线粒体、粗面内质网、核糖体均较神经元少（图2-22）。

　　所有星形胶质细胞一个共同的特点是含有胶质原纤维酸性蛋白。胶质原纤维酸性蛋白是Eng等从多发性侧索硬化症患者脑组织中提取的，后确定胶质原纤维酸性蛋白是星形胶质细胞内8～9 nm中间丝的结构蛋白质，仅在成熟的星形胶质细胞表达。在正常动物脑灰质内，用抗胶质原纤维酸性蛋白免疫组织化学检测多数为阴性。神经系统受到刺激或损伤后，星形胶质细胞表现快速反应，其标志之一是胶质原纤维酸性蛋白的表达，因此目前将胶质原纤维酸性蛋白的表达与否作为星形胶质细胞活动状态的标志之一。作为细胞骨架蛋白家族成员之一，胶质原纤维酸性蛋白在稳定的突起形成过程中可能是必需的，并在调节星形胶质细胞运动上具有重要的作用。胶质原纤维酸性蛋白基因敲除小鼠

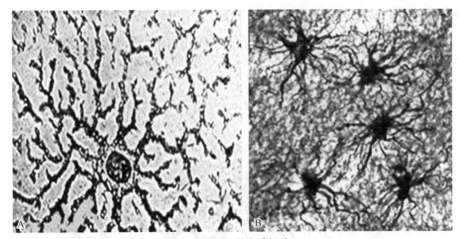

图2-22　星形胶质细胞

A. 原浆型星形胶质细胞，采用经典的金属浸镀技术（银染法）；B. 纤维型星形胶质细胞，采用苏木精-伊红染色法（HE染色法）

在发育、生殖和生命历程上是正常的，而对脑内长时程增强和长时程抑制有影响。

　　星形胶质细胞的一个重要作用是调节细胞外空间的化学物质。例如，星形胶质细胞包裹了脑内的突触连接点，从而可以限制所释放的神经递质分子的扩散。星形胶质细胞膜上也有特殊的蛋白质，能主动地把许多神经递质从突触间隙移走。最近意外发现了星形胶质细胞膜上也有神经递质受体，类似于神经元膜上的受体，它们可以在神经胶质细胞内引发电反应和生化反应。除了调节神经递质的作用，星形胶质细胞还能严格地控制一些物质的细胞外浓度，这些物质能干扰正常神经元的功能。例如，星形胶质细胞能调节细胞外液的钾离子浓度。

二、少突胶质细胞

　　和星形胶质细胞不同，少突胶质细胞（oligodendroglia cell）的基本功能较为清晰。这些神经胶质细胞提供一层层的膜以隔离轴突。波士顿大学的解剖学家Alan Peters是用电子显微镜研究神经系统的先驱，他指出这种称作髓鞘（myelin）的包被，螺旋状围绕着脑中的轴突。这层髓鞘被周期性打断，留下一小段长度以暴露轴突膜，这个区域称为郎飞结。少突胶质细胞（oligodendrocyte）起源于胚胎脑室的神经上皮细胞和室管膜下层，出生后继续由室管膜下层衍化而来，在成年形成一个祖细胞库，以后可分化替代失去的少突胶质细胞，甚至在病理性脱髓鞘区可重新形成髓鞘。少突胶质细胞比星形胶质细胞小，常规染色时只见小而圆的核，染色较深（图2-23）。在金属浸染的标本上，其胞体呈圆形或多角形，直径10~20 μm，具多少不等的突起。在中枢神经系统中，少突胶质细胞可分为位于有髓纤维束之间的束内细胞、紧贴在神经元胞体及树突表面的卫星细胞和分布于血管周围的血管周围细胞。在周围神经系统，将能形成髓鞘的胶质细胞称为施万细胞（Schwann cell）。

　　髓鞘的主要成分髓磷脂可以加快神经冲动沿轴突传播的速度。少突胶质细胞和施万细胞在位置和其他特性方面不同。例如，少突胶质细胞只发现于中枢神经系统，而施万细胞仅发现于外周神经系统。另一个不同是一个少突胶质细胞将髓磷脂分配给几个轴突，而每个施万细胞只包绕一个轴突。

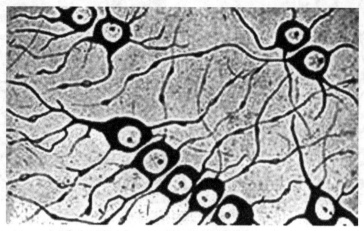

图2-23　少突胶质细胞（银染法）

三、小胶质细胞

　　小胶质细胞（microglia）是中枢神经系统结构中一个重要成分，占中枢神经系统内细胞的5%～12%。大量的证据支持小胶质细胞是来自侵入发育中神经系统的胚胎单核细胞和其前体的观点。造血细胞通过器官实质壁可能还有脑膜和血管，在生前以阿米巴样细胞的形式侵入神经组织。后来失去运动性，转变为典型的具有分支状突起的小胶质细胞。在成年新的小胶质细胞可能是来自内源性的增殖，原因是在出生后侵入脑的成熟单核细胞变为巨噬细胞而不是小胶质细胞。

　　小胶质细胞是胶质细胞中最小的一种，是中枢神经系统包括视网膜在内的小树突状细胞，数量较少，在灰质的分布较白质多。在光镜下，金属浸染的标本上，胞体扁长，卵圆形或多角形，染色深，细胞质很少，突起为两个或多个，细长有分支，分支上有许多棘状突起，无血管足（图2-24）。在电镜下，胞核异染色质多，胞质少而淡染，内含颗粒和散在的粗面内质网，高尔基复合体明显，集中于两极，不含胶质原纤维。

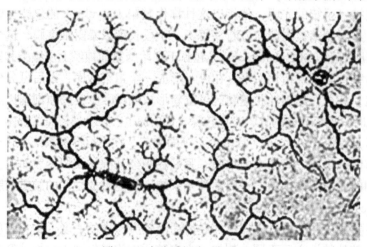

图2-24　小胶质细胞（银染法）

四、神经胶质细胞的功能

（一）支持、绝缘、屏障作用

在中枢神经系统内大量的神经胶质细胞充填于神经元及其突起之间的空隙内，为神经元提供一定的支持作用。尤其是星形胶质细胞的长突，不仅可在脑和脊髓中交织成网或互相连接构成支架，支持神经元的胞体和纤维，还可在神经元与其他组织相邻界面之间形成鞘或界膜。神经胶质细胞还可分隔神经元，起隔离、绝缘作用。少突胶质细胞和施万细胞还可形成有髓神经纤维的髓鞘，防止神经冲动传导时电流的扩散，使神经元活动互不干扰。此外，神经胶质细胞可参与血脑屏障的组成。

（二）修复、再生作用

神经胶质细胞具有分裂能力，特别是在脑和脊髓受到损伤后可大量分裂增生。当神经元因为疾病、缺氧或损伤而发生变性坏死时，局部可出现巨噬细胞。这些巨噬细胞除了来自血液中的单核细胞外，小胶质细胞也能转变为巨噬细胞，共同参与变性、坏死神经元的组织碎片的清除。清除碎片后留下的缺损由胶质细胞，特别是星形胶质细胞的增生来充填，从而起到修复和再生作用。在周围神经再生过程中，轴突必须沿着施万细胞构成的索道生长。

（三）代谢、营养作用

星形胶质细胞的长突终止于毛细血管，其余突起穿行在神经元之间，提示它可能与神经元的营养物质的运输供应以及代谢产物的排除有关。星形胶质细胞还能产生神经营养性因子，用来维持神经元的生长、发育及其正常功能。近年来还发现神经胶质细胞参与神经递质的代谢，如星形胶质细胞内的谷氨酰胺合成酶可将摄取的谷氨酸和γ-氨基丁酸（GABA）合成为谷氨酰胺，然后再转运到神经元作为递质的合成原料。

（四）维持内环境的稳定

星形胶质细胞膜对K^+有较高的通透性，并且其质膜存在钠-钾泵。在神经元电活动引起细胞外液K^+浓度升高时，星形胶质细胞通过开放钾通道和加强钠-钾泵作用，使集聚在胞外K^+进入胞内，再通过缝隙连接（gap junction）迅速扩散，降低胞内K^+浓度，维持细胞内外K^+的平衡，避免细胞外液K^+浓度过高对神经元正常活动的干扰，维持了内环境的稳定。当脑损伤造成神经胶质细胞过度增生时，会使胶质细胞泵钾能力减弱，胞外高K^+将导致神经元去极化，兴奋性增高，形成局部癫痫病灶。

（五）合成、分泌活性物质

证据表明，星形胶质细胞可合成、分泌血管紧张素、神经生长因子、胰岛素样生长因子、白介素-1（IL-1）、IL-3、IL-6、γ-干扰素，以及其他细胞外基质（extracellular matrix，ECM）等活性物质；施万细胞可分泌神经生长因子、神经营养因子（神经营养素-3、神经营养素-4/5）和细胞外基质。这些生理活性物质对维持神经元的生长、存活及其发挥正常功能都有重要作用。

参 考 文 献

鞠躬, 2004. 神经生物学. 北京：人民卫生出版社.
徐达传, 唐茂林. 2012. 系统解剖学. 北京：科学出版社.
Shepherd GM, 1988. Neurobiology. 2nd ed. Oxford: Oxford University Press.

（蔺　扬，赵丽妮）

第三章　神经系统的发育、变性和再生

神经系统起源于神经外胚层，包括中枢神经系统和周围神经系统。中枢神经系统由脑和脊髓两部分组成；周围神经系统由神经节和神经组成。神经系统的结构及功能非常复杂，因此其经历的胚胎发育过程极其复杂和精密。神经系统完整的发育过程包括神经细胞的发生、分化、增殖、迁移以及神经细胞突起的发育和突触形成等步骤。如果神经系统受到外伤等疾病的影响，还会发生变性和再生。

第一节　神经系统的发生与分化

一、中枢神经系统的发生

（一）神经板和神经管的形成

由原肠胚预定的外胚层细胞形成神经管的过程称为神经胚形成（neurulation），而正在进行神经管形成的胚胎称为神经胚。神经管（neural tube）是形成中枢神经系统的原基。神经管的发生过程经历四个有序的阶段，即神经板（neural plate）的形成、神经沟（neural groove）的出现、神经褶（neural fold）的出现以及神经管的融合（图3-1）。

胚胎背部的中胚层与覆盖其上的外胚层之间的相互作用是发育中最重要的过程之一，其结果使外胚层形成中空的神经管，而神经管将会分化成脑和脊髓。脊椎动物胚胎初级神经胚的形成过程都相似。

首先，在人胚胎发育过程的第18天左右，在中胚层细胞分泌的化学因子诱导下，中线处预定的神经外胚层即胚盘背面正中部的外胚层增厚并形成长条状的细胞板，即神经板。神经板中的外胚层细胞约占整个外胚层细胞的50%。胚胎发育的第18天，神经板的正中线逐渐凹陷，形成神经沟，而沟的两侧部分隆起，形成神经褶。到达第3周末，神经沟变深，神经

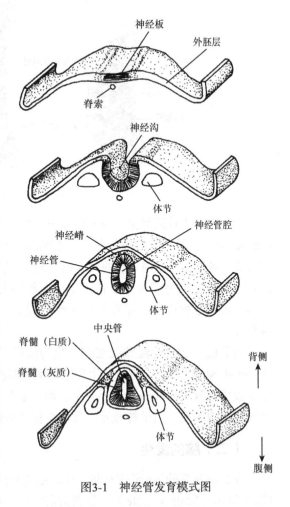

图3-1　神经管发育模式图

褶不断翘起并向胚胎背中线迁移并逐渐愈合，构成一管状结构，并向头尾两侧延伸，形成神经管。此时，神经管的头尾两端仍均保留有一个开口，分别称为前神经孔（anterior neuropore）和后神经孔（posterior neuropore）。在胚胎发育的第25天前神经孔愈合，第27天后神经孔闭合，完整的神经管形成。神经管的头端发育迅速，膨大形成脑泡，是脑发育的原基；而神经管的尾端较细，是脊髓发育的原基。在神经管关闭的过程中，一些神经细胞迁移至神经管背外侧并分化形成两条纵行的索条状结构，称为神经嵴（neural crest）。神经嵴主要分化成为周围神经系统。

神经管形成后，其中央的管腔将演化为脑室和中央管。神经管管壁的单层柱状上皮变为假复层柱状上皮，称为神经上皮。上皮的外、内表面均有一层基膜，分别称为外界膜和内界膜。神经上皮细胞不断分裂增殖，部分细胞分化为成神经细胞和成神经胶质细胞，并迁移至神经上皮外周，形成套层。套层的成神经细胞起初为球形，然后发出突起，突起逐渐伸出套层外，形成边缘层。而原来的神经上皮停止分化，形成矮柱状的细胞层，称为室管膜层。此时，神经管由内向外由室管膜层、套层和边缘层三部分组成（图3-2）。

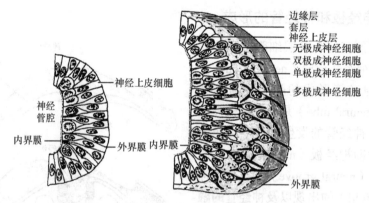

图3-2 神经管上皮的组织分化

套层中的成神经细胞一般不再分裂增殖，其最初为圆形，称为无极成神经细胞（apolar neuroblast）；随后向两端各发出一个突起，形成双极成神经细胞（bipolar neuroblast）。双极成神经细胞伸向内界膜的突起退化消失，称为单极成神经细胞（unipolar neuroblast），而伸向外界膜的突起加速生长，形成原始轴突。单极成神经细胞的内侧端又发出若干短突起，形成原始树突，称为多级成神经细胞（multipolar neuroblast），进而分化成为多级神经元。

而套层中的成神经胶质细胞分化为成星形胶质细胞（astroblast）和成少突胶质细胞（oligodendroblast），前者分化为原浆型星形胶质细胞（protoplasmic astrocyte）和纤维型星形胶质细胞（fibrous astrocyte），而后者分化为少突胶质细胞（oligodendrocyte）。神经胶质细胞的发生晚于神经元，且始终保持分裂增生的能力。

（二）脑的发生

在胚胎发育的第4周的末期，在后部的神经管合拢形成之前，神经管的头端膨大，形成3个脑泡（brain vesicle），分别为前脑泡、中脑泡和后脑泡（菱脑泡）。到第5周，前脑泡前端膨大形成端脑（telencephalon），以后演变成大脑半球，前脑泡尾端形成间脑（diencephalon）。中脑泡发育得相对较慢，最终形成中脑（mesencephalon）。后脑泡亦不断膨大，形成后脑（metencephalon）和末脑（myelencephalon），后脑演变成脑桥和小脑，而末脑演变成延髓。在脑泡发育的过程中，各个脑泡腔演变成相应的脑室，各脑室间相互联通。前脑泡的腔形成左右侧脑室和第三脑室，中脑泡的腔形成中脑导水管，后脑泡的腔形成宽大的第四脑室（图3-3）。

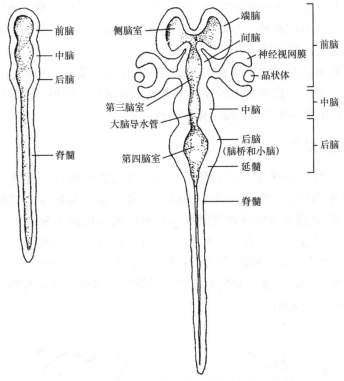

图3-3　脑泡和脊髓的形成

在脑泡形成演化的过程中，脑泡不同区域的生长速度不一，神经管出现了若干个不同方向的弯曲。在胚胎发育的第25天，由于神经管背侧较腹侧发育更快，其头端首先出现凸向背侧的弯曲，称为头曲（cephalic flexure）。由头曲向头侧的脑部继续膨大，即前脑泡，而头曲部分则发育形成中脑泡。第35天，出现第二个凸向背侧的弯曲，称为颈曲（cervical flexure），颈曲头端膨大，形成菱脑泡，尾端演化为脊髓。同时，在头曲处出现环形的浅沟，成为中脑和菱脑的分界，即相当于菱脑峡的部分。此后，在第40天及稍后，在脑桥和端脑处又分别出现了两个凸向腹侧的弯曲，称为脑桥曲和端脑曲。

由前脑再分化成为位于前端的端脑和位于后面的间脑：最终端脑形成大脑两半球，而间脑分化形成丘脑、下丘脑区域和视觉感受区。中脑不再进一步分成更小区域，中脑腔形成大脑导水管。菱脑分化发育成位于前面的后脑和位于后面的髓脑：后脑最终形成小脑，髓脑最终形成延髓。端脑发育很快，其基部较厚，发育为纹状体，其余部分发育成为大脑半球，分别向不同方向延伸，向后形成枕叶，向两侧形成颞叶，向前、向上形成额叶和顶叶。大脑半球表面的皮质生长快于较深层的白质，形成沟回。较深的脑沟称为裂。

脑两侧壁的神经上皮细胞增殖并向外侧迁移，分化为成神经细胞和成神经胶质细胞，形成套层。套层增厚，形成背侧的翼板和腹侧的基板。端脑和间脑的套层大部分形成翼板，基板较小。端脑套层中少部分细胞聚集成团，形成神经核。中脑、后脑和末脑中的套层细胞多聚集成细胞团或细胞柱，形成各种神经核。基板中的神经核多为运动核，翼板中的神经核多为感觉中继核。

套层中的大部分细胞迁移至外表面，分化形成大、小脑皮质。在端脑套层中的成神经细胞迁移、分化并形成大脑皮质的过程中，成神经细胞是分期分批地进行迁移的，因此，皮质中的神经元分层排列。越早产生和迁移的细胞，其位置越深，越晚产生和迁移的细胞，其位置越浅，即越靠近皮质表层。

后脑翼板背侧部的左右两个菱唇在中线融合，形成小脑板，小脑板由神经上皮、套层和边缘层组成。神经上皮和套层的外层发育成小脑皮质；套层内层的成神经细胞聚集成团，形成小脑白质中的核团；边缘层则发育成白质。

（三）脊髓的发生

脊髓由神经管的下端演化而成，其管腔形成脊髓的中央管。管壁由内层、套层和边缘层组成，其中内层为室管膜上皮，包绕中央管；套层演化为脊髓灰质；边缘层演化为脊髓白质。位于套层内的成神经细胞和成神经胶质细胞迅速增生，导致神经管的两侧壁增厚，在腹侧部形成左右两个基板（basal plate）并在背侧部形成左右两个翼板（alar plate）。神经管的顶部和底部较薄而窄，分别形成顶板（roof plate）和底板（floor plate）。基板和翼板的增厚使二者的界限在神经管的内表面出现左右两条纵沟，成为界沟（sulcus limitans）（图3-4）。

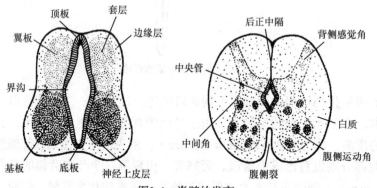

图3-4 脊髓的发育

在胚胎发育的第3个月，左右基板由于成神经细胞和成神经胶质细胞的增多而迅速生长并向腹侧突出，导致在二者之间形成一条纵行的深沟，位于脊髓腹侧正中，称为前正中裂。同时，左右翼板也增大，主要向内侧推移，在神经管的背侧正中线处愈合，使神经管管腔的背侧部分消失，并形成一隔膜，称为后正中隔。基板演化成脊髓灰质的前角，其中的成神经细胞主要分化为躯体运动神经元。翼板演化成脊髓灰质后角，其中的成神经细胞分化为中间神经元。若干成神经细胞聚集于基板和翼板之间，形成脊髓侧角，其内的成神经细胞分化为内脏传出神经元。由于灰质内神经细胞突起的长入和神经胶质细胞的产生，边缘层增厚，而且演化中还包含脊神经节细胞长入脊髓的中枢突和脊髓内部的联络纤维，致使边缘层内胞突数量不断增加，最终发育成为白质。至此，神经管的尾端分化为脊髓，神经管周围的间充质则分化为脊膜。

胚胎发育第3个月之前，脊髓与脊柱等长，其下端可达脊柱的尾骨。此时，所有脊神经的发出处与它们相对应的椎间孔处于同一平面。第3个月后，由于脊柱和硬脊膜的增长比脊髓快，脊髓的位置相对上移。到出生之前，脊髓下端与第3腰椎平齐，仅以终丝与尾骨相连。由于呈节段分布的脊神经均在胚胎早期形成，并由相应节段的椎间孔穿出，当脊髓位置相对上移后，脊髓颈段以下的脊神经根便越来越向尾侧斜行，再穿过其对应的椎间孔离开椎管。腰、骶和尾段的脊神经根则在椎管内垂直下行，与终丝共同组成马尾。

二、周围神经系统的发生

周围神经系统包括除中枢神经系统以外的所有神经组织，调节身体所有组织与中枢神经系统的通信。

神经嵴细胞由外胚层分化发育而来。神经嵴细胞起源于神经管最靠背部的区域。在发育过程中神经嵴细胞将迁移至身体不同部位，进而分化产生各种不同类型的细胞，包括感觉、交感和副交感神经系统的神经元和胶质细胞，肾上腺髓质细胞和结缔组织等。神经嵴细胞最终分化发育的结果很大程度上取决于其最终迁移并定居的位置。

神经嵴细胞将发育成4个区域，它们在功能上略有重叠。第一个区域是头部的神经嵴细胞，神经嵴细胞向胚胎背侧面迁移，先形成间质细胞，再进一步分化为软骨、骨、脑神经、胶质细胞和面部结缔组织。头部的神经嵴细胞也可以迁移到咽弓和咽囊，形成胸腺细胞、成牙细胞、内耳和颌软骨。第二个区域是躯干的神经嵴细胞，大多数这部分细胞向腹侧面迁移并通过每个骨环前半部分，有些细胞停留在骨环中，发育成背神经节，有些细胞继续向腹侧面迁移，形成交感神经节、肾上腺髓质和环绕主动脉的神经簇；还有少部分细胞首先向胚胎背侧面迁移至外胚层，然后迁移到腹中线，形成色素细胞。第三个区域是迷走区和骶区的神经嵴细胞，它们向腹部迁移，在此形成了肠副交感神经节。第四个区域是心的神经嵴细胞，位于头部神经嵴和躯干神经嵴之间。

（一）脊神经节的发生

神经嵴逐渐形成节段，节内的细胞向两侧迁移，并分化为成神经细胞和成神经胶质细胞。成神经细胞两端发出突起，形成双极神经元，即感觉神经细胞。双极神经元的两个突起的起始部逐渐靠拢并融合，形成假单极神经元。假单极神经元的胞体集中的位置形成脊神经节；假单极神经元的中央突伸向脊髓后角，周围突参与构成脊神经，分布到各器官和组织，形成感受器。成神经胶质细胞包绕在假单极神经元胞体周围，形成卫星细胞。神经节周围的间充质分化为结缔组织被膜，包绕整个神经节。

（二）自主神经节的发生

在胚胎发育的第5周，位于胸部的神经嵴的一部分细胞分化为交感成神经细胞，迁移至主动脉背侧形成节段性排列的交感神经节，并借纵行的神经纤维彼此连接成交感链。

部分交感成神经细胞迁移到主动脉腹侧形成其他交感神经节。交感成神经细胞分化为多极神经元。胞体周围的成神经胶质细胞分化为卫星细胞。在交感神经节周围同样也有间充质分化来的结缔组织被膜包绕。

关于副交感神经节的起源问题尚有争议，有人认为副交感神经节的神经细胞来自中枢神经系统，也有人认为它们来源于脑神经节中的成神经细胞。

（三）周围神经的发生

各神经内的神经纤维按功能可分为感觉神经纤维和运动神经纤维。神经纤维由神经细胞的突起和施万细胞组成。感觉神经纤维是由感觉神经节的周围突组成；躯体运动神经纤维是由脑干及脊髓灰质前角运动神经元的轴突组成；内脏运动神经的节前纤维是由脊髓灰质侧角和脑干内脏运动核中神经元的轴突组成，节后纤维则是由自主神经节节细胞的轴突组成。施万细胞源于神经嵴细胞，与发生中的周围突或轴突同步增殖和迁移。施万细胞与突起相贴处逐渐凹陷成一条纵沟，将轴突包进纵沟内，沟缘两侧的施万细胞膜相贴形成轴突系膜。系膜不断伸长并反复包卷轴突，于是在轴突外周形成了由多层细胞膜环绕而成的髓鞘，这样便形成有髓神经纤维。在无髓神经纤维中，一个施万细胞可与多条轴突相贴，并形成多条深浅不同的纵沟包绕轴突，也形成轴突系膜，但系膜不包绕轴突，故不形成髓鞘。

三、中枢神经系统发育异常

中枢神经系统在胚胎发育的整个过程中，特别是发育的多个重要时期，可能会受到多种因素的侵扰，从而造成不同程度的发育异常，严重的会导致胎儿的死亡，其余则会导致各种中枢神经系统的发育畸形。能够导致中枢神经系统发育畸形的因素很多，主要包括遗传因素及环境因素两大类。遗传因素主要包括单基因或多基因遗传性疾病及染色体疾病；环境因素主要包括化学药物、电离辐射及微生物感染等。另外，某些营养元素的缺乏或代谢异常，如叶酸，也能够导致中枢神经系统的发育畸形。

神经系统发生的敏感期是神经沟闭合形成神经管和由神经管进行组织分化的阶段（第3～10周）。大多数畸形是在胚胎发育第3～4周时神经管闭合不全及脑室系统发育障碍所致。

常见的神经系统畸形包括以下几种：

1. 无脑畸形（anencephalia） 是最常见的一种中枢神经系统发育畸形，属神经管畸形的一种，是由前神经孔不能完全愈合所导致的。无脑畸形的表现就是大脑全部或大部分缺如，小脑、脑干、脊髓很小，其下行神经束缺如，伴有严重的颅骨骨裂，眉以上的颅骨及头皮缺如，常伴有颈部畸形或缺如，下颌与胸相连，眼眶浅而眼球突出。

2. 脑积水（hydrocephalus） 是由脑室系统发育障碍、脑脊液分泌过多或吸收障碍或循环阻塞所致。由于脑脊液生成或循环吸收过程发生障碍而致脑脊液量过多，脑室内液压加大，脑壁变薄。其临床特征主要是颅脑增大，颅骨变薄，颅缝变宽。

3. 脊柱裂（spinal bifida） 一般分为显性脊柱裂与隐性脊柱裂。显性脊柱裂主要是由于后神经孔不能完全愈合所导致的中枢神经系统发育畸形。脊髓裂常伴有相应节段的脊柱裂。脊髓或椎骨缺损，在背侧出现裂沟，称脊柱裂，最常见于腰骶部。由于脊柱封闭不全，缺损椎骨较多，脊膜自缺损处突出，在体表形成有皮肤覆盖的囊，称为脊髓脊膜膨出。

4. 脑膨出（encephalocele）　是一种先天性颅骨缺损，中枢神经系统部分组织经此缺损向颅外疝出。如果颅内疝出物只包括脑脊液和脑膜，则称为脑膜膨出，如果内容物为脑组织和脑膜，则称为脑膜脑膨出，如疝出物有脑组织、脑膜和脑室，则称为脑积水脑膜脑膨出。

四、神经系统的组织发生

在上述的中枢神经形态发生变化的同时，神经管壁的构造也在不断地发育变化（组织发生，histogenesis）。

（一）神经管细胞的增殖

神经管形成后，其柱状上皮形成假复层上皮，称为神经上皮。所有神经上皮的细胞附着于神经管管腔，伴随着神经上皮细胞的有丝分裂，这些神经上皮细胞有一个在神经管壁内往返迁移的过程。分裂期的细胞紧靠神经管内壁；分裂后的神经上皮细胞进入合成前期，细胞离开管壁向外移动，同时向内、外两侧伸出细胞质突起；随着细胞逐渐移向神经管壁外表面，细胞进入DNA合成期；然后，细胞又逐渐向内移动，在接近管壁时进入合成后期；当靠近管壁时，向外的细胞质突起缩回，细胞重新进入分裂期。细胞分裂后又向外移动，开始下一个细胞周期。伴随着神经上皮细胞的有丝分裂过程，细胞不断地进行着有规律的往复迁移，神经上皮细胞大量地增殖，直到细胞终止增殖并开始它们的迁移为止。一般情况下，在神经发育的早期，细胞周期较短，而在神经发育的晚期，细胞周期较长。这说明伴随着神经发育的不断进行，细胞增殖分化的速度会逐渐降低。

（二）神经管细胞的迁移

神经上皮细胞完成最后一次有丝分裂后，将停滞于合成前期，并开始分化。完成有丝分裂的神经上皮细胞聚集形成外套层，随着停止分裂后的神经上皮细胞不断加入其中，外套层逐渐增厚。外套层的增厚伴随着其中细胞的分化，细胞分化产生的突起形成中间层。外套层由于含有神经上皮细胞胞体，所以染色较深，一般被称为灰质，而边缘层由于包含轴突和树突，组织学染色时不容易着色，所以一般呈白色，被称为白质。在神经系统的发育过程中，神经细胞是沿着神经胶质细胞伸出的呈辐射状排列的突起进行迁移，这些有序排列的突起即辐射纤维，它们从室管层伸向软脑膜表面。

（三）神经细胞的分化

室管膜细胞位于神经管的内壁上，能够分化成为神经元和神经胶质细胞的前体。有学者认为，这些神经元和神经胶质细胞的前体的分化方向是由其进入的环境决定的。神经上皮细胞能够分化为神经元和神经胶质细胞，但其分化是在什么时候被决定的尚不清楚。有学者认为，当细胞处于外套层中时，神经元与神经胶质细胞之间没有明显的形态差别。当前体细胞开始迁移时，神经元前体细胞将不再具有细胞分裂的能力，而神经胶质细胞的前体细胞还具有细胞分裂的能力，并能够持续一生。神经元和神经胶质细胞的类型直到前体细胞分化后才能从形态学上鉴别，最近免疫细胞化学的研究发现，如果应用神经胶质细胞特异的分子标记——神经胶质原纤维酸性蛋白（GFAP）进行检测，在室管膜中的某些细胞表达GFAP，而另一些不表达GFAP。据此研究者推测，前者为神经胶质细胞前体，后者将分化成为神经细胞。所以，神经元和神经胶质细胞的前体分化方向在其迁移前就已经决定了。

（四）轴突延伸及突触形成

尚未成熟的神经元迁移到其最终位置后，发出轴突和树突，轴突和树突与其他相关神经元接触并构成突触。这些变化一般发生在神经元移行到目的地之后，但也有些神经元在迁移之前即可出现这种变化。轴突的生长由轴突尖端的生长锥所引导，而生长锥的中心核是轴突自身的延伸。中心核富含支持轴突转运的微管，还富含线粒体、内质网和囊泡等亚细胞结构。中心核周围富含收缩蛋白——肌纤蛋白。中心核周围的片状伪足能够呈现波状运动，而且还具有极细的线状突起——丝状伪足，这些结构能检测生长锥所在环境。生长锥不但能接收、计算并作用于某些信号，而且还输送出自己的信号去改变环境、控制相邻轴突的生长。

神经元突起延伸至目的地之后开始形成突触。生长中的轴突接近将与之形成突触的细胞时，生长锥的形状发生改变，片状伪足不规则地延伸。生长锥最终与细胞接触后，片状伪足与丝状伪足消失，神经递质囊泡从中心核区进入轴突尖端。轴突尖与细胞接触点变成完全羽化的突触，突触间隙聚集物质，突触后膜加厚，形成突触致密区，突触形成。

第二节 神经元的变性与再生

机体的一般组织受到损伤后，在一部分细胞受到毁灭性打击而死亡的情况下，以其残存的细胞为基础，通过细胞分裂的方式产生新的细胞进而恢复生理结构和机能，这种现象称为新生。新生的机制是保证机体组织机能继续维持的重要条件。但神经系统却与此不同，在胚胎发育期间神经管的神经上皮细胞分裂产生超量的神经元，但在胚胎发育的不同阶段却以凋亡的形式失掉了超过需要的部分，以保证神经元的数量与它所支配的靶结构匹配，并且保证神经回路网的高度精确。出生时这种主动死亡停止，神经元也不再分裂繁殖，所以将降生后的神经元称为（减数）分裂后细胞。在胚胎发育过程中它一旦分化成为神经元即失去DNA的合成能力不再进行分裂。但是，神经系统并不是完全没有自我修复的能力。Waller在1850年观察到周围神经被切断后，损伤处远侧段的神经纤维到神经终末完全溃变的现象，将其命名为变性（degeneration）；此后，他又发现损伤神经纤维的近侧断端萌发新生神经纤维，重新形成突触而恢复其机能，并将这种恢复性变化称为神经再生（regeneration）。

一、神经元的变性

（一）神经元胞体损伤的后果

损伤后的神经元是不能恢复的，这些神经元的变性最终都将走向神经元的死亡。因为在发育期之后神经系统中神经元的数目基本上被固定下来，它们再也不能进行分裂和增殖，也不可能由其他神经元通过分裂或增殖替代因损伤而死去的神经细胞。神经元胞体死亡后，该神经元的树突和轴突失去了营养来源，也会随胞体的丧失而死亡。

（二）神经元轴突损伤的后果

轴突的损伤会导致轴突的中断，这种中断会导致神经元的靶组织（细胞）去神经支配。同时，轴突的损伤将导致神经元一部分细胞质丧失，使神经元发生退化和变性。

1. 神经元胞体的变性　神经元突起的损伤引起神经元死亡的现象称为逆行变性。逆行变性是否能够导致神经元的变性取决于损伤位置与神经元胞体的距离以及神经元是否尚保存有其他的神经通路。如果损伤的位置距离神经元胞体较近，神经元将丧失较多的胞质，导致神经元变性。但是，如果神经元除被切断的轴突外，尚有完好的，未受损伤的轴突侧支投射，即使神经元受损比较严重也不会发生逆行变性。由于存在侧支投射，在轴突损伤后可使神经元存活的现象称为侧支支持。

神经元变性的形态变化开始出现于伤后6h，第7天达高峰。主要的形态变化特征为胞体肿胀，细胞核从中央移向细胞的一边（细胞核偏位），尼氏体的分散、消失（染色质溶解），神经元树突回缩，突触末梢减少，与周围其他神经元的突触联系丧失。此外，轴突损伤的信号传送回神经元胞体后，会引起神经元代谢和基因表达发生变化，使一系列与损伤、再生相关的基因表达增加，并导致递质合成功能受到抑制。

2. 轴突的变性

（1）Waller变性：这种神经元的轴突损伤后，由损伤部位向终末方向进行的顺行性变性称为Waller变性，是Waller在1850年最先发现并记录的。Waller变性是一个快损伤后远端轴突脱离了胞体的营养和代谢支持，导致轴突发生溃变、髓鞘崩解分离的现象。

轴突在损伤后的12 h开始发生变性，首先出现线粒体在损伤处和郎飞结局部堆积，随后线粒体、细胞骨架蛋白等均发生崩解，呈颗粒状堆积于轴浆，至第2天轴突呈现肿胀和窄缩交替的串珠样形态。随后窄缩部位发生断裂，崩解为颗粒状，7～10天崩解的轴突被神经胶质细胞包围并吞噬。髓鞘的变性稍晚于轴突，首先出现髓鞘退缩和施-兰切迹扩大的现象，导致郎飞结扩大，随后结间体断裂呈节段状，并进一步崩解后被吞噬细胞清除。

（2）逆行变性：轴突损伤后，损伤部位近侧段神经纤维发生逆行变性（retrograde degeneration），一般局限于一个郎飞结，损伤严重时可有数个髓鞘郎飞结崩解，其形态改变与Waller变性相同。损伤轴突近端的断端呈颗粒变性、坏死，断端回缩，起初有轴浆漏出，数小时内断端封闭。微管先解聚，继而重组，集聚从胞体转运来的囊泡、线粒体、细胞骨架成分和酶类等物质，参与轴突的再生。

（三）神经元变性引起其他神经元或靶细胞的变化

由于神经元的损伤和变性，神经元的丧失或轴突的变性崩解，将引起与之以突触形式相关联的神经细胞或靶组织细胞功能的改变。这些失去正常传入神经或靶组织的神经元发生萎缩或死亡的现象称为跨突触效应。

1. 跨神经元变性　跨神经元变性根据损伤发展的方向分为正向跨神经元变性和逆向跨神经元变性两类。

（1）正向跨神经元变性：完全失去传入神经引起的神经元死亡称为正向跨神经元变性。通常正向跨神经元变性的严重程度取决于去神经支配的情况和发育的年龄。在大多数神经系统中，只在发育早期显示出正向跨神经元的变性。同样，那些在未损伤位点保留了一些传入神经的神经元比完全丧失传入神经的神经元对正向跨神经元的变性具有较强的抵抗力。除非完全去神经支配，否则，大多数神经元表现出的将不是跨神经元的变性，而是跨神经元的萎缩。

（2）逆向跨神经元变性：失去靶组织导致神经细胞死亡称为逆向跨神经元变性。对经历逆向跨神经元变性的神经元来说，变性的程度与靶组织丧失程度相关，具有侧支投射的神经元对逆向跨神经元变性具有相对较强的抵抗力。靶组织的丧失使这些神经元失去了营养支持，会引起这些神经元逆向变性或死亡。如向失去靶组织的某些神经元提供外源性的神经生长因子，将使那些依赖于生长因子的神经元从逆向变性中重新复活。

2. 跨神经元萎缩　如果去神经支配或失去靶组织造成的影响，并未严重到足以引起神经元死亡的程度，这些神经元将仅表现出退化性的现象，发生神经元胞体的变小以及代谢水平降低的情况。根据损伤发展的方向分为两类：正向跨神经元萎缩和逆向跨神经元萎缩。

（1）正向跨神经元萎缩：对除去传入神经支配后仍存活的神经元来说，可能发生正向跨神经元的萎缩反应，而萎缩反应的程度与去神经支配的程度有关。一个接受单一神经支配的细胞受到的影响最严重。在严重的萎缩时期，其表现为细胞体积和细胞代谢的减少，以及从萎缩的细胞发出的次级投射的变化等。

（2）逆向跨神经元萎缩：轴突受损伤或靶组织丧失后并不死亡的神经元，在损伤后的早期往往表现出尼氏体物质的分散，细胞核变成离心圆状，细胞体膨大，这种反应被称为染色质溶解或逆向细胞反应。如果神经元具有支持侧支，它可以在不建立新的连接的情况下，仍然能够存活。切断轴突后存活的神经元可能会有轻微萎缩。这表现在细胞体的体积缩小、新陈代谢降低，包括蛋白质合成的减少和神经递质酶生产的降低等。

二、神经元的再生

神经元的再生，是指神经突起，特别是轴突，在损伤之后再度生长，进而与之前的靶组织重新形成突触联系的过程。轴突再生一般只发生于周围神经系统。

（一）周围神经的再生

周围神经的再生理论主要有两种：

1. 接触引导 这一理论认为周围神经离断后，某些实质性结构或细胞条索的接触不仅是轴突重新长入远端的基础，而且能引导轴突的生长方向。

2. 神经营养趋化 周围神经离断后远端神经对近端再生轴突的吸引作用称为神经趋化性。许多实验已经证明了神经远端分泌的趋化因子的存在。Brushart认为运动神经选择性向远端运动神经再生并成熟是受神经营养趋化作用的结果。

多数研究者所采用的周围神经损伤修复方法都是建立在上述理论基础之上的。周围神经损伤后，变性的轴突远侧端和髓鞘都已变性崩解并被吞噬掉，而原来包绕神经纤维的胶原纤维膜（神经内膜）仍保留，形成空的神经膜管，周围的施万细胞在管内增殖，形成Bungner带，构成诱导轴突再生的通道。同时，施万细胞分泌神经营养因子、黏附分子、细胞外基质分子和其他多种营养、趋化因子，为轴突再生营造适宜的微环境。对断端之间距离较短的神经断裂伤，施万细胞会迁移到间隙中形成细胞桥，将两断端连接起来，引导和支持新生轴突枝芽跨越间隙进入远端Bungner带。

溃变和再生在时间上是重叠的，当损伤远侧段的变性轴突及髓鞘碎屑尚未完全清除时，近侧段的新生轴突枝芽已经开始发出。周围神经损伤后10 h左右，轴突的近侧端发生再生性变化。胞体合成新的细胞器和蛋白等物质，源源不断地向轴突远端运输，成为轴突再生的物质基础。神经元近胞体侧断端膨大形成生长锥，24 h左右，由此膨大部位发生多条新生轴突枝芽，轴突枝芽反复分支，向四周生长，但最后只有进入远端Bungner带的轴突枝芽得以保留，其他枝芽则被"修剪"去除。进入神经膜管的轴突新芽，沿着Bungner带，以每天1~4 mm的速度向前生长。有的新芽在生长过程中能够被施万细胞包绕至膜管的中心并一直生长到原来靶器官的位置，重新恢复与靶器官的突触性联系，至此完成了受损伤变性的周围神经纤维轴突的再生过程。

神经纤维损伤时不但受损纤维出现损伤和再生反应，其邻近正常神经纤维的轴突也会长出侧支进入受损纤维的神经内膜管内，这种现象称为侧支神经再生，也称侧支发芽或终末前轴突发芽。支配骨骼肌的神经受损后，其邻近纤维发出的侧支可生长到失去神经支配的肌纤维中，恢复其功能。

在再生过程中，一条神经膜管内有多条新芽长入，但是最后仅有一条能够与原来的靶器官重新建立突触性联系。形成突触并恢复机能后，此再生的新芽逐渐变粗并恢复为变性前的水平，包绕其周围的施万细胞将形成髓鞘。而此时那些未获得与靶器官突触联系的新芽将自行退化并消失。在临床，周围神经损伤后，只要将损伤部位的神经两断端对齐并将上膜缝合好，就会出现上述再生过程，恢复神经和靶器官的生理功能。

躯体外周神经多为混合型神经，即包含多种类型的神经纤维，如躯体运动纤维、各种躯体感觉纤维以及分布于皮肤的内脏运动纤维等，其损伤后这些纤维将被离断。手术吻合神经外膜后，两断端纤维束不可能准确地恢复成原来的排列，因此新芽就可能误入其他神经管内。但在临床上，进行这种断端吻合或神经移植手术后，常常可以获得较为满意的功能恢复。当轴突再生时，会同时发生数十条新芽，这些新芽可以进入不同的远侧端神经内，最后总会有一条与原来性质相同的新芽与靶器官相匹配并建立正常的连接，恢复原有的生理功能，而其他未建立有效连接的新芽则消失。周围神经再生过程正是通过这种大量产生，选择性保留的优选方式获得成功。

（二）影响周围神经再生的因素

周围神经实质是由神经元轴突部分所构成。有髓与无髓轴突被施万细胞包裹后，外被神经内膜、束膜、外膜、系膜等，其中包含成纤维细胞、巨噬细胞、黏连蛋白、黏附分子等细胞与细胞外基质成分。周围神经损伤后，近端神经胞体的损伤性反应，远端效应器的失神经支配，断裂神经远侧神经干的Waller变性及断裂局部的微环境，均对损伤后的神经再生具有重要影响。其中，局部再生的微环境不仅存在有利于神经再生的成分，如神经断端及其间隙内有活力的细胞成分及神经营养因子、良好的神经支架结构以及局部良好的血液循环等；也有抑制神经再生的相关因素并存，如巨噬细胞的过度反应加重组织的进一步损伤、胶原纤维的异常分布等。

1. 周围神经基质成分对神经再生的影响　神经基质成分中含有促进神经元生长的活性物质，这类物质附着于再生神经的支架上。当神经再生时，与位于轴突生长锥表面活性物质的相应受体结合，能促进轴索的继续生长。周围神经基质成分包括细胞外基质（extracellular matrix，ECM）和细胞黏附分子（cell adhesion molecule，CAM）。

（1）细胞黏附分子：包括神经细胞黏附分子（N-CAM）、神经胶质细胞黏附分子（Ng-CAM）、髓鞘生长相关蛋白等，主要位于施万细胞及星形胶质细胞的表面。当神经受损后，CAM表达显著增加，为基质提供最适宜的"黏着性"，并使轴突与非神经细胞识别，支持或抑制轴突的再生。体外实验表明，CAM可使轴索聚集成束，诱导轴索向靶器官生长，同时在周围神经成髓鞘的过程中也发挥重要作用。

（2）细胞外基质：是沉积于细胞间的大分子物质，主要位于包绕轴突的施万细胞外的基底膜内，形成复杂的网格样结构。其主要成分由施万细胞产生，包括层黏连蛋白（laminin，LN）、纤连蛋白（fibronectin，FN）、细胞色素c、Ⅳ型和Ⅵ型胶原蛋白、蛋白多糖等。实验已经证实，ECM的主要成分可使神经轴索沿着基质生长并为神经生长提供一定的黏着性。其中，LN的作用已经得到了公认，在靶细胞失神经支配后，周围神经可上调LN的表达；在神经恢复支配后，LN的水平逐渐下调。除了LN之外，FN逐渐成为胞外基质中的另一个关注点，是施万细胞在神经再生中的关键调控基质，且体外实验显示FN使施万细胞易于向损伤缺损部位迁移，为轴突延伸提供向远端生长的通道。硫酸乙酰肝素蛋白聚糖（heparan sulfate proteoglycan，HSPG）是另一种重要的细胞外基质成分，既参与构成施万细胞膜也参与构成基底膜，并与LN相互作用促进施万细胞的伸展。总之，细胞外基质、施万细胞及再生的轴索相互作用，相互影响。

2. 施万细胞对神经再生修复的影响　施万细胞是周围神经系统特有的神经胶质细胞，在神经再生修复过程中起着重要的作用。神经功能得以部分或全部的恢复，主要依赖于施万细胞为神经再生提供了适宜的微环境。它主要以两种方式存在：包绕轴突形成髓鞘或者包绕轴突但不形成髓鞘。神经损伤后，施万细胞分裂增殖，形成Bungner带，同时出现轴突的再生。而轴突的生长分为两个时相，早期为慢时相，随后进入快时相，施万细胞的迁移伴随着轴突生长的快时相开始，提示施万细胞在促进神经再生方面有重要作用。其作用主要包括以下两个方面。

（1）分泌神经营养因子促进轴突再生：施万细胞可分泌十余种神经营养因子，主要包括神经生长因子（nerve growth factor，NGF）、脑源性神经营养因子（brain derived neurotrophic factor，BDNF）、神经营养素-3（neurotrophin-3，NT-3）、神经营养素-4（neurotrophin-4，NT-4）、睫状神经营养因子（ciliary neurotrophic factor，CNTF）、碱性成纤维细胞生长因子（basic fibroblast growth factor，bFGF）等，它们多作用于相应的神经元，可减少神经元死亡，促进再生纤维的生长，达到促进神经功能恢复的目的。

（2）为轴突再生创造适宜的微环境：施万细胞促进神经突起生长的作用与细胞外基质和细胞黏附分子所构成的微环境关系密切。细胞外基质主要由施万细胞合成，在细胞外形成完整的基底膜，为再生的轴突提供通道，对轴突的生长起导向作用。施万细胞产生的多种细胞黏附分子，通过改善生长锥内细胞骨架成分的组合、保持生长锥前进运动的稳定性来促进轴突生长。近年来的研究发现，在施万细胞与再生轴突间有紧密连接和缝隙连接的蛋白质家族（connexin，Cx），其主要功能是为再生轴突与施万细胞之间提供物质和信息传递的直接通道，如同传递信息的热线，在神经损伤再生中发挥重要的作用。同时在周围神经修复的早期，施万细胞协助激活巨噬细胞，清除退变的髓鞘碎屑，为轴突的延伸及髓鞘的形成扫清障碍。

3. 巨噬细胞对轴突再生修复的影响　神经轴突修复再生的过程中，炎症反应贯穿于始终，在炎症细胞中主要以巨噬细胞为主来发挥生物学作用，它在清除坏死组织的同时分泌活性物质对神经再生产生间接的影响。

巨噬细胞受微环境内信号的影响，主要通过两种形式发挥作用："经典"活化型及"选择"活化型。"经典"活化型的巨噬细胞可分泌炎性细胞因子如氧自由基、氧化亚氮代谢产物、蛋白酶等，可作用于周围神经组织引起进一步的损伤，同时聚集于神经断端吞噬溃变的髓鞘碎片，激活自身，为神经再生扫清障碍。"选择"活化型的巨噬细胞可通过分泌多种活性物质，刺激施万细胞的分裂，促进神经再生。巨噬细胞被激活后可通过分泌IL-1，上调神经生长因子及其受体的表达，使其在神经的远端大量积聚以促进神经修复，并加速退变髓鞘和轴突的清除。巨噬细胞还可分泌肿瘤坏死因子（tumor necrosis factor，TNF），可促进毛细血管内皮细胞的增殖，引起血管的再生，为神经再生修复提供良好的血液循环。

4. 瘢痕组织的形成及作用机制　神经创伤修复的过程中，瘢痕组织的形成不可避免，如修复后瘢痕过度增生，会导致神经各种功能的障碍和（或）形态学的破坏。神经再生的微环境影响神经再生的始终，因此再生微环境中瘢痕组织过度增生严重地影响神经功能的修复。由于神经再生速度缓慢，同时神经在再生过程中没有穿透能力，如遇到周围炎症肉芽或其他组织可能会停止生长。陈中伟提出，即使采用自体神经移植，由于再生微环境内瘢痕的形成，再生的神经纤维较难通过远端吻合口。

（1）神经修复过程中瘢痕组织的构成：神经损伤修复的过程中包括神经纤维再生以及神经支架结构的瘢痕修复。以往更多的学者关注于如何促进神经再生，往往忽略了再生过程中的阻碍因素。神经损伤后增生的瘢痕组织的特征性表现为成纤维细胞的过度增生，导致以Ⅰ、Ⅲ型胶原蛋白为主的细胞外基质大量合成和沉积，同时伴有相关细胞因子的表达失控。在神经瘢痕内，Ⅰ型胶原蛋白主要分布在神经外膜，束膜和内膜也有少量分布。胶原纤维粗大，抗张力强，导致神经纤维受到由外向内的压迫；Ⅲ型胶原蛋白在三层膜中均有分布，主要分布于神经束膜和内膜，引起神经纤维内的相互挤压。

（2）神经内瘢痕组织的形成机制：对瘢痕形成机制的研究已经发展到细胞及分子生物学的层面上。在其形成的微环境中，涉及细胞、胞外基质，以及相关因子等多种因素、多环节的相互影响、相互调节、相互制约。

1）细胞外基质的转换失衡：病理条件下，细胞外基质合成增加和（或）降解减少引起转换失衡，使ECM过度集聚，导致瘢痕形成。其中，以胶原蛋白的合成显著增加，降解明显减低为主要特征。Cohn等发现，胶原蛋白合成的关键酶——脯氨酸羟化酶在瘢痕组织中的活性比正常组织高出近20倍，但同时瘢痕组织内胶原酶活性远远高于正常组织。因此，神经损伤修复过程中胶原纤维不断合成的同时，创口组织内胶原酶的分解代谢也不断进行，但合成超过分解，瘢痕不断增生。胶原蛋白合成的增加，除了由于成纤维细胞数量的增加，还缘于胶原蛋白mRNA转录有关的DNA编码区异常开启或增加，并有相关实验进一步证实，瘢痕组织内的Ⅰ、Ⅲ型胶原蛋白的mRNA出现表达水平的增高，导致组织中Ⅰ/Ⅲ型胶原蛋白含量及比例的改变。

2）细胞因子调控失调：胶原蛋白的合成与降解是一个复杂的动态过程，既需要各种相关蛋白酶的参与，也需要细胞因子通过多个环节进行调节。这些因子主要来源于创伤局部的成纤维细胞、巨噬细胞、内皮细胞及嗜中性粒细胞，还可来源于血小板和组织固有细胞。细胞因子在正常情况下处于相对的平衡状态；在创伤修复过程中，异常表达的正向调节纤维化的细胞因子增加，负向调节的相关因子活性降低。较为典型的细胞因子有表皮生长因子（epidermal growth factor，EGF）、血小板源性生长因子（platelet derived growth factor，PDGF）和碱性成纤维细胞生长因子（bFGF），均对胶原纤维的增殖具有强烈的刺激作用。EGF和bFGF可减少增生性瘢痕组织中胶原蛋白的合成，bFGF还可使内皮细胞的纤维蛋白溶酶原激活剂和胶原酶合成增加，以减少胶原蛋白的过度沉积。但PDGF却使成纤维细胞中两种胶原蛋白合成增加。大量的研究发现，最重要的致纤维化的细胞因子是转化生长因子-β（transforming growth factor-β，TGF-β），通过旁分泌和自分泌的方式在组织纤维化的发生过程中发挥关键性作用，激活成纤维细胞使其不受生长因子的调控而发生难以控制的增殖，同时抑制细胞外基质的降解，并促进成纤维细胞向肌成纤维细胞转化，导致基质过度沉积，瘢痕过度增生。因此，TGF-β成为抗纤维化治疗的靶标。

在周围神经损伤修复的过程中，创伤后吻合口局部瘢痕的生成以及随后发生的支架结构纤维化及塌陷严重影响了神经轴突延伸及传导功能的修复，瘢痕形成对神经再生的消极影响极大地制约了周围神经修复后的疗效，但目前关于周围神经断端瘢痕的研究尚不成熟，许多关键问题有待深入研究。由于神经组织结构及再生的特殊性，如能阐明损伤后神经瘢痕发生发展的规律及其分子细胞作用机制，进而通过有效的干预手段，减少甚至避免神经瘢痕的发生，将会给临床治疗周围神经损伤开辟新的途径，为全面提高周围神经修复的疗效，提供重要的理论和基础实验依据。

（尚　超，喻　博）

第四章 神经干细胞概述

第一节 干 细 胞

一、概 念

在细胞的分化过程中，细胞往往由于高度分化而完全丧失了再分裂的能力，最终衰老死亡。机体在发育生长过程中为了弥补这一不足，保留了一部分未分化的原始细胞即干细胞。一旦机体生理需要，这些干细胞即可按照发育途径通过分裂而产生分化细胞。1998年Thomson等在*Science*发表的有关人类胚胎干细胞的研究结果带动了世界范围内干细胞研究的热潮。干细胞是一类具有自我更新与增殖分化能力的细胞，能产生表现型与基因型同自身完全一致的子细胞。干细胞有以下特征：干细胞不属于终末分化细胞，也未处于分化的终端状态；干细胞可无限增殖分裂，连续分裂几代，也可以长时间处于静止状态；干细胞分裂产生的子细胞或者保持亲代特征仍作为干细胞，或者分化成为功能专一的终末细胞，这主要是由于细胞质中调节分化的蛋白分配不均匀所致。

二、分 类

干细胞可按照分化潜能和来源进行分类。

（一）根据干细胞分化潜能分类

根据分化潜能的大小，干细胞基本上可分为3类：全能干细胞（totipotent stem cell）、多能干细胞（pluripotent stem cell）和专能干细胞（multipotent stem cell）。

1. 全能干细胞 可以分化出人体的各种组织细胞，形成各种组织和器官，最终发育成一个完整的个体。例如，胚胎干细胞可以无限增殖并分化成为全身200多种细胞类型，进一步形成机体的所有组织、器官，进而形成个体。

2. 多能干细胞 是由全能细胞进一步分化所形成，也具有分化出多种组织细胞的潜能，但却不能发育成完整的个体。例如，骨髓间充质干细胞（mesenchymal stem cell，MSC），在体外特定的诱导条件下分化为骨、软骨、肌肉、脂肪、肌腱、神经等多种组织细胞。

3. 专能干细胞 也称单能干细胞，由多能干细胞进一步分化形成，该类干细胞只能向一种类型或密切相关的几种类型的细胞分化，如神经干细胞（可以分化成神经组织的各种细胞），造血干细胞（可以分化成红细胞、白细胞等各种血细胞），上皮组织基底层的干细胞（可分化成皮肤的各类细胞，维持皮肤更新）等。

（二）根据干细胞来源分类

依干细胞来源不同，还可将干细胞分为胚胎干细胞（embryonic stem cell，ES细胞）和成体干细胞（adult stem cell，AS细胞）两大类。

1. 胚胎干细胞 指来源于受精卵的发育至桑葚胚之前的早期胚胎细胞、囊胚内细胞群或生殖嵴源性原生殖细胞等，能无限地增殖分裂并保持高度未分化状态和发育成有分化潜能的全能或多能干细胞。胚胎干细胞具有向外、中、内三个胚层来源的所有细胞分化的能力，可以分化为胎儿和成体内各种类型的组织细胞（图4-1）。

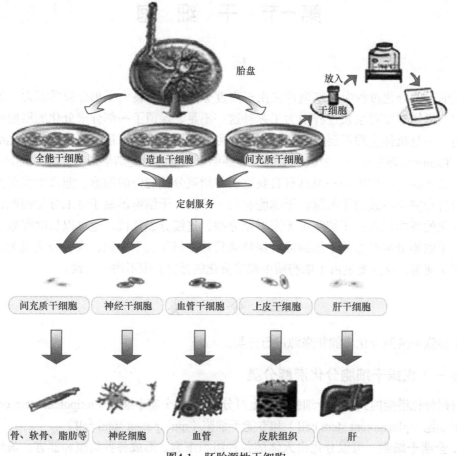

图4-1 胚胎源性干细胞

由于胚胎干细胞具有多向分化潜能，理论上可以分化为体内所有类型的成熟细胞，因此在体外分离培养胚胎干细胞，使其依照需求分化发育为特定的组织或器官，并应用于临床移植治疗，已成为生物医学研究与应用的重要发展方向。

2. 成体干细胞 指存在于各种组织中，具有自我更新和分化能力的专能或多能干细胞。它们是分布于已分化的特定组织中的未分化的细胞。成体干细胞数量很少，其主要功能是替换由于损伤或疾病而死亡的细胞。成年动物的组织或器官具有修复和再生能力，成体干细胞在其中起关键作用。在特定条件下，成体干细胞既可对称分裂为两个一致的子代干细胞，也可以不对称分裂为一个子代干细胞和一个祖细胞（progenitor cell）或前体细胞（precusor cell），从而保持组织器官生长和衰退的动态平衡。祖细胞主要是指那些比干细胞具有更明确发展方向的细胞；前体细胞则泛指那些处于发育更早期的细胞。如同所有干细胞一样，成体干细胞有两个特征：一个是它们能在很长的一段时间内准确地复制自己，具有长期自我更新的增殖能力；另一个则是它们能分化成具有一定的形态特征和特定功能的成体细胞类型。通过一定的方式和途径，成体干细胞可以生成其来源组织的所有特化的细胞。

第二节　神经干细胞

传统上认为干细胞广泛存在于造血系统，后发现中枢神经系统中也存在干细胞，这主要是由于固有观念认为成熟中枢神经系统内不存在自我更新等特征，并且分离神经干细胞所需胎儿脑组织取材较难，加之存在伦理争议，因此神经干细胞研究属于后起之秀。

一、概念与特征

（一）概念

1989年，Temple等从胎龄13天的鼠胚胎中取少量的隔区细胞培养，发现这些细胞在培养中保持了多向分化潜能，能产生神经元和星形胶质细胞；1991年，Williams等也报道有近20%的鼠胚脑皮质细胞能分化成神经元、星形胶质细胞和少突胶质细胞；1992年，Reynolds等从成年小鼠脑纹状体分离出了能在体外不断分裂增殖、具有多种分化潜能的细胞群。由此引发了中枢神经系统是否存在神经干细胞的讨论。Davis在1994年、Gage在1995年分别对神经干细胞的概念作了描述。随着研究的不断深入，研究学者对神经干细胞的特性有了进一步的了解，并对其分化调控进行了大量的基础性研究。

神经干细胞（neural stem cell，NSC）是指来源于神经组织，具有干细胞特征、终身保持自我更新能力并能分化为神经元、星形胶质细胞、少突胶质细胞等的一类细胞。目前，神经干细胞的获得主要有如下3种方法：①以逆转录病毒为载体向神经细胞内导入原癌基因，如V-myc，使部分细胞获得持续分裂的能力。但此方法转染率低，获得的细胞不稳定。②通过诱导胚胎干细胞使其分裂成NSC。但目前定向诱导分化的条件尚不确定。③从胎脑或成年脑中分离出NSC，用特殊的无血清培养基结合一些细胞因子的作用进行体外培养。这是目前大多数研究所采用的方法。但在一定的条件下，胶质细胞的前体细胞也可逆分化为NSC。

在哺乳动物神经系统发生过程中，神经管最终形成成年后脑的脑室系统。神经上皮细胞起初位于脑室腔表面所形成脑室带（ventricular zone，VZ）。随发育的进行，部分细胞深入到脑组织中形成了脑室下带（subventricular zone，SVZ）。根据哺乳动物神经系统的衍变，胚胎神经干细胞主要位于脑室带和脑室下带。神经干细胞在胚胎的分布主要集中于胚胎神经系统的中轴部位，即脑室、脑室下区、中脑导水管周围等。在成年哺乳动物神经系统中，神经干细胞主要存在于前脑的神经发生区即脑室带和脑室下带。此后研究证实神经干细胞的分布更为广泛。自Reynolds等发现从成年小鼠脑纹状体可分离出神经干细胞后，在中枢神经系统的其他区域如海马的齿状回、嗅球、皮质、隔区等也发现了神经干细胞的存在。在脊髓也存在神经干细胞。Lois等用³H-胸腺嘧啶核苷标记脑室下带的内源性神经干细胞，发现脑室下带的细胞增殖后沿着一条比较固定的路径迁移到嗅脑并分化成神经元，这一路径就是后来所谓的吻侧迁移流（rostral migratory stream，RMS）。此研究证明，非神经发生区内的神经干细胞可能是由这些部位的神经干细胞迁移而来。

　　神经干细胞在成年鼠的神经系统中终身存在。谢瑶等应用组织块法培养成年和老年鼠前脑组织，均获得神经上皮干细胞蛋白（neuroepithelial stem cell protein，nestin）阳性的神经干细胞。研究表明，神经系统中神经干细胞的数量会随着年龄的增长而逐渐减少。但是，神经干细胞对某些因子的反应能力几乎没有随年龄增长而减退。来自19个月和3个月的成年鼠脑室下带的细胞对脑源性神经营养因子（BDNF）的反应几乎无区别，BDNF对来自发育未完全的和衰老的前脑室下带任何部位的新生神经元有着同样的作用。

（二）特征

　　一般而言，干细胞应具有以下特点：①具备增殖分裂能力；②在生物体内能终身自我维持或自我更新；③具备分化潜能，能分化为本系统大部分类型的细胞；④自我更新和多向分化潜能的特性；⑤对损伤和疾病具有反应和产生新细胞的能力（图4-2）。虽然不同系统干细胞的特性会有所差异，然而对神经干细胞而言，其具备以下特征。

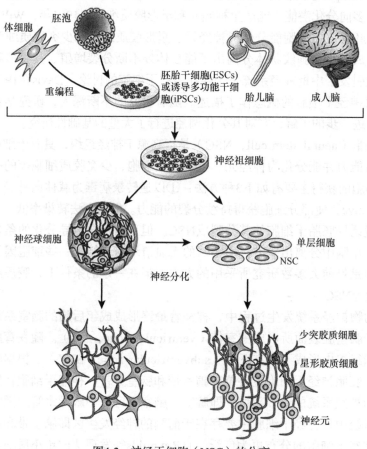

图4-2　神经干细胞（NSC）的分离

　　1. 自我更新和增殖的能力　　神经干细胞的自我更新和增殖有如下两种分裂途径。①对称分裂（symmetric division）：神经干细胞分裂后产生的两个子细胞均为与亲代相同的神经干细胞。在不断分裂的过程中，一部分神经干细胞向下一级细胞分化，最终分化成神经细胞，另一部分神经干细胞继续分裂。②不对称分裂（dissymmetry cleavage）：神经干细胞分裂后的两个子细胞，一个是与亲代相同的神经干细胞，而另一个则为神经组织细胞系祖细胞，祖细胞具有有限次的增殖能力，在外部环境刺激下可向相应的细胞系（神经元或胶质细胞）终末阶段细胞分化，而子代干细胞再一次不对称分裂形成另一个子代干细胞和一个祖细胞。Temple认为，在神经系统发育的早期，神经干细胞主要进行对称分裂来增加脑细胞的数量；在神经系统发育的后期和成年时期，神经干细胞主要通过不对称分裂以维持神经干细胞在中枢神经系统中数量的稳定性。

体外细胞培养实验证实了神经干细胞具有分裂增殖能力。Reynolds和Svendsen分别从胚鼠、成年鼠及人脑中分离培养出神经干细胞。在表皮生长因子（EGF）的刺激下，神经干细胞能不断地分裂增殖，约每周传代1次，可以维持1年以上。免疫组织化学方法证实，这些在体外长期培养的细胞仍然呈现nestin阳性。EGF、碱性成纤维细胞生长因子（bFGF）、白血病抑制因子（leukemia inhibitory factor，LIF）等被称为分裂素的因子对维持神经干细胞处于不断的分裂状态起着关键作用。Reynolds和Weiss在体外利用含EGF的培养基分离出神经干细胞，在EGF的刺激下神经干细胞成千上万倍地增殖，形成了大量的神经干细胞球，这些细胞表达神经干细胞特异的nestin。

2. 多向分化潜能　神经干细胞另一个重要的特征就是多向分化潜能。在体外神经干细胞的培养过程中，撤去分裂素或在培养液中加入血清，神经干细胞则可分化为神经元、星形胶质细胞和少突胶质细胞。在神经干细胞分化进程中，nestin的表达越来越少，而出现神经元特异性的微管相关蛋白-2（microtubule associate protein-2，MAP-2）、星形胶质细胞特异性的GFAP及少突胶质细胞特异性的2′,3′-环核苷酸磷酸二酯酶（2′,3′-cyclic nucleotide-3′-phosphodiesterase，CNP）等。

在体动物实验发现，移植到宿主脑内的神经干细胞能很好地存活，并迁移到特定的区域后分化为神经元和胶质细胞。在病理情况下，如穿隆海马伞切割后，通过向腹腔或脑室注射5-溴脱氧尿嘧啶核苷（5-bromo-2-deoxy uridine，5-BrdU），发现海马齿状回门区增殖的BrdU阳性神经干细胞，随时间的推移沿着颗粒下层迁移，并分化为BrdU/NF-200免疫荧光双标阳性的神经元和BrdU/GFAP免疫荧光双标阳性的星形胶质细胞。

3. 细胞的迁移现象　将体外培养成年鼠神经干细胞移植到新生鼠的海马和大脑皮质内，发现神经干细胞能够在宿主脑内存活，而且还向移植区周围迁移。将培养扩增的人神经干细胞分别移植到大鼠脑的室下带和海马齿状回中，发现被移植的细胞分别沿着嘴侧迁移流（RMS）和颗粒下层迁移至嗅球和齿状回颗粒层中，并分化为神经元和胶质细胞；将人神经干细胞移植至纹状体内，其迁移竟达1～1.5 mm，并分化成神经元和胶质细胞。同时，发现迁移较远的细胞多分化为胶质细胞，而未迁移或迁移较近的细胞多分化为神经元。

二、分　　类

神经干细胞属于专能干细胞。根据其来源可以分为胚胎源性神经干细胞和成体源性神经干细胞。

（一）胚胎源性神经干细胞

胚胎源性神经干细胞是指来源于早期胚胎或胚胎神经组织的神经干细胞。人胚胎发育早期的囊胚中大约有140个细胞，位于腔内一端形成"内细胞群"，在三胚层期开始分化。每个胚层将分别形成人体的各种组织和器官，其中外胚层将分化为神经系统等。早期胚胎源性神经干细胞即包含于胚胎外胚层中。获得早期胚胎源性神经干细胞的前提条件是要获得来自外胚层的多能干细胞，常用的方法为从受孕动物体内或体外受精卵获得发育至桑椹胚或囊胚阶段的早期胚胎，通过机械分离、胰酶或胶原酶消化得到多能胚胎干细胞悬液，最终经梯度密度离心法、免疫磁珠或流式细胞仪法等筛选出胚胎源性神经干细胞。

胚胎神经组织源性的神经干细胞又可分为胚胎室管膜源性神经干细胞，胚脑源性（包括胚脑海马、胚脑纹状体、胚脑皮质源性等）神经干细胞，胚脊髓源性神经干细胞等多种类型。这些胚胎神经组织源性神经干细胞的获取一般是先通过显微手术操作从胚胎中枢神经系统中得到相应部位的神经组织，再经机械分离、胰酶或胶原酶消化等获得神经组织细胞悬液，采用相应的筛选法获得高纯度的神经干细胞。

（二）成体源性神经干细胞

成体源性神经干细胞是指成体神经组织或成体非神经组织中的神经干细胞。成体神经组织源性神经干细胞主要存在于脑室区、脑室下区、海马、纹状体、嗅球、脊髓等部位，它们在体内外适宜的条件下均可能诱导分化为神经元或神经胶质细胞等终末神经细胞，以完成修复再生受损神经组织的功能。成体干细胞在达到完全分化状态之前，还能产生一个或多个被称为祖细胞或前体细胞的中间细胞类型，这些中间细胞能分裂产生分化的细胞，常常被认为是"定向的"，沿着某一特殊的细胞发育方向分化。

对于成体非神经组织源性神经干细胞，研究较多的是由骨髓间充质干细胞、脂肪组织干细胞、皮肤干细胞等向神经干细胞的横向分化。不同的成体干细胞位于特定的微环境中，这种微环境参与调节成体干细胞的命运并对其存活与增殖分化（包括向神经干细胞的横向分化等）起特定的调控作用。例如，将骨髓间充质干细胞移植到外周血中，则骨髓间充质干细胞随血流进入脑组织并分化为神经元和胶质细胞，与脑组织良好整合，并具有成熟神经组织细胞的表型和功能，说明微环境在成体非神经组织源性干细胞向神经干细胞分化的过程中起重要作用。微环境中的间质细胞能产生某些生长因子，它们与成体干细胞相互作用并调节成体干细胞的更新和分化，从而使组织和器官保持生长和衰退的动态平衡。

三、鉴　定

哺乳动物成体中枢神经系统内所存在的干细胞数尚无确切统计，亦无可靠的体内鉴定方法，通用的检测成体中枢神经系统干细胞的方法是分离该类细胞并于体外进行检测及鉴定。

（一）选择培养鉴定法

选择培养鉴定法是1990年以来发展起来的神经干细胞特殊鉴定法，主要是根据神经干细胞增殖分化特点，在特殊培养条件下对神经干细胞进行选择性分离培养。最常用的体外获得神经干细胞的方法是将中枢神经系统来源的组织用胰酶消化法或机械方法分离成单细胞悬液，加入有丝分裂原等特定因子。最主要的两种有丝分裂原是表皮生长因子（EGF）和碱性成纤维细胞生长因子（bFGF）。由于非干细胞存活时间短，在干细胞培养条件下很快死亡，所以可以将分离出来的神经干细胞进行长期的选择性培养，2~4周后选择存活细胞经多次传代，即可获得纯化的神经干细胞。

一般情况下，神经干细胞可以两种生长方式在体外扩增，一种是贴壁生长，细胞在二维环境中生长，此时的中枢神经系统干细胞形成大的神经球，内含少量神经元、胶质细胞和大量干细胞；另一种则是在三维环境中呈悬浮的神经球进行扩增，在悬浮生长状态下形成多细胞混合神经球。

（二）特殊标记物及流式细胞分选鉴定法

由于在以神经球（neurosphere）方法调控的神经干细胞中，存在nestin和Musashil的双阳性反应，而在分化了的神经元中两者均已消失，所以这两种标记物在鉴定神经干细胞中广泛应用。Musashil是神经干细胞的RNA结合蛋白（RNA-binding protein），广泛存在于多种动物体内，在不同种属间具有高度保守性，故利用小白鼠的Musashil抗体亦可对低等脊椎动物（如鸟类）做神经干细胞鉴定。但严格地讲，无论Musashil还是nestin都只是对神经干细胞具有高选择性，而并非特异性。以神经元祖细胞和出生后的星形胶质细胞为检测对象，可发现这两种标记物均呈持续的阳性反应。除nestin和Musashil之外，波形纤维蛋白（vimentin）和CD133等也常被用作神经干细胞鉴定标记物。

近年来，利用流式细胞分选技术直接分离组织中神经干细胞的方法得到了较为广泛的应用。Uchida（2000）等经过长时间的研究和分选，发现根据细胞表面抗原，由流式细胞技术所分选出的CD133$^+$/CD34/CD45细胞为神经干细胞，将其在体外培养可形成神经球并能长期增殖，具有多分化潜能。除此之外，在对来源于人胚胎末期或经基因修饰的神经干细胞系的研究中发现，神经干细胞还表达CD9、CD15、CD81、CD95（Fas）、GD2神经节苷脂，主要组织相容性复合体Ⅰ（MHC-Ⅰ）和β_2微管蛋白等，这些分子原来多为血液（造血）系统有核细胞（除红细胞和血小板之外）的表面抗原并参与免疫调节，但它们在神经干细胞中表达可能影响神经干细胞的许多重要特性，包括细胞分化、迁移、凋亡、免疫识别等。

（三）分化后产物鉴定反推判断法

当所分离培养的神经干细胞经免疫组化或免疫细胞化学鉴定，表达有相应的神经干细胞标记物之后，为了进一步排除可能存在的非特异性标记物干扰，可进一步对已初步判断为神经干细胞的细胞成分进行诱导分化，再对诱导分化后的神经元及神经胶质细胞样细胞进行进一步鉴定确认，从而反推前期所获得的干细胞是神经干细胞而非其他类型的干细胞。特别是应根据由神经干细胞分化而来的神经元这一终末细胞所具有的特点，进行免疫细胞化学、细胞内生物活性物质及细胞膜电位等生物化学和电生理学方面的特征性分析，以反推判断其亲代神经干细胞的可靠性。

四、神经干细胞在体内的分布

诸多证据表明，神经干细胞主要存在于胚体和成体神经系统，它们具有自我更新和多向分化潜能的特性。有关神经干细胞分布的研究，多着眼于胚胎期神经管形成前后和成体时期等不同阶段。

（一）神经管形成以前

在胚胎神经发育早期，神经干细胞在神经管的管壁增殖，新生细胞沿放射状胶质细胞提供的"脚手架"迁移至脑或脊髓的特定部位；神经管腔则最终发育形成成年脑室系统和脊髓中央管。在神经管形成期均可于整个神经板检测到神经干细胞的选择性标记物Musashil与nestin。

（二）神经管形成之后

神经管形成以后，神经干细胞位于神经管的脑室壁周边部，与用Musashil免疫组化法分析的结果一致。发育时期神经管的神经干细胞既有对称分裂又有不对称分裂，其中对称分裂是使神经管细胞数急剧上升的主要方式；不对称分裂则为神经干细胞多向分化潜能与自我复制所必需。

（三）成脑神经干细胞分布

在成年啮齿动物的中枢神经系统，比较明确的有如下3组干细胞分布：①位于邻近脑室的脑组织内的脑室带（室管膜上皮细胞本身就可能含有神经干细胞。室管膜上皮细胞衬在脑室壁的表面，过去一直认为它不会分裂，功能与血脑屏障有关。但是近来有一些研究证明它们具有干细胞的特性）和脑室下带（室管膜上皮细胞层的深部即是室管膜下带或脑室下带。这一邻近脑室的脑组织在胚胎发育时期是细胞积极分裂的神经组织生发部位，到了成年时期，该部位体积大大减小，但仍含有干细胞）。②连接侧脑室和嗅球的条带区域（但此区在人类未获证实）。在啮齿类，感受嗅觉信息的嗅球神经元不断更新，更新的途径就经过这个条带区域。③海马（人和鼠海马干细胞的部位都是在齿状回的颗粒亚层）。海马参与记忆的储存。

五、神经干细胞的分化调控

众多研究表明，神经干细胞分化的因素包括内源性和外源性两大方面。内源性因素为细胞内自身基因和蛋白的调控；外源性因素主要是神经干细胞所处的局部微环境和细胞外界信号，但是外源性因素必须通过信号转导影响细胞内源性因素即基因而发挥作用。

（一）内源性因素

内源性因素主要指可对外界信号起反应，从而调节其增殖和分化的神经干细胞自身的调控因素，包括调节细胞不对称分裂的蛋白、控制基因表达的核因子等。

1. 蛋白调控 神经干细胞分裂可产生新的子代神经干细胞和（或）分化的终末神经细胞，这种分化的不对称由亲代神经干细胞本身成分的不均等分配和周围环境因素而致。在此期间，神经干细胞的结构蛋白质特别是细胞骨架成分对神经干细胞的发育尤为重要。

2. 转录因子调控 如转录因子Oct4（在哺乳动物胚胎早期表达），它可通过诱导靶基因产物FGF-4等生长因子的表达而决定和调节神经干细胞的进一步分化。

3. 基因调控 是使神经干细胞按意愿向指定的终末神经细胞方向定向分化的重要干预手段，因为如果明确了神经干细胞向某一终末神经细胞方向分化的主要调控基因（包括发育分化不同阶段的主导基因）即可决定激活或沉默的基因，从而达到定向分化调控的目的。

（1）bHLH基因：为碱性螺旋-环-螺旋基因。众多的研究表明，脊椎动物体内有与果蝇achaete-scute复合体（as-c）和atonal（ato）功能相近的基因，这些基因编码的bHLH蛋白在N端近60个氨基酸的片段具有特征序列模式——螺旋-环-螺旋模体。该基因是决定神经干细胞分化命运的功能基因。在bHLH基因家族中，与as-c功能相近的基因Neurogenin1（Ngn1）、Neurogenin2（Ngn2）和与ato功能相近的基因MASH1，在中枢和外周神经系统细胞谱系的决定中具有重要作用。在发育的哺乳动物大脑皮质，两个密切相关的bHLH基因Ngn1和Ngn2仅表达于神经发生时期皮质脑室区神经上皮前体细胞。Ngn1和Ngn2均与普遍存在的bHLH蛋白（如E12和E47）形成二聚体，然后二聚体通过碱性区域与带正电荷的DNA序列结合，启动组织特异基因表达，促使神经干细胞向神经元方向分化。之后的研究还证实，bHLH基因不仅能调整神经细胞发生，还能抑制胶质细胞发生。Sun等研究发现，Ngn1能强力地抑制LIP诱导的体外培养的皮质神经干细胞向胶质细胞分化。

（2）Notch基因：是中枢神经系统发育过程中确定神经元数量的重要调控基因，从人类克隆的3个同源基因（Notch 1、Notch 2和Notch 3）分别定位于3个不同的染色体上。Notch基因编码细胞表面跨膜受体，在果蝇中其配体分别由Delta基因和Serrate基因编码。Notch信号系统的激活抑制神经干细胞的分化，当Notch与其配体结合时，神经干细胞进行增殖，当Notch活性被抑制时，神经干细胞进入分化程序，发育为功能细胞。作为一种信号转导途径，Notch信号系统的信号传递过程尚未完全明了，目前认为Notch受体是一种整合型膜蛋白，是一个保守的蛋白表面受体，它能通过与周围配体表达的细胞直接接触而被激活。Notch家族成员是含一个简单的跨膜区和大的胞外、胞内区的多区域蛋白，其信号转导过程开始于Notch受体和配体结合后，其胞质区从细胞膜上脱落，并向细胞核转移，将信号传递给下游信号分子。该途径的信号传递主要是通过蛋白质相互作用，引起转录调节因子的改变，或将转录调节因子募集到靶基因上，实现对特定基因转录的控制。与bHLH信号作用相反，Notch蛋白的作用为抑制神经干细胞向神经元方向分化，并促进向胶质细胞方向分化。

（3）POU基因：目前研究认为POU同源盒基因家族在神经系统发生、发育、分化、成熟过程中起着至关重要的作用。它所编码的蛋白为一组特异的DNA转录调节因子。POU基因在生物进化中具有高度保守性，对下游的靶基因具有调节作用。根据基因在染色体上所编码的氨基酸序列及性质可将POU家族蛋白分为5组：POU-Ⅰ，POU-Ⅱ，POU-Ⅲ，POU-Ⅳ，POU-Ⅴ。POU基因作为胚胎发育的主要调控基因，在胚胎发育，细胞生长、分化、迁移和某些组织特异性基因的表达中起重要作用。

（4）Nurr1基因：Nurr1是甲状腺激素受体转录因子超家族中的一员。Nurr1基因的表达可以诱导神经干细胞向多巴胺（dopamine，DA）能神经元表型分化。Nurr1是中脑腹侧

DA能神经元表型诱导的必要因子，在胚胎第10.5天开始在中脑腹侧表达，而DA能神经元中酪氨酸羟化酶（tyrosine hydroxylase，TH）则在胚胎的第11.5天才出现。应用Nurr1敲除鼠对DA能神经元前体细胞进行观察，认为Nurr1驱动了中脑腹侧DA能神经元前体细胞的分化。直接的证据是Nurr1敲除鼠缺失了DA能神经元的标记物TH，结果导致纹状体中DA递质的缺失，而NA、5-HT和Ach等递质水平不受影响。在Nurr1敲除鼠的中脑，产生DA能神经元的神经上皮细胞分化成了与中脑腹侧神经元相同的表型。然而，这些神经元前体细胞却不能再进一步分化为DA能表型的神经元，证明Nurr1基因在中脑的DA能神经元前体细胞完全发育成DA能表型中的作用是不可缺少的。

（5）SOX基因：SOX基因家族成员在许多胚胎和成年组织中都有表达，它们和某些特定的细胞系的发育有关。SOX1、SOX2和SOX3基因与脊椎动物的胚胎表达和神经系统发育有关，SOX2和SOX3分别在着床前和上胚层时期有表达，然后局限在神经上皮。SOX1只在神经诱导阶段出现。

（二）外源性因素

1. 微环境因素 包括营养因素、分泌因素、细胞间相互作用因素和细胞外基质理化因素等。

（1）营养因素：包括葡萄糖类、脂肪酸类、氨基酸类、维生素类和微量元素类等，这些物质都是细胞存活的基本要素。上述任何物质的缺乏都将导致神经干细胞功能丧失甚至死亡。同时，适当的调控营养因素又可影响神经干细胞的分化。

（2）分泌因素：指由神经干细胞自身合成或由邻近细胞及内分泌器官合成释放的细胞因子或递质等。在体内和体外培养系统中，相关的细胞因子具有阻止细胞死亡、促进细胞存活、增殖和（或）促进神经干细胞分化的作用。大量的分泌因子能够调节神经干细胞的增殖、分化和迁移方向。多数学者认为，应用生长因子诱导神经干细胞分化需要至少两种或两种以上的因子参与。EGF是调节成年大鼠脑室管膜下神经干细胞增殖、生存和迁移的一个重要因子。而表皮生长因子受体（EGFR）是脑发育成熟的必要因素，不含EGFR的突变小鼠出现神经元迁移功能障碍。离体条件下，bFGF既是发育中的神经干细胞，又是成体中枢神经系统神经干细胞的一个强效有丝分裂原。bFGF与EGF共同诱导人神经干细胞的增殖。bFGF的活性可受到某些因素影响，如硫酸乙酰肝素蛋白多糖和硫酸软骨素蛋白多糖。值得注意的是，bFGF同它的高亲和力受体结合时需要肝素的参与。Li等曾报道维A酸（retinoic acid，RA）和NGF是定向诱导胚胎干细胞向神经干细胞分化为神经细胞的常用细胞因子。用含RA的培养液对由胚胎干细胞分化来的，含有外、中、内三个胚层的胚胎组织进行贴壁培养，可高效和重复地分化出神经干细胞和神经细胞，后者表达神经丝蛋白M（NF-M）和微管蛋白，有钠、钾等离子通道的特征。RA虽然在诱导胚胎干细胞向神经干细胞及神经元分化中具有十分重要的作用，但最终也仅有10%～30%的胚胎干细胞分化为神经元，大部分则分化为星形胶质细胞、少突胶质细胞。BDNF能够提高成年大鼠前脑室下带神经元的存活比率。在培养的神经元培养液中加入BDNF将明显促进神经元突起的生长，使神经干细胞分化来的神经元前体细胞从形态学上和抗原特性上表现出已分化的神经元的特性。参与神经干细胞诱导分化的细胞因子很多，不同种类的细胞因子、同一细胞因子不同浓度及多种细胞因子联合应用，对神经干细胞的诱导分化作用各不相同，在神经干细胞发育分化的不同阶段，相同细胞因子的作用亦不同。因此，通过在神经干细胞分化发育不同阶段筛选定向诱导分化作用最佳的细胞因子，或探索细胞因子组合最佳方案，就可以在一定程度上提高神经干细胞向功能神经细胞定向分化的比例。

（3）细胞间相互作用因素：指细胞间的通信与连接作用。神经干细胞的细胞与细胞间相互作用除了以分泌形式释放的细胞因子外，相邻两细胞间的连接方式也对神经干细胞分化产生影响。目前关于细胞间连接方式与干细胞发育分化之间关系的研究资料不多，研究显示，缝隙连接与神经系统发育过程中神经干细胞的生长分化关系密切，这是由于缝隙连接在细胞间电流和信号分子传递方面起重要作用。

（4）细胞外基质理化因素：细胞外基质是指细胞与细胞之间的间隙内的非细胞成分，包括可溶性细胞因子、化学介质、蛋白成分及肽类、脂肪酸及各种小分子物质等。细胞外基质的黏附作用通过多种受体介导，其中最具有广泛特征的是整合素。整合素-β_1的高表达是维持神经干细胞特性不可缺少的，它可以通过相关的信号途径调节神经干细胞的分化。在组织中，整合素表达的缺失或改变都可影响细胞的分化。整合素也是信号受体，能直接激活生长因子受体。同时，细胞外基质受体蛋白又能调节整合素-β_1的表达与活性，细胞外基质也能减少和调节在干细胞周围局部微环境中的有效分泌因子的含量。神经干细胞外基质中各种因素之间的协调与平衡作用，影响着神经干细胞的增殖与分化。

2. 细胞外来信号 一般认为细胞外来信号能特异性地调控神经干细胞向着某一特异性方向分化。目前研究较多的外来信号有以下几种因子。

（1）表皮生长因子（EGF）：除了作为有丝分裂原在体外促进神经干细胞分裂增殖外，它对神经干细胞的体外分化也有一定的影响。EGF多促进神经干细胞向胶质细胞分化。

（2）成纤维生长因子（FGF）：该因子家族包含22个成员，有4种受体表型（FGFR1～4）。其中，FGF1、FGF2、FGF8对中枢神经系统的发育具有重要作用。FGF能使神经干细胞分化成神经元的比例增加，如能使来源于胚胎16天大鼠海马的神经干细胞分化出50%的神经元表型细胞。但是随着培养时间的延长和神经干细胞传代次数的增多，分化的神经元比例也逐渐下降。FGF2即bFGF，可使神经干细胞表达基因OTX2、Pax6，从而增加分化为皮质锥体神经元的数目。FGF2对神经干细胞分化的影响呈浓度依赖性，如在0.1 ng/ml浓度时，皮质的神经干细胞增殖并形成神经元克隆；而浓度为1～10 ng/ml时，则倾向于产生胶质细胞克隆，且随着浓度的增加，产生胶质细胞的克隆也增加。

（3）脑源性神经营养因子（BDNF）：是Barde等于1982年从猪脑中分离纯化的一种碱性蛋白，分子质量为13 kDa。作为脑组织中含量最丰富的神经营养因子，BDNF在中枢神经系统内合成并广泛存在于脑组织，以海马和皮质中含量最高。BDNF通过其特异性受体酪氨酸激酶TrkB参与细胞的分化等重要的生物过程。研究发现，BDNF在体外能影响神经干细胞间不同神经元亚群的分化。用BDNF孵育神经干细胞10天后，成熟神经元的数目将增加2倍，且有明显的突起生长，表明BDNF在体外有诱导神经干细胞向成熟神经元分化的作用。而在体内，将BDNF注入成年鼠侧脑室可导致嗅球新产生的神经元数目显著增加。BDNF是中枢DA能神经元存活、生长和分化中的关键因素之一。

（4）神经生长因子（NGF）：是发现最早的一种神经营养因子，它不仅影响交感和感觉神经元的发育与存活，对中枢神经系统内胆碱能、单胺类和肽能神经元也均有效应。NGF可以促进神经干细胞向神经元分化，还可以促进TrkA、Akt、Erk的磷酸化，且呈现剂量和时间依赖性，通过激活PI3K/Akt信号通路促使神经干细胞分化为神经元。与其他生长因子相比，NGF诱导作用最强。H. J. Lee发现移植的神经干细胞NGF表达上调可以改善学习障碍大鼠的认知功能，认为NGF可能是阻止阿尔茨海默病基底节区胆碱能神经元变性最具潜力的治疗方法。

（5）神经营养因子-3（NT-3）：是NGF家族中的第3个成员。将NT-3加入经bFGF刺激增殖的神经干细胞悬液后，其增殖能力降低而分化增加。用抗体阻断NT-3的作用可显著地抑制它们分化为神经元。NT-3还可使神经干细胞分化为谷氨酸能神经元的比例高达96%。

（6）睫状神经营养因子（CNTF）：其对不同来源的神经干细胞的分化方向具有不同的效应。CNTF可以使胚鼠海马的bFGF反应性增殖的神经干细胞分化成星形胶质细胞的比例从6%上升到98%，而作用于新生大鼠小脑的EGF反应性增殖的神经干细胞，其主要效应则是使少突胶质细胞分化比例从0上升到20%。

（7）其他因子：胶质细胞生长因子（glial growth factor，GGF）可以促使周围神经系统神经干细胞分化成施万细胞；血小板源性生长因子（platelet-derived growth factor，PDGF）能使海马神经干细胞分化为神经元的比例上升；胰岛素样生长因子-1（IGF-1）可诱导培养的神经干细胞向成熟的神经元分化；将白细胞介素-1α（interleukin-1α，IL-1α）加入到大鼠中脑神经干细胞中，可诱导20%～25%的细胞表达TH。

（8）其他物质：研究还发现，其他一些物质对神经干细胞的分化也具有诱导作用。培养液含EGF时，骨形成蛋白（bone morphogenetic protein，BMP）可以促进神经干细胞向星形胶质细胞分化，同时抑制少突胶质细胞和神经元的生成；向培养的神经干细胞悬液中加入GABA或GABA激动剂可促进神经干细胞向神经元方向分化；维A酸也能够提高海马神经干细胞分化为神经元的比例。

六、神经干细胞与神经损伤修复

20世纪90年代中期，神经生物学家观察到成人脑组织内存在着"神经干细胞"，在一定条件下具有神经元再生的可能性。因此，探讨如何使这些干细胞来取代损伤和变性的脑组织，就成了神经生物学的研究热点。对此，研究者提出了两种研究战略。一种战略是用未分化的神经细胞在体外生长，将它们诱导分化为预先设计好的成熟神经细胞，再将这些分化好的细胞植入损伤的脑内，起修复作用；或将未分化的干细胞直接植入损伤脑内，靠脑内微环境提供的信号因子让这些未分化细胞发育成为脑组织所需要的成熟神经元，以达到修复目的。另一种战略是探寻有助于细胞存活和生长的各种生长因子、激素和其他信号传递分子，这些物质能够激发患者自身的干细胞或修复机制，对损伤的组织进行修复。无论是哪一种战略，目前均处于基础研究阶段，临床试验尚需慎重。

（一）神经干细胞与中枢神经损伤修复

神经干细胞在中枢神经损伤修复方面的应用研究已有大量的报道。对于中枢神经系统损伤和神经退行性疾病实行细胞替代治疗或基因治疗被认为是极具前景的治疗策略。

而对于神经干细胞增殖、分化特性的深入研究，使人们越来越相信神经干细胞能够为此提供丰富的细胞来源，将成为神经系统疾病治疗的新手段。

1. 神经干细胞与脑损伤修复　神经干细胞移植修复脑损伤主要有两种策略：募集策略和替代策略。前者主要是指将内源性的神经干细胞募集至损伤区域，在适当的环境下分化诱导为缺损细胞，并达到解剖和功能上的整合。后者指将外源性的神经干细胞导入适当的位置，导入的神经干细胞分化后替代损伤部分的神经。亦有两者相结合的方法。

（1）神经干细胞在脑损伤时参与修复活动：Ogawa等发现在一个狭窄的治疗时间窗内可进行成功的移植，一般在急性炎性期后，慢性瘢痕形成期之前。主要由于急性期损伤部位有短暂的严重炎性反应，有许多炎性因子，这些炎性因子有神经毒性作用，不适合移植细胞的存活，而慢性期由于损伤部位可形成瘢痕和囊腔，这将抑制神经的再生。用于修复脑损伤的移植物主要有自体神经干细胞、外源性神经干细胞、神经生长因子及携带治疗基因的载体。对于损伤病灶位于神经元富集区，功能神经细胞损伤造成神经功能缺失者，移植位点应为损伤灶或（和）损伤灶周围区域；对于损伤病灶位于神经纤维传导区，造成神经传导通路中断，而引起神经功能缺失者，其移植部位应选择在神经纤维所归属的神经元胞体所在部位。可通过立体定向目标靶点移植术、神经导航和脑室或腰大池穿刺注射移植术等。

很多报道证实，神经干细胞在脑损伤时会出现一定的反应，Tzeng等将溴脱氧尿苷（bromodeoxyuridine，BrdU，是一种DNA前体物质，只能被处于分裂的细胞所摄取，因此观察BrdU标记细胞可以判断该细胞是否有分裂的可能性）注入大鼠脑部刺伤侧脑室上皮质10 min后，在病灶区可观察到小胶质细胞和巨噬细胞浸润，并出现NF-κB/P65（＋）细胞激活，同时注射区和对侧非注射区的SVZ/VZ源性神经前体细胞均出现BrdU的强标记。结果证实，双侧大脑半球SVZ/VZ源性神经前体细胞在单侧脑损伤后均会出现DNA合成，提示神经干细胞在脑损伤时参与修复活动。Tada等用X线辐照方法照射大鼠脑，120天后观察到齿状回亚颗粒区的细胞总数及其中可增殖细胞数和未成熟的神经元数均下降，且随着辐射剂量的增大，神经干细胞受损数量增加，提示正常齿状回亚颗粒区的形态结构及功能有赖于神经干细胞的维持。

（2）胚胎脑细胞治疗帕金森病的研究：用胚胎脑组织细胞来治疗帕金森病可以看为先期干细胞脑内治疗作用的例证。帕金森病是引起运动障碍的老年神经变性疾病，病变部位主要位于向纹状体投射的中脑黑质神经元。患帕金森病时，黑质神经元遭受死亡，多巴胺（DA）合成减少，运动控制出现障碍。用左旋多巴来治疗帕金森病在初期疗效明显，但随着治疗时间加长，效果会逐渐减弱且不良反应日趋严重。早期细胞治疗帕金森病的概念很简单，即向脑内植入细胞以取代丢失的DA能神经元。然而实施这个简单的概念却很不简单，向脑内植入的完全成熟的DA能神经元并不能在脑中存活，也不能与脑组织（如纹状体）形成突触联系。早在20世纪70年代，就有试验将大鼠胚胎黑质DA能神经元注入成年大鼠眼前房内，在此最终发育成为成熟的DA能神经元。20世纪80年代，有瑞典研究人员将胚胎黑质神经元移植到帕金森病模型大鼠和猴的纹状体，这些植入的胚胎细胞能够发育为成熟的DA能神经元，并与宿主脑的神经组织构成突触联系，使动物的运动症状得到明显的改善。后来在临床试验中，使用妊娠8周的胎儿脑的黑质，将其植入帕金森病患者脑内，在某些患者身上取得了良好的疗效，正电子发射断层成像（positron emission tomography，PET）证实，患者脑内的DA能神经元明显增加，DA能神经元与宿主脑组织也显示较好整合。研究者认为，植入胚胎黑质细胞的疗效正反映了神经元前体细胞具有明显的可塑性，对神经损伤的修复有重要价值。但是，使用胎儿脑组织作为移植物来源受限制，且存在诸多伦理和法律问题。所以，也有一些人试图使用动物（如猪）的胎脑来取代人的胎脑（如美国的Diacrin和Genzyme两家生物技术公司就使用了猪的胎脑）。但是除免疫问题外，治疗效果还不能肯定。

（3）神经干细胞治疗帕金森病的研究：神经干细胞治疗帕金森病的方法有直接将处于特定分化时期的干细胞移植入宿主黑质纹状体的病变部位；用分子生物学方法将携带治疗基因的干细胞移植入病变部位。将干细胞移植入宿主脑内后可以使纹状体内合成多巴胺神经递质的功能得到恢复。具体为：释放非调节性的多巴胺神经递质，使多巴胺受体敏感度正常化，表现为动物实验中药物所诱导的旋转动作的缓解，临床方面部分症状减轻，左旋多巴用量减少；突触性的多巴胺释放，使多巴胺受体具有生理性的调节活性，表现为实验动物和人体内运动启动情况的改善；可调节的DA能神经元传入及传出神经连接重建，表现为复杂运动能力的改善。

（4）诱导自身干细胞修复脑损伤：尽管显示有一定的治疗前景，但诱导损伤脑组织自身干细胞的方法尚不如细胞替代疗法成熟。诱导脑组织自身干细胞可以通过向损伤脑组织引入他人胚胎或成年干细胞的办法，也可以给予患者药物来达到这一目的。我们已经知道，灵长类脑内的干细胞主要位于脑室下带和海马齿状回。但在正常情况下，灵长类动物这两个部位都没有新生的细胞出现。直到20世纪90年代中期，研究者才观察到这两个部位在脑损伤情况下有生成一些细胞迁向损伤区域的现象。所以现在研究者在探讨这种现象究竟能对脑损伤修复起多大作用。

最近的研究发现，一种在机体发育早期存在的肽类物质——转移生长因子α（transforming growth factor alpha，TGFα）对机体多种器官（包括肝和皮肤）的修复有重要作用。研究提示，在一些慢性进程的脑疾病（如帕金森病）中，基本不会出现正常的脑修复机制；如果给予足够的TGFα，就能够激发脑组织的修复功能。研究还发现，将TGFα注入健康大鼠脑内，可以引起脑室下带的干细胞增殖若干天，然后这种现象消失。但是，如果将TGFα注入经过6-OHDA损毁的大鼠脑内，干细胞在脑室下带增殖数天之后，会通过一种"迁移波"的方式移向损伤部位并在那里分化成为DA能神经元；同时，动物的运动功能得到明显改善。

2. 神经干细胞与脊髓损伤修复　脊髓损伤后的一般治疗主要是改善损伤处脊髓的血液供应，减少各种有害因子或自由基的释放以改善脊髓损伤处的微环境等，从而减少脊髓的继发性损伤，但是并不能从根本上解决受损后神经元的恢复及再生。神经组织移植为解决损伤后神经组织数量的恢复提供了一种可靠的方法。脊髓损伤后，可累及多种类型的细胞，特别是那些在脑和其他部位起着联系作用的神经元。要使这些神经元能够在损伤部位生长，并与机体各部建立功能联系，无疑十分困难。但是，只要脊髓损伤的患者有些许功能的恢复就将对其生活有重大意义（如部分肢体的活动、膀胱活动得以管制或疼痛予以减轻等），而这种部分修复可能正是目前的治疗目标。在多数情况下，脊髓损伤并非全断，往往还有一些传导信息的轴突是完整的，然而这种完整的轴突并不能传递正常的信息，因为还失去了少突胶质细胞，即缺失髓鞘。因此，目前研究是设法给脊髓补充失去的少突胶质细胞。现有实验证明，干细胞有助于使神经损伤后大鼠的神经纤维重新披上髓鞘（如在经过化学去髓鞘后的大鼠脊髓内，注入由胚胎干细胞诱导而成的少突胶质细胞可以使轴突重获髓鞘），同时动物瘫痪的肢体显示出有一定程度的恢复。然而，同样不能判断的是这种改善是由于重获髓鞘，还是由于其他营养因子所致。脊髓损伤由轴突离断退变或脱髓鞘导致功能丧失，而急慢性脊髓损伤后亦少见轴突自发再生。因此，通过植入有产生髓鞘能力的细胞，提高轴突和髓鞘的再生，对于恢复脊髓的功能是一种有效途径。

Liu等提出维A酸诱导胚胎干细胞分化成少突胶质细胞，进而产生髓鞘，可能是治疗中枢神经系统原发性或继发性脱髓鞘性疾病的有效途径。他们把胚胎干细胞植入脱髓鞘后大鼠的脊髓，发现大量胚胎干细胞存活并分化成有生鞘能力的成熟的少突胶质细胞。McDonald等将胎儿的中枢神经系统细胞植入急性损伤脊髓后，也发现有轴突再生。Johansson等的研究还证实在脊髓损伤时，室管膜细胞可迅速增殖、迁移并分化为星形细胞。提示室管膜细胞作为神经干细胞在中枢神经系统损伤时参与其反应。虽然成人中枢神经系统中确实存在神经干细胞，且近年来的研究也取得了较大进展，但由于其绝对数量和局部微环境所限，中枢神经系统损伤或变性时自我修复作用微乎其微。因而，弄清神经干细胞在体内大量增殖及分化的调节因素仍是开发神经干细胞最终临床应用的关键所在。

（二）转基因干细胞在脑、脊髓损伤中的作用

除了将神经干细胞直接植入中枢神经系统外，目前对神经干细胞的另一个研究方向是，把体外经基因修饰后可表达特定因子的神经干细胞植入中枢神经系统。现已能从发育期及成年中枢神经系统中分离出干细胞，并可将这些细胞在体外培养成永生化细胞系，使其成为体外转基因载体。移植后可以将转基因产物在中枢神经系统损伤区大量表达，从而对那些广泛或多发性损伤发挥治疗作用。常用的基因是SV40的大T抗原及病毒V-myc等，这种干细胞的特点为：①能自我复制并在体外大量增殖；②植入体内后仍具有多向分化潜能；③可以转染并稳定地表达外源性基因。但是这些经过癌基因修饰的细胞，在遗传特性上有继续突变的趋势，可能在移植后产生肿瘤或对子代细胞分化过程产生一定的影响，这在一定程度上限制了它们的应用。

（三）神经干细胞在脑、脊髓损伤修复研究中的前景及展望

对中枢神经系统损伤的转基因治疗是新发展起来的并极有前景的神经病学治疗战略，过去10年在神经干细胞生物学领域取得了巨大进步，预计不久的将来，这项技术从实验室到临床应用将成为可能。随着研究的深入，相信人类永生化神经干细胞株将成为新的有前途的基因治疗载体。但目前，干细胞移植尚有许多问题需解决，包括：①获取纯化干细胞，在体外保存，控制使其不进一步分化的技术尚有待于进一步完善；②干细胞植入和注入方法，需建立标准并做出效果评价；③植入后如何控制免疫排斥反应；④通过植入干细胞，同时带入目的基因不失为一种更有效、更有目的治疗损伤或疾病的方法，但如何选择及提高载体运载能力和增加基因表达产物等，仍有待进一步完善。

（四）神经干细胞与周围神经损伤修复

神经干细胞应用于周围神经损伤修复方面的研究报道不多，这可能与人们认为周围神经再生及周围神经损伤修复要较中枢神经损伤修复容易得多，而把注意力集中于脊髓损伤、神经系统退行性疾病等中枢神经系统损伤修复有关。就现有的资料看，神经干细胞应用于周围神经损伤修复主要集中于以下两个方面。

1. 神经干细胞作为种子细胞　Murakimi等报道，将来源于海马的神经干细胞，借助于胶原质（collagen gel）填于硅胶管中，桥接大鼠坐骨神经15mm的缺损。术后6周和10周检测发现，硅胶管中充满了大量的有髓纤维，其纤维的数量和直径及动作电位的波幅均大大优于对照组。在再生的神经纤维中，发现BrdU标记的移植细胞显著表达SI00和P75^{NGFR}，说明部分移植的神经干细胞已分化成了类施万支持细胞，这些分化的细胞可能分泌一些NTFs，促进了轴突再生。

2. 基因修饰神经干细胞的应用　Heine等将表达胶质细胞源性神经营养因子（glial cell line-derived neurotrophic factor，GDNF）的工程神经干细胞植入到延迟修复6个月的陈旧性胫神经损伤的远端，然后进行吻合。6个月后计数再生轴突的数量和检测足底肌肉的复合动作电位。结果显示，移植神经干细胞的动物神经再生效果较好。这可能与神经干细胞分泌GDNF和基质金属蛋白酶-2，降低了损伤远端神经中再生抑制性物质硫酸软骨素蛋白多糖的免疫反应性有关。

雷正旺等报道，将NT-3基因修饰的神经干细胞接种于修复的坐骨神经支配靶器官小腿三头肌中，通过对坐骨神经功能指数（SFI）、组织学切片、电镜及肌湿重等指标的观察，发现接种NT-3基因修饰神经干细胞的动物明显好于注射生理盐水的对照组动物和单纯接种神经干细胞的动物。说明NT-3基因修饰的神经干细胞能在小腿三头肌局部释放NT-3，被吸收后有利于再生轴突的成熟和与靶肌组织形成突触，从而提高了周围神经再生的效果。

（马　珺，杨智航）

第五章　神经营养因子

神经营养因子（neurotrophic factors，NTFs）是指一类对神经细胞起营养作用的多肽分子。它们通过突触后成分、突触前成分、相关卫星（胶质）细胞和血流到达特定细胞，与特定受体相结合，产生不同的生理作用，如促进神经细胞生长、增殖、分化、存活和凋亡等。NTFs的表达和作用具有时空特异性，在脑发育的不同阶段，NTFs的表达不仅表现出组织特异性，还具有阶段特异性，同一神经元在不同的发育时期表达不同的NTFs，同一NTFs在不同的神经元表现出不同的生理作用。NTFs有两种类型的细胞表面受体，即Trk酪氨酸激酶和75 kDa神经营养素受体（75 kDa neurotrophin receptor，p75^{NTR}）。Trk酪氨酸激酶和p75^{NTR}受体激活后分别通过不同途径来调控神经元的存活、分化、生长和凋亡。越来越多的研究表明，NTFs与其他肽类因子一样，也是多功能生长因子，它们不仅参与调节神经系统的发育和功能，也影响和调控非神经系统，如心血管、免疫、造血、内分泌和生殖等系统的功能。

第一节　神经营养因子的概念及分类

神经生长因子（nerve growth factor，NGF）的发现开辟了神经生物学研究的新领域。Hamburger最先在鸡胚芽上发现靶细胞对支配它的神经具有调节作用。Buerker将小鼠肉瘤S-180接种到了3天鸡胚的体腔内，发现感觉和交感神经链增大了20%。Levi-Montalcini和Hamburger重复了上述实验，观察到瘤组织上有密集的神经支配，认为该现象是由于肉瘤组织产生了某种可扩散的神经细胞生长促进物质（nerve growth promoting agents）。他们将S-180瘤接种到鸡胚尿囊膜上，观察到瘤组织在胚胎内有明显的刺激神经生长的作用，在培养鸡胚神经节的培养皿中加入S-180瘤组织，10 h后发现从神经节长出了很多轴突。这些现象使人们相信S-180瘤细胞产生了一种可扩散的，刺激神经细胞生长及神经纤维延长的物质，这种物质随之被命名为神经生长因子（nerve growth factor，NGF）。Levi-Montalcini和Cohen也因此获得了1986年的诺贝尔生理学或医学奖。由于NGF只选择性地对几类神经细胞起作用，推测还有其他类型的神经营养因子存在。20世纪80年代末和90年代初，随着分子生物学技术的发展，人们又发现了一系列具有神经营养作用的因子。Barde等从脑中分离到脑源性神经营养因子（brain-derived neurotrophic factor，BDNF）。根据BDNF和NGF中保守性最强的部分序列，利用PCR等技术，发现了NGF基因家族的第三个成员，神经营养素-3（neurotrophin-3，NT-3）的基因序列。此后，很快又发现了神经营养素-4/5（neurotrophin-4/5，NT-4/5）、神经营养素-6（neurotrophin-6，NT-6）、睫状神经营养因子（ciliary neurotrophic factor，CNTF）和胶质细胞源性神经营养因子（glia cell line-derived neurotrophic factor，GDNF），并将其统称为"神经营养因子"（neurotrophic factors，NTFs）。

一、神经营养因子的概念

目前对神经营养因子较为一致的观点是：①它是一类可溶性的多肽因子，其表达是一个动态过程，具有周期性，为神经系统提供了一个营养因子的微环境；②NTFs不仅来源于靶细胞，也来源于传入神经元及神经鞘细胞，甚至来源于支配神经元本身；③其作用方式具有多样性和多效性，在特定情况下有特异性，一个神经元往往需要多种NTFs，而且对NTFs的需求会随着发育的进展而改变；④不同的NTFs可以结合同一受体或亚单位。

从分子结构、受体类型等方面，将NTFs分为神经营养素家族（neurotrophin，NTs）和其他NTFs两大类。各类NTFs特点及效应神经元见表5-1和表5-2。

二、神经营养因子的分类

（一）神经营养素家族

神经营养素家族又称为神经生长因子（NGF）家族。20世纪末的10余年间鉴定出几十种神经营养因子，包括NGF、RDNF、NT-3、NT-4/5和NT-6，它们均起源于同一基因家族，它们的基因都位于第一对染色体的近端短臂上，有多个氨基酸同源活性形式均为二聚体，单体分子量为14 kDa左右，氨基酸序列同源性大于50%。受体为低亲和力的p75^{NTR}和高亲力的Trk受体家族。细胞内信号转导多与Ras有关。

（二）其他神经营养因子

主要包括CNTF和GDNF，CNTF属于成血细胞因子（hematopoietic cytokines）超家族；GDNF是转化生长因子-β（transforming growth factor-β，TGF-β）超家族成员之一。

第二节　神经营养因子的分子结构特征与表达调控

一、神经营养素家族

（一）神经营养素的分子结构特征

作为同一家族的成员，NTF在基因结构上存在一些类似的特征：均为单拷贝基因，含多个转录本，最小的转录本可由1个外显子编码。它们都有较大的前体，起始密码子之后是约18个氨基酸的信号肽，前体结构中的最后4个氨基酸都具有"Arg-X-碱性氨基酸催化残基-Arg"的结构，是典型的蛋白酶切位点。成熟蛋白前的-8或-9处残基均为一个N-糖基化位点（人NT-4的糖基化位点在-5残基处），且有类似的结构：Asn-X-Thr（或Ser）。这种成熟活性片段上游区域的高度保守性提示NTs家族在蛋白质前体加工、高级结构的形成以及成熟活性因子的分泌上有着类似的机制。这些因子因不同转录起始位点而产生不同大小的前体，人NGF以-121位（ATG）为转录起始点的是短前体，以-187位（ATG）为起始点的是长的前体。小鼠NGF的不同转录起始点导致产生不同大小的mRNA，而且已

表5-1 NTFs的分子生物学特征

NTFs	基因定位	信号肽 (AA)	前体裂解位点	前体糖基化位点数	成熟体 (AA)	成熟体分子量 (kDa)	等电点	半胱氨酸残基数	二硫键形式, 数目	体内主要存在形式	受体	体内分布
NGF	1p21-22.1	18	Lys-Arg	3	118	13.0	9.30	6	链内, 3	二聚体	p75^{NTR} Trk A	CNS, 外周组织
BDNF	11p13	16	Arg Arg	1	119	13.5	9.99	6	链内, 3	二聚体	p75^{NTR} Trk B	CNS, 外周器官
NT-3	12p13	18	Lys-Arg	1	119	13.6	9.30	6	链内, 3	二聚体	p75^{NTR} Trk C, Trk B	CNS, 外周组织
NT-4/5	19q13.3	18	Arg Arg	1	130	13.9	9.00	6	链内, 3	二聚体	p75^{NTR} Trk B	部分外周组织, 爪蟾卵巢, 大脑
NT-6		19	Arg Arg	1	143	15.9	10.80	6	—	—		胚胎小脑瓣
CNTF	11q12	0	0	0	200	22.86	6.00	1	0	单体	CNTFR gp130 LIFR	CNS, 坐骨神经腱状神经元等
GDNF	5p13.1-p13.3 211.185	19	Lys-Arg	2	134	15.0	9.64	7	链间, 3	二聚体	GDNFR Ret	CNS, 外周组织

注: 除NT-5采自硬骨鱼外，其余均为人NTFs。CNS为中枢神经系统。

表5-2　NTFs的效应神经元和神经前体

效应细胞	NGF	BDNF	NT-3	NT-4	NT-5	CNTF	GDNF
外周神经系统（PNS）							
睫状节（副交感）	−		?	…	−	+	+
背根节（感觉）	+	+	+	+	+	+	+
Remak's节（小肠）	<	…	+	…	…	…	…
结状节（感觉）	<	+	+	<	…	…	…
嗜铬细胞瘤细胞（PC12）	−		?	−	+	…	…
交感链神经节	+	−	?	−	+	+	+
三叉神经中脑核（感觉）	−	+	+	…	…	…	−
内耳螺旋神经节	−	+	+	…	…	…	+
前庭神经节	−	+	+	…	…	…	
中枢神经系统（CNS）							
纹状体胆碱能中间神经元	+	…	…	…	…	−	…
基底前脑GABA能神经元		+	…	…	…	+	…
小脑颗粒细胞		+	−				
中脑黑质多巴胺能神经元		+	…	…	…	…	+
基底前脑大细胞胆碱能神经元	+	+	…	…	+	+	…
隔胆碱能神经元	+	+					
运动神经元	−	+	+	…	…	+	+
小脑浦肯野细胞	−	…	…	…	…	−	
视网膜神经节细胞	−	+	…	…	…	−	…
交感节前神经元	−					+	
神经前体细胞							
嗜铬前体细胞	+	…	…	…	…	…	…
神经脊细胞	−	−	+	+	…	+	…
神经上皮干细胞	+	…	…	…	…	…	…
感觉神经节前体细胞	+	+	+	…	…	+	…
交感神经节前体细胞	<	−	…	…	…	+	…

+：阳性；−：阴性；…：未知；?：有争议；<：效应弱。

经检测到不同大小的蛋白质前体产物。BDNF、NT-3和NT-4也存在不同大小的mRNA转录产物，这些不同大小的前体的生物学意义尚不明确。

　　NTs家族的成熟活性蛋白全部为碱性蛋白（PI＞9.0），人NGF、BDNF、NT-3和NT-4分别由118、119、119和130个氨基酸组成，分子量均在14 kDa左右。其氨基酸匹配比较表明，四者几乎50%的氨基酸结构保守，半胱氨酸残基处在4种因子的几个最大保守区域之内。4个可变区的氨基酸数目不等，可能与NTs的功能特异性及受体特异性有关。人NGF的6个半胱氨酸形成的3对二硫键结构为Cys^{15}-Cys^{80}、Cys^{58}-Cys^{108}和Cys^{68}-Cys^{110}。根据BDNF、NT-3和NT-4具有与NGF类似的生物学活性和蛋白质一级结构（包括前体结构），推测它们也形成类似的二硫键结构。

对不同种属的NTs研究表明，BDNF和NT-3的氨基酸结构在小鼠、大鼠和人等哺乳类种属间没有差异，而NGF和NT-4在哺乳类中存在种属差异。

（二）基因表达与调控

1. 正常生理条件下的基因表达与调控　NGF mRNA在多种外周组织器官及大脑中均可检测到，雄性小鼠颌下腺NGF含量最高，高于雌性小鼠100倍，其他各部位之间表达水平差别不大。BDNF则主要集中在大脑、脊髓等中枢神经系统中合成，在某些部位，如海马中BDNF mRNA的含量高于NGF mRNA 20~30倍，BDNF在外周组织如心脏、肺等表达量很低，在内耳和前庭，BDNF和NT-3有明显表达，而缺少NGF表达。NT-3的分布与NGF类似，在所观察到的含NGF mRNA的成年组织中除睾丸外几乎都可以检测到NT-3 mRNA，而且在外周组织中的水平与脑中的含量相当。人的NT仅4/5在外周组织中检测到其转录产物，以前列腺中的水平最高，其次为胸腺、胎盘和骨骼肌。

NGF和NT-3在大脑中的合成主要集中在海马等脑区。BDNF的分布则相对较广，在其他脑区如中脑、下丘脑等都可检测到，但以海马、皮质及杏仁核等脑区的含量较高。海马是这些NTs的特异性合成部位，从出生后的发育期直至成年，海马是它们在中枢的主要合成部位。定位研究表明，它们在海马中的合成部位有别，NGF mRNA主要在CA1至CA4区的锥体细胞及齿状回的颗粒细胞，BDNF mRNA在CA2区和CA3区的锥体细胞及齿状回的门区，NT-3 mRNA在CA1区的中部、CA2区及齿状回的颗粒细胞。

2. 发育调控　在脑发育的不同阶段，NGF、BDNF和NT-3的表达不仅表现出组织特异性，还具有阶段特异性：大鼠NT-3 mRNA在新生脑中的含量明显高于成年，NT-3 mRNA于出生后的短期即达到最高水平，而后缓慢下降直至成年的低水平。NGF和BDNF在大鼠中的最高表达分别在出生后的第3周和第2周。在出生后短期NT-3表达高峰是由于发育期扣带皮层神经元的暂时性高表达。BDNF的早期表达则是大脑早期发育中许多脑区（主要是脑干）的暂时性表达。这种早期胚胎发育过程中NTs的出现在时间上正好与神经系统的发生一致。三种因子所具有的这种表达阶段特异性和组织特异性，表明机体对脑发育过程中不同NTs基因的表达有严格的调控。

3. 基因转录调控　NGF基因结构中包括4个外显子，编码成熟蛋白的序列位于第4个外显子近3′端，由于2个独立的启动子和不同的mRNA剪接方式，转录后可产生4种不同大小的mRNA。在基因上游的-24至-28位存在TATA盒，除此，上游处还有一些激活蛋白-1（AP-1）结合位点，外界刺激因子促进AP-1结合到基因启动子上的AP-1结合位点，启动NGF基因转录来调节NGF基因表达。

BDNF基因结构由4个近5′端的外显子和1个近3′端的外显子组成，后者编码成熟的BDNF蛋白；BDNF基因中至少含4个启动子，不同的启动子可调节不同脑区BDNF的表达。

小鼠NT-3基因结构包含基因上游2个较小的外显子（ⅠA和ⅠB）及下游1个较大的外显子（Ⅱ），后者编码成熟蛋白，ⅠA和ⅠB分别和Ⅱ连接可产生两种不同长度的转录子；此外，ⅠA和ⅠB都含有AP-1和SP-1结合位点，ⅠB上游还有TATA盒，通过2个启动子指导基因转录。

4. 药物刺激或病理条件下的基因表达调控　在一些外源性物质作用下或神经系统疾

病时，NGF和BDNF的基因表达发生改变。外周神经损伤可引起局部NGF表达增加，脑损伤后星形胶质细胞NGF表达增高，原因是某些炎症反应物质如白细胞介素-1β（IL-1β）、转化生长因子-β（TGF-β）、成纤维细胞因子（FGF）等能诱导星形胶质细胞合成NGF增多，而且这种增加能被同时存在的抑制炎症反应药物（如地塞米松）所抑制。上述细胞因子对神经元的NGF和BDNF的表达水平没有影响，也不诱导星形胶质细胞BDNF表达水平增强。提示神经元和星形胶质细胞中NGF表达调控不同，而且NGF和BDNF在星形胶质细胞中的表达调控也不同。

在成年中枢神经系统，海人藻酸（kanic acid，KA）经脑室内、脑内或全身给药可使海马和新皮质中神经元的NGF和BDNF表达增加；在电刺激引起的癫痫发作中海马齿状回NGF和BDNF的表达水平都显著提高。因此，NGF和BDNF在神经元中的合成是由神经元的活性调节的，上行调节主要通过谷氨酸递质系统（由NMDA和非NMDA受体介导），下行调节主要通过GABA递质系统。BDNF和NGF在神经元中的表达有相似之处，也有许多差别，如：①在体和离体脑中NGF mRNA水平均比BDNF mRNA水平低20～30倍，在体内经KA诱导后，海马和皮质中BDNF mRNA含量高于NGF mRNA。②在正常条件及KA等诱导条件下，NGF mRNA的分布有较大的局限。KA使海马CA1～CA3区锥体细胞和齿状回颗粒细胞的BDNF mRNA水平显著提高，而NGF mRNA仅齿状回颗粒细胞中的表达量增高，其他表达NGF mRNA的区域如锥体细胞层、齿状回门区等在KA作用下并不增高。③糖皮质激素诱导NGF mRNA表达水平增高，而对BDNF mRNA水平却没有影响。

NT-3在神经元中的表达调控与NGF和BDNF不同，它的表达似乎与神经元的活性状态并不同步。总之，NTs的表达调控是一个非常复杂的过程，有待深入研究。

二、睫状神经营养因子

（一）睫状神经营养因子的分子结构特征

自1984年Barbin从鸡胚眼球中纯化出CNTF后，1991年有4个实验室先后报道了人CNTF基因克隆和表达。人CNTF基因定位于11号染色体，仓鼠CNTF定位于19号染色体。人CNTF基因的结构是编码38个氨基酸的114 bp外显子和编码162个氨基酸的486 bp外显子被1000 bp左右的内含子隔开，内含子与外显子交界处为典型的酶切位点。在酶切位点前67 bp处有CAAT Box。CNTF缺少信号肽序列，因此真核细胞中表达的CNTF不能分泌到胞外，这与FGF及IL-1类似。CNTF在进化上比较保守，人、兔和大鼠间CNTF cDNA及氨基酸序列的同源性在80%以上。CNTF分子中含大量疏水氨基酸，以中性氨基酸占优势，无糖基化位点。二级结构富含α螺旋结构，以单体形式存在，高级结构由4个螺旋束组成分子的骨架结构，α螺旋为维持其活性所必需，COOH端对其生物活性贡献不大，α螺旋中部D_2区和A-B襻构成受体结合位点，D_1区为保守区的构象。由于CNTF与白血病抑制因子（LIF）在功能上的多效性、二级结构的相似性以及共享gp130受体亚基的相似性，从而认为CNTF和IL-6、IL-1、LIF等一起构成血细胞因子超家族成员。又由于CNTF与LIF的效应细胞在很大程度上重叠，故又称其为神经激肽（neurokinin）或神经营养因子。

（二）睫状神经营养因子的表达调控

发育过程中，靶组织的CNTF含量随胚龄增高而增高；出生时，运动神经元轴突离断可引起胞体的退变，出生后施万细胞增强CNTF的表达，使运动神经元对离断轴突的敏感性降低。当外周和中枢神经受损时，施万细胞和星形胶质细胞的CNTF mRNA升高，释放到胞外间隙，通过轴突逆向转运到胞体。发生沃勒变性脱髓鞘时，CNTF表达下调，当神经再生而再髓鞘化时，CNTF表达恢复正常。

三、胶质细胞源性神经营养因子

（一）胶质细胞源性神经营养因子的分子结构特征

GDNF是于1993年在大鼠胶质细胞系B49细胞中发现而得名。依据GDNF分子中保守的半胱氨酸袢环结构，将其归属于TGF-β超家族成员。人GDNF基因定位于染色体的5p13.1-p11.3，由2个外显子和1个内含子组成，含有1个633 bp的开放阅读框，GDNF基因由于mRNA水平的选择性拼接，在人及鼠的纹状体、海马等部位可产生633 bp和555 bp两种长度的mRNA，分别编码221及185个氨基酸的GDNF多肽前体形式，185个氨基酸片段为211个氨基酸片段在N端剪切26个氨基酸残基所致，这两种形式的剪切体有着相同的阅读框，而且多肽最终的成熟形式也相同，均为134个氨基酸。

GDNF前体N端有1个19个氨基酸的信号肽，其成熟多肽链中有7个保守的半胱氨酸，并分别由41和102、68和131、72和133位半胱氨酸形成3对链内二硫键，101位的半胱氨酸形成1对链间二硫键，从而形成同源二聚体的活性结构。GDNF分子的半胱氨酸相对集中于一个区域，形成半胱氨酸袢环结构，这一结构特点与TGF-β家族相同。GDNF单亚基多肽链上有2个N-糖基化位点，其天然二聚体蛋白质相对分子质量约为40～45，具有肝素亲和性。尽管GDNF的天然活性形式为糖基化的同源二聚体，但利用基因工程在大肠杆菌中表达获得的人及鼠GDNF无糖基化，也可形成具有相同活性的同源二聚体。目前已得到大鼠GDNF蛋白晶体，并利用X-晶体衍射方法研究其三维结构。GDNF单亚基的头尾部分别形成2个指状结构位于一侧，另一侧由中部第78～90位氨基酸形成一个螺旋结构，半胱氨酸富集于指与螺旋的连接区，两个单亚基通过一对链间二硫键相连，4个指形成一个平面，2个螺旋漂浮于指面之上。在进化上，GDNF呈现相当的保守性，人和鼠成熟蛋白的氨基酸序列同源性为93%。

（二）胶质细胞源性神经营养因子的表达调控

从出生到成年纹状体内GDNF mRNA含量没有明显变化。发育过程中小肠GDNF含量逐渐上升，在其他组织中如主动脉、膀胱平滑肌、胃和食管等含量逐渐下降，在成年动物肝、肾中几乎检测不出GDNF。在一些药物作用或病理状态下，如向大鼠脑内注射6-羟多巴胺（6-OHDA）损害黑质纹状体通路，应用毛果芸香碱诱发肢体惊厥，切断新生大鼠坐骨神经，或给大鼠亚惊厥剂量的NMDA和KA等均可引起相应部位GDNF mRNA的上调。

第三节　神经营养因子受体及其信号转导

一、神经营养素家族受体及信号转导

NTs有Trk酪氨酸激酶和p75^{NTR}两种类型细胞表面受体，通过激活受体调控神经元的生长、发育、分化、存活和凋亡。这些受体常在同一个神经元上同时表达，共同调节神经元对NTs的反应。两类受体的功能有很大的差别：Trk转导的一般是"正性"信号，如维持神经元的存活、生长，而p75^{NTR}转导在一定条件下可以是"正性"信号，也可以是"负性"信号（如凋亡）。这两类受体产生的效应可以是相互促进或拮抗，研究NTs信号转导的关键是了解两类受体结合NTs后相互作用的方式以及发挥生物学效应的机制。

（一）神经营养素家族受体

1. Trk受体及其作用　Trk即原肌球蛋白受体激酶（tropomyosin receptor kinase），是原癌基因trk的产物，由原肌球蛋白和酪氨酸激酶融合产生，为分子量120～160 kDa的单跨膜糖蛋白，是受体酪氨酸激酶（receptor tyrosine kinase, RTK）家族中的成员。该家族有相类似的结构，由胞外一个大的糖基化的配体结合区、跨膜区（TM）、胞内区（可分为近膜区、酪氨酸激酶区、羟基尾区）组成，其中胞外区含亮氨酸富集结构（leucine rich motif，LRM）和免疫球蛋白区（IgG区）。两个位于LRM旁侧的半胱氨酸簇，将Trk同酪氨酸激酶家族的其他成员相区别；而LRM决定了与配体结合的特异性。

Trk受体分为TrkA（分子量140 kDa）、TrkB（145 kDa）和TrkC（145 kDa）3种，其相应的配基分别为NGF、BDNF和NT-3，TrkB的另一个配基为NT-4/5，NT-3也可作用于TrkA和TrkB。NTs家族成员主要通过Trk受体的自身磷酸化进行信号转导，产生效应；该类受体与NTs结合后缓慢释放，其解离常数为10^{-11} mol/L，故又称为高亲和力受体。

TrkA主要表达于胚胎和成年动物神经嵴来源的感觉神经元和交感神经元，也在中枢神经系统中的运动神经元及基底前脑表达。TrkB在神经系统中广泛表达，在外周如肺、肌肉等也有少量表达。TrkC主要在大脑表达，集中在海马、大脑皮质及小脑。TrkC在外周组织表达比NT-3少很多，NT-3在外周主要通过TrkA和TrkB发挥效应。在感觉神经元中，TrkC则主要在传递本体感觉的粗大有髓感觉神经元表达，分别与NGF和NT-3的效应相吻合。

2. p75受体　NTs还有一个分子量为75 kDa的低亲和力受体p75^{NTR}，它能与所有的NTs以相似的亲和力结合（NT-6尚不明确），解离常数为10^{-9} mol/L，是富含半胱氨酸的糖蛋白。在远距离投射神经元，如视神经节细胞、运动神经元、基底前脑胆碱能神经元、小脑浦肯野细胞、背根节细胞等，p75^{NTR}与Trk共存。

（二）神经营养素家族受体的信号转导

NTs要发挥作用首先需与其受体结合，并依次引起以下反应：①受体同源二聚化。这一作用可能是由于配体结合后引起受体细胞外部分构型改变所致。②受体分子的自身酪氨酸磷酸化。受体细胞外部分的二聚化引起胞质部分的并列排列。胞质部分的相互接触所引起的构型变化将刺激受体的内在酪氨酸激酶活性，从而导致两个酪氨酸激酶之间的相互磷酸化。③自身磷酸化后，受体具备对底物磷酸化的能力。④磷酸化的酪氨酸召集细胞内的各种靶信号分子，启动细胞内信号转导。在受体的磷酸化酪氨酸上，可以结合多种靶信号分子，按其功能可分为三类：第一类是酶，其活性可受酪氨酸激酶的激活，或因结合于受体后转位于质膜上，从而得以接近它们的底物，如PLC-Y、PI3K等；第二类是接合器蛋白，它们没有明显的催化结构，而含有Shc同源结构区（SH2、SH3），可粘结其他信号分子，在信号转导中起衔接作用，如PKB（protein kinase B，一种丝氨酸/苏氨酸激酶，又称为Akt）途径中就是通过接合器蛋白Shc和Grb2与受体的磷酸化酪氨酸的相互作用而启动的；第三类是结构蛋白质，其被磷酸化后将导致细胞膜或细胞内结构的重排。

1. Trk信号转导 Trk经Ras途径介导神经元存活。NTs对发育阶段及培养的交感神经元和感觉神经元都有明显的促存活作用，其存活都依赖于一定浓度的NTs的持续存在。在NT3介导的存活中，第一个被激活的信号转导蛋白是小GTP结合蛋白Ras。抑制Ras活性能够阻止大部分交感神经元存活。在缺乏NTs时，去除Ras调节抑制因子NF-1（neurofibromatosis-1）能够使培养的周围神经元存活。在NTs依赖的神经元存活中Ras不是直接起作用，而是经过转化和介导NTs启动的多个信号转导途径，主要包括PI3K/PKB和MEK/MAPK途径。

（1）PI3K/PKB信号转导途径：Cooper首先在PC12细胞依赖NGF的存活中发现了调节因子PI3K。随后的研究发现在小脑神经元、交感神经元、感觉神经元、皮质运动神经元中80%的NTs调节的细胞存活通过PI3K起作用。这表明PI3K是神经元主要的存活促进蛋白。但也有报道，在抑制PI3K活性的情况下，并不会降低NGF介导的促鼠交感神经元存活。这可能与不同培养条件下及不同浓度的抑制因子有关。

PI3K是Ras的靶分子：Downward首先在PC12细胞内发现Ras和PI3K活性有密切关系。其后的研究表明Ras激活PI3K促进周围神经元的存活。而PI3K抑制因子能阻断Ras介导的存活。在Trk系统里，PI3K的活化可能是由于Ras和Gab-1相互作用的结果，Gab-1是结合和刺激PI3K的一种结合蛋白，它的过度表达能使神经元在缺乏NGF时亦能存活。

PKB是PI3K诱导神经元存活的关键中介因子：PI3K激活许多信号转导蛋白，其中PKB为NGF诱导PI3K活性的靶分子。Crecnberg发现PKB在维持小脑细胞存活中有作用。它还能维持去极化引起的细胞存活。在小脑细胞PKB诱导存活是通过刺激L型Ca^{2+}通道引起Ca^{2+}内流来实现的。而在交感神经元是通过促进L型Ca^{2+}通道之后的途径及Ras/PI3K来实现的，在后一种情况下低水平的NGF和氯化钾（使神经元去极化）相互配合能更有效地激动PKB的活性和促进神经元存活，这表明PKB是不同促存活信号转导的汇合点。

抑制PI3K的活性比抑制PKB能更有效地抑制神经元的存活。这提示PKB可能不是PI3K诱导存活的唯一靶分子。PI3K的另一靶分子可能是Caspase抑制因子家族的IAP（inhibitor of apoptosis），包括XIAP（X-linked inhibitor of apoptosis protein）、NAIP（neuronal apoptosis-inhibitory protein）和HIAP（human inhibitor of apoptosis protein；也称作ITA，inhibitor of T-cell apoptosis）。在鸡感觉神经元和交感神经元，NGF诱导的HIAP水平有赖于PI3K的活性。而抑制XIAP的活性能降低NGF诱导的存活。但PKB控制IAP的活性是在转录水平还是经过蛋白磷酸化，目前尚不清楚。

PKB的靶分子：PKB只能促进神经元的存活，而对轴突的生长、细胞分化则无作用，所以以往的研究主要集中在其对细胞存活方面的直接靶分子，包括凋亡蛋白Bad（是抗凋亡蛋白Bcl-2的抑制因子）和procaspase-9（分为pro-apoptotic caspase-9和Forkhead，后者是一种转录因子，它通过增加Fas配体的水平诱导凋亡）。PKB通过磷酸化凋亡蛋白而抑制凋亡。Bad是第一个发现的PKB介导存活的靶分子，PKB使Bad第136位的丝氨酸残基磷酸化，从而阻止Bad与抗凋亡蛋白Bcl-2及Bcl-XL的结合，形成异源二聚体，防止Bax形成同源二聚体，这种同源二聚体是重要的凋亡信号。PKB在体外能有效地抑制procaspase-9的作用，缺乏第196位丝氨酸的突变型procaspase-9，因无PKB磷酸化位点，在NTs介导的存活中就无调节作用了。在神经元内叉头蛋白-1（FKHRL1）是PKB的直接靶分子，有实验表明Forkhead家族成员DAF16（dauer-formation-16）含与PKB一致的磷酸化位点，能够被PKB抑制。

这些资料表明，Ras/PI3K/PKB组成了神经元存活的主要信号转导途径。PKB通过直接抑制Forkhead或Bad而阻止凋亡，或通过阻断神经元凋亡途径来抑制凋亡，如对JNK-p53-Bax通路的阻断。PKB可能经过多途径介导细胞存活，这有赖于不同类型的细胞靶分子的可获得性。

（2）MEK/MAPK信号转导途径：Trk信号转导的另一途径是Ras-MEK-MAPK。PI3K/PKB通过抑制凋亡蛋白来促进存活，而MEK/MAPK通过刺激抗凋亡蛋白的表达而发挥作用。该信号转导途径在神经元内有许多作用，包括突触的可塑性、长时程增强效应和维持存活。

MEK/MAPK通路具体途径：Shc作为一种连接蛋白与Y490结合后被磷酸化，与Grb2-Sos（Grb2是一种连接蛋白，Sos是Ras的GTP交换因子）结合后组成复合体，使Sos与Ras靠近后使Ras从失活的Ras-GDP状态转变成Ras-GTP激活状态。激活的Ras引起C-raf结合到质膜，并在Ser217和Ser221位点磷酸化MEK1（MAPK的激酶），引起ERK1/2（extracellular signal-related protein kinase）的磷酸化，启动两个级联反应：①ERK1/2激活进入核内，在Ser383和Ser389上磷酸化Elk-1，Elk-1刺激自身与转录因子SRF（血清反应因子）及SRE（血清反应元件）反应后启动转录基因表达。②ERK1/2激活RSK2后，RSK2在Ser133磷酸化CREB（cAMP反应元件结合蛋白）使其与CBP（CREB结合蛋白）结合，CBP也与SRF-Elk复合体结合，由此产生扩大的转录信号刺激Bcl-2的激活。同时，RSK2还可在Ser121诱导BAD的磷酸化，抑制其调节的凋亡。Shc/Grb2/Sos调节短暂而不是持久的ERK激活信号。持久的激活ERK信号通路需Gab2/Crk/C3G/Rap1/B-Raf。用FRA-2（成纤维细胞生长因子受体底物-2）与Shc竞争TrkA上的Y490，FRS-2（人成纤维细胞生长因子受体底物2）磷酸化后和Grb2及Crk结合形成复合体并激活C3G，C3G激活小G蛋白Rap1后导致B-Raf的激活，从而启动持久的ERK激酶级联反应，促进神经元分化存活及树突生长。

在交感神经元和PC12细胞内，NTs能够强烈而持久地激活MAPK。但多数研究表明，抑制MEK活性对NGF依赖的存活影响很小。这提示在NTs介导的神经元存活中NTs能充分激活MEK/MAPK，但这并不是NTs发挥这种作用所必需的。

MEK诱导的存活信号转导途径的主要作用是对受损神经元的保护，而不能维持缺乏NTs时神经元的存活。例如，这条通路能够保护阿糖胞苷毒性损伤的交感神经元、过氧化物损伤的小脑神经元、轴突切断后的视网膜节细胞；抑制由应激产生的神经损伤。抑制MEK后BDNF对Campothecin损伤所致凋亡的保护作用明显降低。此外，在P6小鼠小脑神经元，抑制MEK能使BDNF介导的存活减少20%～30%，表明MEK/MAPK在BDNF促进小脑神经元存活方面只是起了部分作用。

2. p75^{NTR}信号转导 p75^{NTR}是最早分离出来的NTs受体，是p75^{NTR}/Fas/TNF-R1家族的成员。但对于其生理功能及信号转导途径的认识还不是很清楚。目前研究发现当p75^{NTR}与NTs结合形成p75^{NTR}同源二聚体后，可连接多种信号转导蛋白，包括TRAF2/4、TRAF6、NRAGE、SC-1、NRIF和RhoA，它们能够调节细胞存活、细胞周期和轴突生长；p75^{NTR}也能增加神经酰胺水平及激活JNK-p53-Bax细胞死亡通路。故p75^{NTR}的主要生物学效应包括：①对神经元生长的调节；②促进神经元存活；③诱导神经元凋亡。

（1）p75^{NTR}与神经元生长的调节：在Trk活化后p75^{NTR}的另一作用是调节神经元的生长，配体介导的p75^{NTR}激活后，能抑制TrkA介导的神经元的生长和突起长入靶区。在成年动物交感神经元中去掉p75^{NTR}后，其纤维能在中枢髓鞘内大量出芽。在p75^{NTR}缺陷的动物中基底前脑胆碱能神经元出现肥大和纤维过度长入海马。以上结果提示NTs通过p75^{NTR}表现为生长抑制因子的作用。p75^{NTR}能增加神经酰胺，它是一种已知的p75^{NTR}效应分子，能抑制NGF依赖的交感神经元轴突末梢的生长，调节培养中的海马细胞的生长。p75^{NTR}还可能通过生长调节蛋白Rho来抑制神经元生长。在局部微环境中与配体结合的p75^{NTR}和未与配体结合的p75^{NTR}两者的比例决定了p75^{NTR}是抑制生长还是促进生长。

（2）p75^{NTR}促进神经元存活：p75^{NTR}的主要生物学效应是诱导神经元凋亡，但也可激活NF-κB通路促进神经元存活。鼠胚胎感觉和交感神经元的存活，有赖于p75^{NTR}介导的NF-κB通路的激活。NGF与p75^{NTR}结合后激活IκB导致其降解，促进IκB与NF-κB分离，从而引起NF-κB的释放和核转位，促进神经元存活。研究发现，IL-1受体相关激酶（IL-1 receptor associated kinase，IRAK）在p75^{NTR}激活NF-κB的过程中发挥作用。

（3）p75^{NTR}与神经元凋亡：p75^{NTR}在发育期和受损后的神经元凋亡过程中均发挥重要的作用。当它与NTs结合后，可引起以下细胞凋亡：培养的交感神经元、运动神经元、感觉神经元、少突胶质细胞和施万细胞。但p75^{NTR}的信号转导途径尚未完全阐明。JNK-p53-Bax是目前研究较多的一条信号转导通路。p53在该途径中起关键的作用，其水平的高低决定了在体或离体神经元的凋亡发生与否，p75^{NTR}缺陷的交感神经元在去除NGF后其死亡明显延迟。p75^{NTR}能诱导癫痫发作后濒死细胞的凋亡，且这一过程中需JNK和p53。在交感神经元，活化的TrkA能通过Ras抑制JNK-p53途径，抑制p75^{NTR}引起的凋亡。在NGF诱导的成熟少突胶质细胞的凋亡中可见caspase-1、caspase-2、caspase-3的激活，Bax/Bad控制细胞色素c的释放，后者与Apaf-1（凋亡酶激活因子）反应激活caspase-9，启动凋亡通路。上述结果说明JNK-p53-Bax在p75^{NTR}介导的凋亡中发挥了重要的作用。另外有报道p75^{NTR}介导的凋亡途径与NRIF（neurotrophin receptor interacting factor）及NADE（p75^{NTR} associated cell death element）相关。NRIF缺陷小鼠胚胎视网膜细胞无凋亡产生，这与NGF和p75^{NTR}缺陷鼠的结果一样。

去除NGF时p75^{NTR}也可引起神经元凋亡，有以下两种途径参与：①第一条途径包括CDC42/RAC、Ask1、MEKK1、JNK、p33，JNK诱导细胞死亡是通过c-JUN及增加Fas配体，以及通过增加p53和Bax的水平来实现的；②第二条通路涉及细胞周期调节因子的激活，如CDK4/6，它能促进pRb磷酸化，再通过p19ARF激活p53。p53是两条通路的交汇点。

3. p75^{NTR}与Trk的相互作用　p75^{NTR}与NTs的结合比TrkB快，它在聚集和呈递配体给Trks方面起重要的作用。p75^{NTR}与Trks常在同一细胞表达并形成复合物增加Trk与配体的结合。Trk也影响p75^{NTR}的生物学作用和信号转导，如它抑制p75^{NTR}介导的JUK-p53凋亡通路，而不抑制p75^{NTR}诱导的NF-κB的激活，提示p75^{NTR}与Trk可共同促进神经元的存活。在施万细胞、少突胶质细胞、感觉神经元，p75^{NTR}可激活转录因子NF-κB，且此因子的激活不受Trk的抑制。NGF能使交感神经元NF-κB活化，而其活化对于NGF介导的存活作用相当重要。有研究证明，p75^{NTR}与TRAF6（肿瘤坏死因子受体相关因子6）相互作用激活NF-κB。在非神经元TRAF6通过TRANCE（肿瘤坏死因子相关激活诱导因子）激活PKB。

综上所述，神经营养因子在多个水平调节神经元的存活与凋亡。p75^{NTR}在多数情况下是配体激活的凋亡受体，激活凋亡信号转导途径JKN-p53-Bax和细胞死亡蛋白如NRFIF。Trk一般通过两条途径起作用：①Ras/PI3K/PKB抑制凋亡蛋白的产生及其活性；②MEK/MAPK激活抗凋亡蛋白促进存活。p75^{NTR}通过激活NF-κB加强Trk的活性。Trk通过Ras和PI3K/PKB抑制JNK-p53-Bax途径中的JNK，或抑制死亡蛋白Forkhead。p75^{NTR}通过神经酰胺抑制PKB和Raf的活性而抑制Trk介导的存活和生长。Trks和p75^{NTR}之间的相互作用在神经系统的发育和损伤后修复中有重要的决定作用。

二、睫状神经营养因子受体及其信号转导

（一）睫状神经营养因子受体复合物

CNTF受体是目前发现的成血细胞因子受体超家族成员中最为保守的组分，为372个氨基酸残基组成的糖蛋白，分子量为52kDa。它有两个结构域，一个是免疫球蛋白样结构域，另一个是有4个保守半胱氨酸的细胞因子受体样结构域。CNTF受体复合物由睫状神经营养因子受体α（ciliary neurotrophic factor receptor α，CNTFRα）、白血病抑制因子受体β（leukemia inhibitory factor receptor β，LIEFβ）和130kDa的糖蛋白gp130（130kDa glycoprotein）组成，其中CNTFRα是受体结合部位，LIFRβ和gp130是信号转导部分。CNTFRα缺乏跨膜的和胞内的结构域，在体内以锚着型和可溶型两种形式存在，前者通过糖基磷脂酰肌醇键（glycosylphosphatidylinositol linkage，GPI）锚定在细胞膜上，在磷酸酰肌醇专一性磷脂酶C（PLC）作用下从膜上释放，成为可溶型。这一特点与NT家族受体完全不同。CNTFRα在神经系统中广泛存在，在非神经组织中以肌肉中分布较多。表明该组分与神经系统和运动系统的功能密切联系。神经损伤时，不仅在损伤部位有大量的CNTF聚集，而且锚着型CNTFRα从膜上释放，以可溶型形式与CNTF形成受体复合物，逆行输送到受损部位发挥作用。胚胎发育时期在来自神经上皮和神经嵴的神经母细胞中CNTFRα高表达。

LIFRβ和gp130均属于成血细胞因子受体家族成员，二者形成异源二聚体是CNTF受体的β成分。它们本身无酪氨酸激酶活性。gp130是分子量为130kDa的糖蛋白，LIFRβ是白血病抑制因子结合蛋白，两个gp130形成的同源二聚体是白介素-6（IL-6）受体的β成分；LITR与CNTF一样，由gp130和LIFRβ形成异源二聚体组成其β成分。

此外，还有胞质酪氨酸激酶的Jak-Tyk家族，包括Jak1、Jak2和Tyk，它们都是细胞因子信号转导途径中的重要成分。它们都有两个催化功能结构域，gp130和LIFRβ聚合后，通过位于近膜处的保守区域Jak-Tyk偶联并将其激活。STAT家族是一类胞内的DNA结合转录激活因子蛋白，在CNTF信号转导过程中，Jak-Tyk激活后导致该家族成员的STAT80/90发生酪氨酸磷酸化。已知STAT家族成员能异质聚合，和其他信号转导辅助蛋白结合，使STAT家族对基因的调控更为精细。

（二）信号转导

CNTFRα对CNTF只具有低亲和力，CNTF和CNTFRα的复合物先与gp130结合，再与LIFRβ结合，组成异源二聚体，形成高亲和力受体，激活Jak-Tky，直接或间接使STAT80/90磷酸化，进一步使丝/苏氨酸磷酸化，这两种形式都能易位至核内。在核内一些CNTF反应基因的上游启动子区，存在和γ-干扰素结合位点GAS相似的DNA序列：TTCC-XXXAA（称为CNTF反应成分），STAT与之结合，激活即早基因如tis-11、c-Jun、c-fos等的转录。

CNTF和NTs的信号转导机制不同，二者诱导即早基因和迟反应基因不同的亚群。这可以部分说明二者在其靶细胞上引起的不同生物学效应。

三、胶质细胞源性神经营养因子受体及其信号转导

（一）胶质细胞源性神经营养因子受体复合物

GDNF受体复合物包括配基结合成分GDNFRα（又称GNFα）和跨膜酪氨酸激酶蛋白Ret。

GNFα1是GDNF的高亲和力受体，其功能类似于CNTFRα，能特异地和GDNF结合，它本身无跨膜和胞内结构域，以GPI结构锚定在细胞膜上，可从膜上释放，变成可溶型。继GFRα1之后，又陆续发现了其相关受体，如GFRα2、GFRα3和GFRα4。NTN（神经生长因子）与GFRα2结合；ART与GFRα3结合；GFRα4只在鸡的组织中表达。在这四种受体分子中，GFRα1和GFRα2的同源性最高，其次是GFRα4，GFRα3的同源性最低。

Ret是原癌基因c-ret表达产物，为受体酪氨酸激酶超家族的成员。Ret的胞内区有14个酪氨酸残基。Ret下游信号转导的许多靶细胞与一些临床疾病相关联。以前认为Ret是一种孤儿受体（orphan receptor），后来发现GDNF基因敲除小鼠也出现肾脏缺失和肠道神经系统功能紊乱，提示Ret是GDNF受体，GDNF就是Ret的配基。

（二）信号转导

GDNF同源二聚体分子可直接与单亚基或双亚基的GFRα1结合形成复合物与Ret相互作用，导致Ret的二聚体化，激活Ret，引起自身的磷酸化。Ret可激活几条经典的酪氨酸激酶信号途径，包括Ras-MAPK、PI3K、JNK和PLC-Y等。与NTs信号途径类似，GDNF促神经元存活和突起生长的作用是通过Ras-MAPK信号途径实现的，GDNF对培养的多巴胺能神经元促生长和分化的作用是通过PI3K信号途径实现的。

第四节　神经营养因子的生物学效应

（一）神经营养素

1. 发育期

（1）促进神经元存活、生长和分化成熟的作用：神经元进入成熟阶段的标志包括突起的充分发育和突触形成，神经元特异递质合成酶的表达，以及膜离子通道和膜电位的出现。NTFs对发育中神经元在上述形态学和生物化学等方面的指标有促进作用。NGF对外周交感神经元、背根节感觉神经元和中枢胆碱能神经元从发育到成熟的过程具有生理作用。

（2）对神经递质选择的作用：在神经元分化初期，其递质属性尚未确定，在发育过程中必然经历递质选择。递质选择主要取决于从细胞迁移至最终定位所经历的环境因素。例如，成熟交感神经节中的大多数是去甲肾上腺能神经元，也有少量支配汗腺的胆碱能神经元。NGF是促进交感神经元内去甲肾上腺素酶系发育的主要生长因子。而那些胆碱能神经元在交感节发育早期也都经历过去甲肾上腺能阶段才最终成为胆碱能表型，即经历过递质的选择和转换。

（3）诱导神经纤维定向生长：从体外培养观察到，鸡胚或鼠胚背根节和长出的突起向分泌NGF的小鼠颌下腺生长，而不向缺乏NGF的舌下腺生长。在体内，NGF是诱导神经纤维长向靶区的重要因素之一。

（4）控制神经元存活数量：发育过程中有一个神经元自然死亡的减数现象，出现在神经轴突长入靶区后不久。NGF效应神经元的自然减数是通过靶区NGF水平来控制的。实验观察到，一是分散培养的发育期效应神经元依赖NGF存活；二是效应神经元的自然减数在时间上与靶区NGF水平的下降相一致；三是给予外源性NGF可以减少交感、感觉和中枢胆碱能神经元的自然死亡，而用抗体中和部分内源性NGF可增加它们的死亡数量。

2. 成年期

进入成年期，NTs及其受体的表达和分布都明显减少，效应神经元对NTs的依赖也明显降低，只有部分交感神经元仍需依赖NGF存活。一些外周和中枢的神经元仍需要一定水平的NTs维持其正常功能。

（1）参与神经元的突触传递：BDNF能增强兴奋性突触传递而降低抑制性突触传递，在海马中，BDNF/TrkB的活性对突触效能的调节至关重要。BDNF清除剂TrkB-Fc可降低成年海马脑片的长时程增强（LTP）。BDNF基因敲除动物海马脑片的LTP诱导障碍，而再给予BDNF则可使其恢复。此外，Trk受体拮抗剂能阻断BDNF对海马的兴奋作用，BDNF调节突触传递的机制目前尚不完全清楚，可能包括递质释放的易化、特异性NMDA受体亚单位的磷酸化及对离子通道等方面的直接作用，也可能通过影响抑制性神经元的结构和功能，间接增强兴奋性突触传递。实际上，BDNF本身即具有神经递质样作用，并且越来越多的研究表明BDNF符合神经递质的大多数标准，如BDNF能在神经元胞体中合成，能顺行性运输至神经终末，并能以囊泡形式储存。

（2）调节突触可塑性：神经营养因子的表达水平被电活动和突触活动所调节首先是

在海马中发现的。在癫痫发作过程中，海马和大脑皮质内NGF和BDNF mRNA表达水平迅速上调。类似地，神经肌肉的活动能明显地上调骨骼肌内NT-4/5 mRNA的表达水平。在海马，癫痫诱导形成30min后，BDNF mRNA的表达水平显著升高，其中齿状回颗粒细胞mRNA的表达水平是正常水平的6倍。有趣的是，类似情况下，NT-3的表达水平则是下降的。在体外培养的海马和小脑颗粒细胞中加入谷氨酸受体激动剂或高浓度钾离子能使BDNF和NGF mRNA水平明显上调；相反，若活化GABA受体，则BDNF和NGF mRNA水平下调。这种活性依赖性的BDNF表达依赖于多个指导BDNF转录的启动子、钙离子的内流以及转录活化因子CRFB的活化。

3. 损伤修复期　神经损伤包括外伤、疾病、中毒、老化等因素造成的中枢和外周神经系统的损伤，是临床医学至今难以解决的问题。成熟神经元和神经系统仍保留一定程度的再生修复能力建立在神经元可塑性（neuronal plasticity）的基础之上。就单个神经元而言，可塑性使之在非致死性伤害后有发生改变与适应的能力；而就神经系统而言，则为可利用存活的神经元，代偿死亡神经元的部分功能，从而减轻损伤的后果。由于多种因素的限制，在不加干预的条件下中枢神经再生是很困难的。随着对NTFs的深入研究，它们对神经元的作用已不再被狭义的"生长"二字所局限，而是从可塑性调节这一更广的意义上来理解。众多实验室的研究表明，NTFs对损伤神经元具有保护作用，并在此基础上进一步促进神经损伤的修复，如周围神经损伤后，内源性BDNF对轴突的再生和髓化有重要作用。

4. 非神经系统　NTs与其他肽类生长因子一样，也是多功能生长因子，它们不仅参与调节神经系统的发育和功能，也可影响和调节非神经系统，如心血管、免疫、造血、内分泌和生殖等系统的功能。

（二）睫状神经营养因子

CNTF作用广泛，被称为多功能因子。它对外周及中枢多种靶神经元有促存活和分化作用。CNTF能够防止神经轴突离断所引起的运动神经元退变；可以阻止视网膜退变小鼠光受体的降解；还能改善运动神经元退变小鼠的行为并延长其生命。

CNTF对神经元和胶质细胞的分化起作用。CNTF是抑制交感神经元的胆碱能分化因子，能阻止交感神经元增殖并促进其向胆碱能神经元分化；CNTF和LIF可诱导中枢神经系统多能干细胞分化为星形胶质细胞。CNTF对少突胶质细胞有促存活及促成熟作用，并保护其免受TNF介导的损伤。

CNTF对免疫、造血和肝脏等功能有影响，还对去神经的骨骼肌有营养作用。

（三）胶质细胞源性神经营养因子

最初发现GDNF专一性地促进中脑多巴胺（DA）能神经元的生长和分化，大鼠胚胎16天时，中脑DA能神经元形成过程中需要GDNF的营养作用。动物出生时，DA能神经元的突起与靶器官建立联系，这时中脑停止表达GDNF，而靶器官会有GDNF重新出现，提示中脑存在一种DA能神经元亚群，对于选择NT具有时空依赖性。在切断神经通路或6-OHDA和MPTP建立的帕金森病（PD）动物模型中，GDNF能保护DA能神经元的活性，改善PD动物的行为，还可诱导残存的DA能神经元长出新的突起。

GDNF还是目前最强的胆碱能运动神经营养因子，几十至几百倍于BDNF和CNTF对运动神经元的作用。

第五节　神经营养因子临床应用前景

NTFs从研究初期就预示了其临床应用的可能性，正是在这种前景的引导下，研究者才有目的地进行了动物模型实验。这些实验的确像预期的那样表明NTFs对某些神经损伤和疾病有着以前疗法所未达到的疗效。不过，对动物模型有效不一定意味着最终能实际应用于临床，尤其是在一些动物模型中还不够理想，治疗的远期效应尚需进一步考查的情况下。由于基因工程药的发展，获得大量NTFs用于临床试验已不是难事。但由于NTFs均为蛋白质，不易通过血脑屏障，故目前临床试验主要在脊髓或周围神经系统（PNS）疾病上进行，对中枢神经系统相关的疾病仍以动物模型研究为主。

一、神经营养因子与神经系统疾病

神经系统疾病主要包括神经退行性疾病（neurodegenerative diseases）和神经损伤等。神经退行性疾病如帕金森病（Parkinson's disease，PD）、阿尔茨海默病（Alzheimer's disease，AD）、肌萎缩侧索硬化（amyotrophic lateral sclerosis，ALS）、亨廷顿病（Huntington's disease，HD）等，目前多无有效治疗手段。

（一）运动神经元疾病

ALS是一种致死性运动神经元退行性疾病，目前尚无有效治疗措施。体内体外研究表明，发育及成熟运动神经元对BDNF、NT-3、NT-4/5有反应，BDNF、NT-3可增加培养胎鼠运动神经元的活性，BDNF可防止运动神经元的自然死亡，并对损伤的新生大鼠面部运动神经元有保护作用；当神经切断后，BDNF、NT-3逆行运输到运动神经元急剧增加，外源性BDNF能延迟运动神经元病中的运动失能，减轻神经肌肉萎缩和运动轴突消失。这些研究为应用BDNF治疗ALS提供了理论基础，目前BDNF已进入治疗ALS的临床试验阶段。

CNTF能改善运动神经元退变的小鼠的行为、功能，并延长其生命；GDNF也可防止面部神经运动神经元的萎缩退变，成体动物局部或全身给予GDNF，可阻止面神经核胆碱乙酰转移酶（ChAT）活性下降，防止切断脊神经的鸡、小鼠运动神经元的萎缩退变。

（二）基底神经节疾病

在此主要指PD，它是由于黑质纹状体多巴胺能神经元的进行性退化而引起的运动失调症。其神经元退化进程远在临床症状出现之前。由于BDNF对DA能神经元的特殊营养作用，并对6-OHDA和MPP$^+$损伤的神经元有保护作用，大量的体内体外实验研究表明BDNF有望用于PD的治疗。另外，BDNF对基底神经节的非多巴胺能系统（如中脑GABA能神经元，纹状体内5-HT能神经元）也有营养作用，因而也可能用于HD的治疗。

GDNF是目前所发现的对DA能神经元作用最强的因子之一，在PD动物模型中，单次脑内注射100μg或450μg GDNF，能扭转DA能神经元变性，且不会出现运动障碍，效果优于左旋多巴。尽管GDNF效应较强，但其作用范围较广，对多种神经元有作用，故在临床应用上需考虑GDNF可能产生的多种作用。

（三）阿尔茨海默病

AD的病理变化为广泛的大脑皮质神经元丧失，尤其是海马和基底前脑胆碱能神经元退化。NGF能防止前脑胆碱能神经元的萎缩，提高出现认知损伤的老年大鼠的ChAT水平，增加存活胆碱能神经元的功能，提高记忆。这些现象为NGF用于AD治疗提供了理论基础。神经营养素家族其他成员如BDNF、NT-3、NT4/5均能维持胆碱能神经元存活，上调其ChAT表达，且有比维持神经元存活更为广泛的作用，这些广泛作用与AD尤其有关。例如，小脑内注入BDNF可增加正常成年大鼠神经肽Y（NPY）和生长激素抑制素（SOM）水平，注入BDNF可降低大鼠海马强啡肽（DYN）水平，脊神经注入BDNF可增加局部5-HT水平及其代谢产物5-HIAA，这些变化均与AD或认知疾病中相反。因此，TrkB配基对与AD相关的多种神经元系统产生有益作用，GDNF对中枢神经系统中的胆碱能神经元也有营养作用，能扭转运动活性下降，改善运动失调。多种神经营养因子的联用可能产生最佳效果。目前，用损毁大鼠基底前脑胆碱能投射系统的方法可复制AD患者的所有病症，但并不能完全模拟AD患者的所有症状，因此尚需建立更为合适的动物模型。

（四）外周感觉神经病

外周感觉神经元退化是外周神经病的常见病症，往往由糖尿病、抗癌药（如顺铂）、酒精中毒、艾滋病（AIDS）、遗传因素等引发。NGF用于外周感觉神经病的临床试验已经开始，长期治疗可延缓感觉功能减弱并能使部分丧失的功能恢复。

除上述疾病以外，BDNF、NT-3、NT-4/5对听神经损伤、视神经损伤也有保护作用，NTs在神经胶质瘤、成神经细胞瘤等疾病的治疗中也有应用前景。

（五）急性神经系统损伤和脑缺血

机械损伤或脑缺血引起的急性神经系统损伤目前尚无有效的药物治疗。NGF脑室注射可抑制沙土鼠脑缺血后引起的海马神经元死亡，BDNF和NT-4/5则可明显减少因结扎大鼠大脑中动脉而引起的梗死面积；动物实验表明NTFs可减少因缺血性脑卒中引起的神经元变性，并改善症状；BDNF、NT-3和NT-4/5均能增加皮质神经元对葡萄糖和氧的利用；最近发现NTFs可通过调节细胞内超氧化物歧化酶和谷胱甘肽过氧化物酶的水平及活性达到抗缺氧、缺血损害的作用。

（六）癫痫

癫痫发作可诱导海马内BDNF水平上调，进而激活海马门区及CA3区腔隙层的TrkB受体，通过促进兴奋性神经递质释放等效应加强海马通路尤其是苔藓纤维的兴奋性突触传递，从而导致持续的高度兴奋状态，阻断BDNF信号转导通路可抑制癫痫的发生。可见

BDNF的上调和TrkB受体的激活在癫痫发作过程中起关键作用，进一步阐明BDNF和TrkB在癫痫发生中的具体下游机制将为探索有效的癫痫治疗手段提供新的途径。

二、神经营养素的临床应用策略

由于神经营养素难以通过血脑屏障，故不能直接通过全身给药治疗中枢疾病，因而关于神经营养素的给药方式和提高其利用效率显得尤为重要。

（一）脑内给药方式

（1）用机械微泵装置将NTFs直接注入脑内。如hrNGF脑室给药可作为NGF治疗AD的有效给药方式。

（2）将活性蛋白因子包裹或微囊化后植入脑内，可作为体内一种有效的释放系统治疗中枢神经系统疾病。

（3）利用脑移植手段，如以胚胎黑质或自体肾上腺髓质嗜铬细胞为供体治疗PD，移植后注入NGF可提高移植物的存活率，并可增强治疗作用。

（4）通过细胞移植将有持续分泌神经营养因子活性的遗传修饰细胞植入脑内。有两种方式，一是直接移植分泌NTFs的工程细胞，二是将遗传修饰细胞微囊化后移入脑内。

（5）直接将神经营养因子基因导入中枢神经系统细胞内以增加神经营养因子的表达水平。

（二）利用蛋白修饰手段增加神经营养因子通过血脑屏障的能力

有人将BDNF与能穿越血脑屏障的载体（如NLA-OX26）结合形成载体介导肽药，穿过血脑屏障而运送入脑发挥其特殊的生物作用。

（三）改造基因序列，利用基因工程手段增加因子功能，扩大因子应用范围

将NGF、BDNF、NT-3的活性结构域组入到NT-3基因主架中，表达名为PNT-1的合成营养因子，它能与Trk受体及p75^{NTR}结合，其神经营养作用与三种因子联用相当，注入坐骨神经后显示很强的逆行运输到DRG（背根节）神经元的能力，这一结果表明PNT-1是强有力的、多特异性的神经营养因子，有望用于外周神经病和神经损伤。

（四）神经营养因子联用，产生最佳治疗效果

如BDNF、GDNF和CNTF均可提高ChAT的活性，促进运动神经元存活及突起生长，但三者作用方式不同，任两者联用均可产生超过单一因子的作用，它既增强了疗效，又减少了副作用（如CNTF的大量全身给药治疗ALS的严重的副作用）。BDNF和CNTF联用可明显减缓ALS中运动神经元的退化进程，这是单一因子所不能达到的。另外，利用非共价键形成异二聚体也是期望增强因子的功能，减少其用量而达到最佳治疗效果。

（五）寻找调控NGF及其受体的表达或启动信号转导的小分子物质

有证据表明非蛋白激素可调节NTFs的表达，如糖皮质激素可防止外周神经中NGF的减少，刺激海马内BDNF、NT-3表达增加。另外，NTs及其受体表达还受多种物质的影

响，如Glu受体拮抗剂、cAMP、维A酸等。有许多低分子量的亲脂化合物能激活Tyr磷酸化的信号转导途径，这些化合物单独或与抗氧化剂和钙稳定剂联用，在局部缺血脑损伤中可起到与NTFs类似的有益作用，提供了治疗脑损伤的途径。也有人致力于发现与天然蛋白配基构象类似及与天然蛋白结合于相同位点的非肽类NTFs类似物。总之，神经营养因子、神经活动、内分泌系统相互影响、相互作用，在神经系统的发育和成熟过程中及病理情况下发挥重要的作用。

（蔺　扬，薛一雪）

第六章 神经肽概述

近年来，神经生物学发展迅速，其中成果最丰富的一个重要领域就是神经肽的研究。

神经肽这一名词，出现的年代较久远，但远没有递质和激素那样在人们头脑中留下的深刻印象。生物体内存在多种多肽类生物活性物质，它们在机体内是传递信息的重要化学信使，并参与功能代谢的调节和器官功能活动的协调，神经肽即属于这些多肽类物质。神经肽的发现是神经生物学的一个重大突破，神经肽的研究成为当前神经科学研究领域中最活跃的领域之一，应该说是从20世纪90年代开始的。随着生物学技术的飞跃发展，特别是基因重组技术的出现，发现新的神经肽的速度大大加快。

在传统观念中，机体主要是由神经系统和内分泌系统这两大系统调节和控制的。神经系统是以神经冲动的形式、通过释放的神经递质的作用传递神经信息，内分泌系统是通过血液循环以释放激素的形式传递化学信息，这两种传递信息的方式是截然不同的。而神经肽类物质，根据作用部位的不同，既能起递质的作用，又能起激素样作用，有时也起调质作用。神经肽的这种多样化作用，将这两种信息传递方式结合起来，体现了神经系统和内分泌系统两大系统功能的结合，共同调节机体各器官的活动，以便于更好地适应机体内外环境的变化。神经肽的研究成果，大大加深了人们对神经系统与内分泌系统相互关系、相互作用、相互协调的理论认识，对传统的神经体液调节等基础理论的发展具有重大的推动作用。生命科学中的许多重要课题，临床医学研究中某些疾病的病理生理机制，一些疾病的起因和治疗等均与神经肽密切相关。因而，对神经肽的研究，不仅具有深入的理论意义，还具有重要的实际意义。

一、神经肽的发展简史、进化、分类和共同特点

（一）神经肽的发展简史

最早被发现的神经肽是P物质（substance power，SP）。1931年，Von Euler和Gaddum从哺乳动物的肠和脑组织中提取出一种粉末状物质，发现这种粉末状物质能引起肠道平滑肌收缩、血管舒张和血压下降，从而将这一粉末状物质命名为P物质。1936年，人们发现该物质为多肽，但其分子结构一直未弄清楚。1945年，Du Vignead从下丘脑神经细胞中分离纯化出加压素和催产素，发现它们都是含有9个氨基酸的多肽，继而人工合成成功，这是明确分子结构的最早的神经肽。但当时人们仅仅知道它们是神经细胞分泌的激素。

20世纪60年代，Erspamer等从两栖类皮肤中分离出肽类物质。随着放射免疫分析（radioimmunoassay，RIA）方法的出现，体内含量极微的神经肽得以测出，人们才发现这些肽类物质亦存在于哺乳动物脑内。到60年代后期，人们发现加压素和催产素是由下丘脑大神经分泌细胞分泌的，而小分泌细胞分泌的激素也是多肽类物质，便开始出现了神经肽的概念。将这类神经元称为肽能神经元，所分泌的多肽类物质称作神经肽。

直到20世纪70年代初期，随着生物学技术的发展，1931年发现的P物质才得以分离纯化，并阐明其分子结构为含11个氨基酸的多肽，继而化学合成成功。同时，促甲状腺素

释放激素（TRH）、促黄体素释放激素、生长抑素等也得以一一阐明。这时，免疫组织化学方法问世，使得人们能够精确地描绘神经肽的分布和细胞内的定位。进而发现，肽能神经元及其分泌的肽类物质，不仅存在于下丘脑，还广泛存在于脑内许多部位，以及外周神经系统，甚至分布于外周其他组织。大量研究资料表明，脑内肽能神经元不一定都是神经分泌性神经元，分泌的多肽类物质也不一定只是起内分泌作用的神经激素，更多地可能与神经信息传递或突触调制等功能有关。人们逐渐认识到，神经激素这一名词已不能代表这些肽类物质的全部含义。由此，人们把这种既有神经激素样作用，又具有神经元信息传递作用的物质称为神经肽，神经肽的概念就这样确立了下来。

1975年，Hughes等发现了两种脑啡肽，接着又发现了内啡肽和强啡肽等一大类内源性阿片样肽家族，这些发现大大加速了神经肽领域的研究进程。

20世纪70年代后期，随着基因工程技术和克隆技术的出现，生长抑素的研究取得新的突破，使神经肽的研究得以蓬勃发展。降钙素基因相关肽（CGRP）就是基因重组技术的典型范例。回顾20世纪30~60年代的30多年时间里，人们仅仅发现了几种神经肽，而从70年代以后的20多年间却发现了上百种神经肽，神经肽的作用和意义越来越受到人们的广泛关注。

（二）神经肽的进化

比较生物学研究证明脊椎动物的许多神经肽在进化早期就已经出现，在低等至高等脊椎动物中普遍存在，即从鱼类、两栖类、爬行类、鸟类到哺乳类中普遍存在；而且神经肽是一种古老的信息分子，在单细胞生物、无脊椎动物乃至植物中都广泛存在，表明它们在生物个体和种系的生存、繁衍和延续中起重要作用。

（三）神经肽的分类

由于神经肽的种类繁多，至今没有统一的合理的分类方法，按其分布和发现的部位进行分类，如垂体肽和下丘脑释放激素，已被人们普遍接受；但因多数神经肽的分布范围很广泛，如脑肠肽，并不能代表该类神经肽分布的全部意义。按结构同源性进行分类，即按基因结构、分子结构和功能进行分类，已被人们广泛应用，如速激肽、内阿片肽；但此种分类方法又不能囊括所有的神经肽，如垂体肽和下丘脑释放激素等。因此，将这两种分类方法相结合，对神经肽进行分类，既符合人们的习惯称谓，又便于理解。

（四）神经肽的共同特点

作为最古老的信息分子，神经肽与激素、经典神经递质以及生长因子、淋巴因子等其他信息分子，既有相同之处，也有不同之处。神经肽虽然种类如此多样，但相互之间存在许多共同的特点。

（1）所有的神经肽都是在细胞内通过核糖体首先合成一个较大的前体，前神经肽原，其中含有一个信号肽序列、一个或几个神经肽序列以及一个或几个其他序列。然后经过酶切，切除信号肽，剪切神经肽序列，又经过各种修饰生成最终的神经肽，运送到终末，储存在较大的囊泡中释放。

（2）进化过程中，同源结构神经肽家族的出现、同一神经肽基因在转录过程中由于不同拼接而生成不同mRNA，从而生成各种亚型。由于上述前体酶切加工过程，神经肽往往和前体中其他序列产物共同释放出，加上神经肽常常和其他神经肽、经典神经递质共存、共释放使得神经肽的作用极其复杂、多样。

（3）神经肽与特异的受体结合而引起效应。神经肽受体主要是跨膜7次的G蛋白偶联受体。神经肽的多样性、神经肽受体的多样性以及受体偶联的信息传导通路的多样性，使得神经肽的作用更为复杂和多样。

（4）神经肽在中枢神经系统、外周神经系统以及胃肠、心血管、呼吸、生殖、免疫等全身各系统广泛分布。除以神经激素、神经递质和神经调质等形式起作用外，还可以通过旁分泌、自分泌形式作为细胞因子起作用，参与生长、发育、认知、行为等各种生理功能的调节。

（5）释放出的神经肽的失活主要通过酶降解而不是再吸收。酶降解的中间产物往往仍然具有某些生物活性。

（6）和经典的神经递质完成的快速突触传递不同，神经肽主要在较慢的神经调制过程中起作用，而这一过程的重要性并不亚于前者。

二、神经肽的代谢

神经肽的代谢过程与经典递质有明显的不同，比经典递质复杂得多。它是由DNA转录形成mRNA，再由mRNA翻译后，在胞体的核糖体上首先合成无活性的肽前体大分子蛋白——前神经肽原，然后进入到粗面内质网，再到高尔基复合体中心包装，由分泌颗粒运输到末梢，在随轴浆流转运过程中，再进行酶切等翻译后加工，最后产生有活性的分子量更小的神经肽。神经递质在神经末梢合成后直接被包裹到成熟的囊泡中。神经肽的失活，也不像经典递质那样发挥生物学效应后可以再吸收重新起作用，而是以酶促降解的方式。

（一）神经肽的生物合成

神经肽前体包括前神经肽原和神经肽原，前神经肽原中的信号肽被切除后，余下的部分即神经肽原。因此，在神经肽的分子生物学研究中，主要对象是涉及前神经肽原。神经肽的合成过程可简单归纳为：

$$DNA \xrightarrow{转录} mRNA \xrightarrow{翻译} 肽前体 \xrightarrow{翻译后加工} 活性肽$$

1. 前神经肽原的合成 神经肽的mRNA首先在胞体的核糖体上合成前神经肽原。第一步，先合成信号肽。信号肽是一段含有15~25个氨基酸的序列，因含有连续的疏水性氨基酸残基，所以其疏水性强，很容易穿透粗面内质网膜的磷脂层结构。附着在胞体核糖体上的新生肽链，在信号肽的引导下，边穿透粗面内质网膜边延长，最后整个肽链随着信号肽进入内质网池。此时，含有信号肽的神经肽前体合成完毕，称为前神经肽原，如前脑啡肽原和前速激肽原，"前"表示N端序列有15~25个氨基酸残基，即信号肽。信号肽在引导多肽链进入内质网池后，即被其特异的蛋白水解酶切除，余下的多肽链称为神经肽原，如脑啡肽原和速激肽原。之后神经肽原进入囊泡内，随轴浆流至神经末梢。每种神经肽的信号肽不完全相同，因此，切割的蛋白水解酶的种类也不完全相同。

2. 神经肽原的翻译后加工　前神经肽原的信号肽被切除后，变成神经肽原。由神经肽原到产生具有生物活性的多肽，尚需经过一系列的酶切、修饰和酰胺化等复杂过程。这一翻译后加工发生在囊泡随轴浆流转运的过程中，各种神经肽的翻译后加工的过程不尽相同。

酶切常常发生在成对的碱性氨基酸之间，如精氨酸-精氨酸（R-R）之间，或赖氨酸-赖氨酸（K-K）之间等，但并非每个成对的碱性氨基酸之间的部位必然发生酶切。酶切常见的酶如胰蛋白酶样转化酶和羧肽酶B样转化酶。上述成对的碱性氨基酸对即是胰蛋白酶样转化酶酶切的加工信号，其结果为产生多个肽链。经该酶切割的产物，又可以经羧肽酶B样转化酶切割，将其C端的碱性氨基酸依次切除，产生一个或多个具有生物学活性的神经肽，如强啡肽B：Y-G-G-F-L-R-R-Q-F-K-V-V-T-R-。上述两种酶相互配合切割神经肽前体，是神经肽由其前体生成具有活性的神经肽的重要酶切方式。羧肽酶B样转化酶不止一种，近来又发现一种对脑啡肽前体有高度亲和力的新的酶。

这里值得一提的是，并不是所有的碱性氨基酸对都能被酶切，有人认为，精氨酸对最不易被酶切，相反，非碱性氨基酸对也可能被酶切。另外，单个的碱性氨基酸也能被酶切，如单个的精氨酸，酶切发生在精氨酸之前，这种酶是一种巯基蛋白水解酶，它专门识别脑啡肽前体C端的延伸部分的精氨酸，酶切的结果是产生强啡肽A1-8和强啡肽B，故又将此酶称为强啡肽转换酶。

另一种常见翻译后修饰，是两个半胱氨酸的巯基（—SH）形成的二硫键。二硫键的形成，往往可以改变神经肽分子的立体空间构型，这在许多种神经肽的分子结构中都可见到，如加压素、催产素和生长抑素等。

神经肽C端的酰胺化，也是一种重要的翻译后加工。多数神经肽分子的C端为酰胺，酰胺化时需要的—NH_2，多半是由与碱性氨基酸直接相连的C端内的甘氨酸所提供。因此，神经肽前体分子中的甘氨酸-赖氨酸-精氨酸或甘氨酸-赖氨酸常常是产生酰胺化的信号，又是酶切发生的部位。

此外，还有其他多种形式的翻译后修饰。例如，神经肽分子的N端的谷氨酸形成焦谷氨酸（TRH、LHRH）、N端乙酰化（α-MSH、β-EP）、酪氨酸残基硫酸化（CCK）、糖类侧链形成糖基化和亚单位聚合等。

各种神经肽的翻译后加工过程不完全相同，有的很复杂，有的很简单。加工最多最复杂的如阿黑皮素（POMC），需经过多次酶切、糖基化等多种修饰，才能产生具有活性的神经肽。翻译后加工最少最简单的如生长激素（GH）和催乳素（PRL）前体，仅仅切除一段氨基酸序列即成为具有活性的激素。研究每种神经肽的翻译后加工过程，对于探讨该神经肽的生理和病理作用乃至其临床价值都有重要的意义。特别是在某些疾病的发病过程中，不仅其活性肽的含量可能改变，其活性也可能发生变化。

神经肽原在内质网合成后即进入囊泡，并储存在囊泡中，随着轴浆流输送至神经末梢。囊泡内的神经肽原，在随轴浆流转运过程中，经过酶切等一系列修饰过程，生成具有生物活性的多肽，储存在直径大于70nm的大致密核心囊泡中。经典递质（Ach、NA）一般储存在小的（直径为30～50nm）清亮囊泡中。

（二）神经肽的释放和作用方式

1. 神经肽的释放　确定一种物质是否为神经递质的重要标准之一，是要看这种物质是否对产生去极化的刺激发生反应，从而产生钙依赖性的释放，在这一点上，神经肽的释放与经典递质是极其相似的，即电刺激或高钾溶液引起的去极化，打开电压依赖性钙通道，可使经典递质和神经肽从神经末梢释放，但这种释放必须依赖细胞外Ca^{2+}的存在。由于细胞外Ca^{2+}的存在，Ca^{2+}得以通过神经末梢L型或N型钙通道进入细胞内。一般认为，神经末梢上有几种钙通道，其分布亦有不同，T型及N型位于突触区，L型位于突触外区。因此，储存神经肽的大致密核心囊泡的胞吐作用常发生在突触外区。最新的研究认为，还有P型电压依赖性钙通道及其他多种类型尚待进一步证实的钙通道。有人认为，神经末梢内的囊泡释放经典递质所需的Ca^{2+}来自T型及N型钙通道，大致密核心囊泡释放神经肽所需的Ca^{2+}经L型通道。因此，作用于L型通道的钙拮抗剂可阻断神经肽的释放。但也有人认为，L型和N型钙通道两者均参与神经肽从中枢或周围神经末梢的释放。

一般情况下，单一的或低频率的电刺激仅引起经典神经递质从小清亮囊泡中释放；而神经肽的释放往往需要高频的或成簇的神经冲动。神经肽的释放虽然往往与频率相关，但其功能反应并不绝对限于只在高频刺激时发生。例如，单一的或几个神经冲动，通过逆行兴奋大鼠皮肤的辣椒素敏感的感觉神经，产生明显的血管扩张。辣椒素可以使感觉性神经肽从感觉神经的末梢释放。因此，当应用辣椒素以后，感觉神经内的感觉性神经肽的量减少或耗竭时，应用免疫组织化学染色不能显现阳性纤维，则可以确定这些纤维是感觉性的，也可以证明这种神经肽是感觉性的。

2. 胞吐　膜结合颗粒和突触前膜之间形成融合孔，分泌颗粒将内容物释放到细胞外。胞吐存在以下两个途径。

基本胞吐：分泌囊泡从高尔基复合体中释放出来到细胞膜，其囊泡膜立即与突触前膜融合，所以储存在颗粒中的分子很容易地被释放到细胞外环境。这是蛋白持续被分泌所用的非调节过程。

可调节的胞吐：经典神经递质存在于较小的低电子密度的突触囊泡中，它们在突触前膜储存。钙离子的流入启动突触囊泡与胞膜在1ms内融合，接下来是囊泡在神经末梢的回收和再充满。兴奋和分泌之间的延迟在快突触大约为200μs。

3. 神经肽的作用方式　神经肽的种类繁多，其作用方式亦十分复杂。一种神经肽可能有一种作用方式，也可能有多种作用方式。有的神经肽，因为有神经递质的作用方式，有人建议将其归类为神经递质，如一级传入系统内的SP，被公认是起神经递质的作用。归纳起来，神经肽的作用方式可分为以下几种。

（1）神经递质方式（突触传递方式）：像经典神经递质一样，神经肽从神经末梢释放后进入突触间隙，作用于突触后膜的特异性受体，引起突触后神经元或靶细胞产生兴奋性或抑制性的动作电位。因此，这一传递方式亦称突触传递方式。

按照神经递质的标准，已经得到公认的经典递质包括Ach、儿茶酚胺、5-HT和氨基酸等少数几种。近年来，越来越多的事实和证据表明，神经递质的队伍在不断地扩大，原来制订的标准也越来越受到挑战。有人曾提出这样的建议，认为凡是存在于神经纤维内的神经肽，只要是神经末梢去极化能导致该种神经肽的释放，并作用于突触后膜的特异性受体使突触后神经元的机能活动发生变化，就可将该种神经肽列为递质。换句话说，只要神经肽具有像神经递质那样的突触传递作用方式，就可列为递质。突触传递方式具有距离近、传递速度快、作用强和选择性专一等特点，是神经网络、环路传递神经信息的主要方式。一些实验研究表明，好多种神经肽符合上述标准。例如，免疫组织化学研究表明，脊神经节神经元的胞体合成SP，SP随着轴浆流输送至神经末梢，随着中枢突到达脊髓后角，含SP的神经纤维和终末主要分布于后角的Ⅰ～Ⅴ层；随着周围突到达周围组织。免疫电镜的研究表明，SP在突触小泡的含量最集中；灌流新生大鼠的离体脊髓时发现，重复刺激脊神经后根后，灌流液中SP免疫反应明显增强。此外，SP在引起蛙脊髓运动神经元去极化的同时，还会增加膜的电导。这些研究结果均表明，SP是一种神经递质。现在似乎已得到公认，初级感觉传入系统中由中枢突输送到后角的SP，为传递痛觉的神经递质，而由周围突输送到周围组织的SP，则参与周围组织反应，如血管舒张、血浆渗出等类似炎症的反应等。现在，脑啡肽（ENK）、血管活性肠肽（VIP）等神经肽，亦被公认为主要是作为神经递质在体内起作用。

（2）神经激素方式（神经内分泌方式）：早已熟知，由下丘脑释放的TRH、促肾上腺皮质激素释放激素（CRH）和促性腺激素释放激素（LHRH），以及储存在神经垂体的催产素（OT）、血管升压素（vasopressin，VP）等神经肽是神经内分泌物质，从神经末梢分泌后，随血液循环运输，作用于远隔的靶细胞，起神经激素或外周激素的作用。现已明确，分布于血管壁的感觉神经末梢含有SP，末梢分泌的SP进入血液循环，起神经激素样作用，作用于远隔的特异性受体，引起血管平滑肌舒张、血压下降等反应。

（3）神经调质方式（突触调制方式）：调质是指起调节作用的物质，对靶细胞起神经调制物的作用，就是说调质不直接作用于靶细胞使靶细胞产生动作电位，而是改变突触前终末递质的释放或改变靶细胞对释放的递质的反应程度，因此又称为突触调制方式。大多数神经肽都具有神经递质样作用或神经激素样作用，兼具神经调质的作用，只起调质作用的神经肽的数目极少。

神经调质像神经递质一样，都是在神经细胞的胞体内合成，输送至突触前神经终末内，由神经膜去极化而释放，作用于特异性的受体而产生生物学效应。所不同的是，神经调质本身并无信息传递功能，它不是直接激活受体偶联的膜电导，而是改变这种膜电导，从而改变神经元的膜电位和改变神经元对神经递质的反应。

神经调质的这种突触调制方式，多半是通过类似旁分泌方式起作用。所谓旁分泌方式，是指神经细胞释放的起调质作用的神经肽，不像突触传递神经递质通过狭窄的突触间隙到达突触后神经元那样，而是像旁分泌那样弥散至周围的靶细胞与其特异受体结合而发挥作用。这种作用方式弥散速度慢，起效亦慢，作用较弱，在选择性方面也逊于神经递质。

一个研究得比较清楚的例子，是牛蛙交感神经节中存在的LHRH。牛蛙交感神经节的特点是第7、8交感节的节后神经元的B细胞和C细胞是分开的。电刺激第7和第8对脊神经，只在C细胞记录到快EPSP、慢EPSP和迟慢EPSP 3种EPSP。电刺激第7对交感神经节以上的交感链，在B细胞只记录到快EPSP和慢EPSP，这两种电位可分别被烟碱样胆碱能阻断剂（二氢-β-刺桐啶，dihydro-β-erythroidine）及毒蕈碱样胆碱能阻断剂（阿托品）所阻断。而且，切断第7对交感神经节以上的交感链，再刺激第7、第8对脊神经仍可在B细胞记录到迟慢EPSP。这些结果说明，有一种细胞间的信息物质弥散到B细胞，现已证明它是LHRH。其根据：①LHRH存在于交感神经节前神经纤维末梢；②电刺激或高钾溶液可引起Ca^{2+}依赖的LHRH的释放；③LHRH的拮抗剂可阻断电刺激或微电泳所致LHRH引起的迟慢EPSP；④无论是电刺激还是微电泳所致的LHRH引起的迟慢EPSP，其离子基础都是相同的；⑤LHRH具有神经调质作用缓慢而持久的特点，因为没有有效的灭活机制，可弥散几十微米甚至更远，通过非突触联系作用于邻近的靶细胞，发挥非突触性神经分泌效应。

神经肽以神经递质方式，又以神经激素方式、神经调质方式发挥生物学活性，血管升压素（AT II）是个很好的例子。AT II是一种强力的血管收缩剂，通过AT1受体使平滑肌收缩。AT II还能增加NA的传递，主要通过：①激活交感神经末梢的突触前AT1受体增加NA释放；②抑制突触前交感神经末梢摄取NA；③刺激由左旋多巴合成NA；④增加效应细胞（平滑肌细胞）对NA的反应。前列腺素（PG）通过作用于其突触前受体阻碍AT II介导的NA释放，而AT II反过来又刺激前列腺素释放。

由于神经肽的种类繁多，作用方式亦多样，有的神经肽可能具有上述多种方式，有的可能只有其中一种或两种作用方式，如SP，由于作用部位不同，既起神经递质作用，也起神经激素样作用，甚或起神经调质作用。

（三）神经肽的降解和失活

与神经肽在血浆中的快速灭活相比，它在细胞内的降解明显很少。一些蛋白的水解产物没有生物活性，许多前体的酶修饰也可产生无活性的代谢物。神经肽降解为无活性的片段可以发生在粗面内质网或高尔基复合体中，也可发生在分泌颗粒中。

由于肽酶广泛存在，如在血浆和其他组织中，包括神经胶质，故细胞外的神经肽灭活发生迅速。神经肽在胃肠道被快速灭活，因此口服无效。需注意的是，外周给予神经肽的效应比它们的生物半衰期（15～20min）要长许多，这是由于神经肽与细胞膜牢固结合，可显著保护它们不被蛋白酶水解，使它们能够维持受体介导的第二信使效应数小时。

神经肽的降解一般都没有重新再摄取的方式，因此酶促降解是神经肽失活的主要方式，这也是神经肽与经典递质的主要不同点之一。脑内含有多种酶类可使神经肽降解和失活，如氨肽酶（aminopeptidase）、羧肽酶（carboxypeptidase）和内肽酶（endopeptidase）等。脑啡肽的失活主要是通过氨肽酶，其次是脑啡肽酶（也称为内肽酶24、11，endopeptidase 24、11）。β-内啡肽则通过其氨基酸分子序列中N端乙酰化而失活。内肽酶的种类较多，最近发现的一种内肽酶，专门切在SP的7～8位苯丙氨酸两侧的肽键使之灭活。

其实，探讨神经肽降解酶的更重要的目的，在于探讨降解酶的抑制剂，以阻断或抑制神经肽的降解。然而，像任何药物一样，肽酶抑制剂在不同的浓度时，对不同肽的特异性亦不同。例如，塞奥芬（thiorphan）是内肽酶24、11的选择性抑制剂，但只是在低浓度时；在高浓度时它也抑制血管紧张素转换酶（angiotensin converting enzyme）。要证明一种肽酶是否参与内源性神经肽的降解，应有下列依据：①这种肽酶是否存在于试验的组织内；②它裂解的肽是否参与神经信息传递；③该酶抑制剂是否能增强外源性神经肽产生的反应；④肽酶抑制剂能否增强相应的生理学反应和肽水平的恢复。

肽酶的降解作用常常是终止对应肽的生物学作用的机制。然而，某些情况下肽的一些生物学作用却被这种降解而增强。例如，降钙素基因相关肽可引发豚鼠嗜酸性多形核白细胞轻度化学趋向性反应，但是，胰蛋白酶对CGRP的降解作用却引起该种白细胞化学趋向活动增强。这些结果提示，当体内释放的CGRP降解时，某些生物学活性被终止了，而另外一些生物学活性可能会增强或持续更长时间。

神经肽酶促降解的生理意义：一是通过一些肽酶控制机体内的神经肽在一定的水平范围，二是改变某种神经肽的生物学作用。例如，通过某些酶使其失活，完全失去生物学作用，或通过某些酶使其从肽-受体复合物上解离或使其转化为一种非敏感的形式而终止其作用，或通过某些酶使其在作用部位被清除而丧失生物学作用。

三、神经肽与经典递质共存

Dale法则认为，一个神经元只释放一种神经递质，它的所有末梢中也只能含有同一种递质。这一法则已经被越来越多的研究结果所否定。20世纪随着免疫组织化学的问世和发展，1980年瑞典学者首先发现，一个神经元可含有两种或两种以上的神经活性物质，通常是一种经典递质和一种或两种以上的神经肽。例如，在多种哺乳动物和人的肾上腺细胞及椎前神经节中含有NA和脑啡肽，在猫、犬和猴等动物的颈动脉球Ⅰ型细胞含有DA和脑啡肽，胆碱能神经元含有VIP，下丘脑弓状核中有些神经元含β内啡肽（β-EP）和促肾上腺皮质激素（ACTH）2种肽，延髓后部的一些神经元含5-HT、SP和TRH 3种肽，哺乳动物和人的脊神经节中含有至少SP、CGRP、DYN和CCK（缩胆囊素）4种神经肽。还有研究认为，几乎所有的SP阳性的脊神经节神经元，都呈CGRP阳性反应，神经肽共存及其与经典递质共存已得到公认，这样的例子繁多，不胜枚举，常见的共存现象见表6-1。

表6-1 神经肽与经典递质的共存部位

经典递质	神经肽	共存部位
DA	ENK	颈动脉体（猫）
	CCK	腹底盖区（大鼠、小鼠、猫、人及猴）
	NT（神经降压素）	腹底盖区（大鼠）
NA	ENK	肾上腺髓质（狗）、蓝斑（猫）
	NPY/BPP（牛胰多肽）	延脑（大鼠、人）、蓝斑（大鼠）、交感神经节（大鼠、人、猫）
	VP/ADH（血管升压素/抗利尿激素）	蓝斑（大鼠）
	SS（生长抑素）	交感神经节（豚鼠、牛）
ACTH	ENK	肾上腺髓质
	BPP/NPY	延脑（大鼠）
	SP	延脑（大鼠）
	NT	孤束核（大鼠）
	CCK	孤束核（大鼠）

续表

经典递质	神经肽	共存部位
5-HT	SP	脊髓（大鼠）、延脑（大鼠、猫）
	TRH	延脑（大鼠）
	SP+TRH	脊髓、延脑（大鼠）
	CCK	延脑（大鼠）
	ENK	延脑（大鼠）、脑桥（猫）
Ach	ENK	脊髓（大鼠）、节前神经（猫）、耳蜗神经（豚鼠）
	SP	脑桥（大鼠）
	SP+ENK	睫状神经节（鸟）
	VIP	自主神经节（猫）、皮质（大鼠）
	Galanin（神经节肽）	基底前脑（大鼠）
	CGRP	延脑运动神经核（大鼠）
	NT	椎前神经节（猫）
	LHRH	交感神经节（牛蛙）
	SS	心（蟾蜍）
GABA	SS	丘脑（猫）、皮质、海马（大鼠、猫、猴）
	CCK	皮质（猫、猴）
	NPY	皮质（猫、猴）
	Galanin	下丘脑（大鼠）
	ENK	视网膜（鸡）、苍白球腹侧区（大鼠）
CGRP	SP	脊神经节、脊髓
	NKA	脊神经节、脊髓
Glycine	NT	视网膜（斑鸠）

　　神经肽共存或与经典神经递质共存，不仅见于神经元细胞体，也沿着轴突顺着轴浆流至轴突末梢。5-HT、SP、神经激肽A（NKA）和TRH共存于胸髓的内侧中间外侧核细胞的神经末梢。

　　在多种属的脊神经节神经元，SP和CGRP的共存现象已被免疫组织化学证实，并应用原位杂交组织化学方法证明了两者对应的mRNA在脊神经节神经元的共同表达。同时，在超微结构水平，已证明SP和CGRP共存于脊神经节神经元中枢突和周围突终末内的大致密核心囊泡中。SP和CGRP的共存还涉及它们的失活机制，如SP的作用可由于与CGRP竞争共同的失活机制而得到加强。有人以不产生行为反应的低剂量鞘内注射CGRP，结果却使鞘内注射SP引起的行为反应得到明显的延时性的增强。这一现象可作如下解释：①降解CGRP的内肽酶也对SP起作用；②CGRP本身就是SP降解的强有力的抑制剂；③CGRP可促进脊髓内释放的SP活性的恢复，这是CGRP通过阻止或减弱SP的失活加强SP的作用的可能原因。广泛存在的胺前体摄取和脱羧（amine precursor uptake decarboxylation，APUD）细胞能摄取某些氨基酸类衍生物，将其脱羧后变成单胺类递质，并储存和释放这类递质。有些肽能神经元也具有APUD细胞的化学特征，这可能是神经肽与单胺类递质共存的一种解释。APUD细胞多起源于神经外胚层，在胚胎发育过程中移行至神经系统、内分泌腺、消化道和皮肤等。结果，神经肽和胺类递质一起存在于上述不同的器官系统中。Pearse等根据APUD细胞释放神经肽和单胺类递质这一特点，将神经和内分泌两个系统联系起来，从发生学角度解释了神经肽与经典递质的共存现象。

　　神经肽与经典递质不但共存，且能同时释放。Vireros等观察到肾上腺髓质中共存的脑啡肽和儿茶酚胺的同时释放。共存的神经肽和经典递质同时释放，通过突触后和突触前等多种途径，发挥协同和调制作用。神经肽和递质共存的意义如下：

　　（1）共存的神经肽和经典递质共同释放后，通过分别作用于突触后膜的特异性受体，起相互协同作用，以利于更有效地调节组织器官的功能。如图6-1所示，猫唾液腺接受交感神经和副交感神经的双重支配，交感神经内含有NA和NPY，NA和NPY都可引起血管平滑肌收缩，血供减少，从而减少腺体分泌唾液，两者起协同作用。而副交感神经内含有Ach和VIP，Ach促进唾液分泌，VIP既能使唾液腺血管扩张增加血供，也能增强唾液腺上Ach受体的亲和力从而增强唾液腺分泌唾液，两者在功能上起相互增强的协同作用。

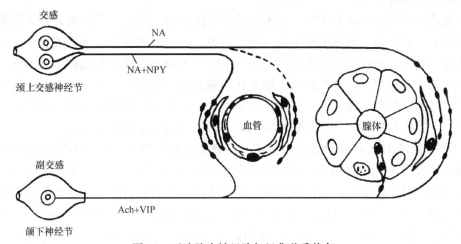

图6-1　唾液腺中神经肽与经典递质共存

　　（2）共存的神经肽和递质，可互相调节彼此的释放。经典递质可以调节神经肽的释放，反之，神经肽也可调节经典递质的释放。DA和CCK共存于猫纹状体内，神经末梢如释放CCK，则可抑制DA的释放。而且外源性的CCK也可抑制DA的释放。同样，NA和脑啡肽共存于肾上腺髓质嗜铬细胞内，当离体的肾上腺细胞利血平化使NA耗竭后，则脑啡肽的释放量明显增加。这充分表明，NA对脑啡肽的释放起抑制作用。

　　（3）共存的神经肽和递质，通过作用于突触前受体，交互调节彼此的释放。例如，Ach和VIP共存于支配猫下颌下腺的副交感节后纤维，两者释放后，除作用于各自的突触后特异性受体外，还作用于突触前受体，彼此抑制对方的释放，产生突触前交互抑制作用。

　　（4）共存的神经肽和递质，通过共同作用于突触后受体，增强经典递质的效应。例如，5-HT、SP、TRH共存于大鼠腹侧神经之中，高频刺激促使大囊泡释放5-HT、SP及

TRH，TRH和5-HT共同作用于突触后受体加强5-HT效应。而SP则通过阻断5-HT突触前受体对抗5-HT的自身抑制作用，促进5-HT释放。

（5）共存的神经肽，通过抑制对方的失活，增强对方的生物学效应。例如，大鼠脊髓内有CGRP和SP共存，而CGRP通过抑制或减低SP的失活，增强SP的作用。

综上所述，神经肽和神经递质共存具有重要的生理学意义。它们通过作用于突触前受体或突触后受体，或是交互或是单方面地，起促进或是抑制作用。其共存的意义很复杂，有许多问题尚待继续深入探讨。

四、神经肽与经典递质的区别

如前所述，有的神经肽类物质也起神经递质作用，但与经典递质比较有明显的不同之处，现归纳如下。

（一）神经肽的合成特殊

1. 神经肽合成过程复杂　与经典递质合成过程相比，神经肽的合成过程要复杂得多，现将神经肽的合成过程简单归纳如下。

首先是以肽的mRNA为模板，在胞体的核糖体上翻译合成无活性的大分子前体（前神经肽原），并在信号肽的引导下进入内质网池，在内质网池中信号肽被水解掉，形成神经肽原。之后，神经肽原和相应的酶类等一起进入囊泡，随轴浆流转运至末梢。在转运过程中，伴有酶切、二硫键形成、糖基化、酰胺化、硫酯化等翻译后加工，有的神经肽还要经过复杂的分子修饰。这一翻译后加工过程，除受酶的控制以外，还受组织特异性和不同生理状态的调控，以致相同的前体大分子可生成不同的终产物。

2. 含有肽的DNA和mRNA的组织不一定都能合成活性肽　肽的基因和mRNA翻译生成肽前体大分子，经翻译后加工生成具有生物活性的神经肽。一般来说，组织中含有mRNA就含有对应的活性肽。也就是说，组织中mRNA的量与肽的含量是平行关系；因此，测定组织中的mRNA可反映组织中肽的含量变化是由于合成所致，还是由于释放的变化所致。当然也存在例外，组织中含有肽的DNA和mRNA却不一定都能生成具有生物学活性的神经肽。例如，牛的小脑中含有大量的脑啡肽mRNA却不含有脑啡肽；猪的小脑中胆囊收缩素mRNA含量很高，其化学结构与大脑中的胆囊收缩素相同，在体外都能翻译合成胆囊收缩素，但在小脑中却测不出。这些结果提示，小脑内的mRNA的翻译和翻译后加工过程可能有障碍。类似的情况也见于大鼠的心脏，其脑啡肽的含量与脑相似，也可测到少量的脑啡肽前体，但却测不出脑啡肽。

3. 同一前体在不同部位和组织生成不同的终产物　如大分子前体阿黑皮素（POMC），在垂体前叶主要生成ACTH、β-促脂解素（β-LPH）和的β-EP，在垂体中叶主要生成α-促黑色素细胞激素（α-MSH）、促肾上腺皮质激素样中叶肽（CLIP）和β-EP，在下丘脑主要是生成β-EP、少量的β-EP（1～27）和β-EP（1～26），在脑干主要生成β-EP。在垂体前叶之所以β-EP量很少，是由于大部分没有乙酰化，而在其他部位是由于大部分被乙酰化而含量多。当然，同一前体在不同部位和组织生成的终产物不同，其原因也可能是乙酰化以外的翻译后加工的不同。

此外，同一种神经肽是否被乙酰化，其生物活性和生物学效应也发生变化。例如，β-EP乙酰化后，其对μ型和δ型阿片受体的亲和力下降约1000倍，而其镇痛效应仅仅下降100～200倍。再如，α-MSH乙酰化后，其对促黑色素细胞的促黑作用增强，但其抗阿片类镇痛的效应却减弱了。

（二）神经肽的作用复杂多样

1. 神经肽有多种作用方式 一般来说，神经肽的作用方式可归纳为如下3种：①同一种神经肽可作为神经递质，以递质的方式作用于靶细胞，引起相应的功能效应，完成神经元与神经元之间、神经元与效应器之间的神经信息传递；②作为激素，以神经内分泌的方式，随着血液循环作用于远隔的靶细胞；③作为调质，以旁分泌的方式，通过对经典递质等的调节，间接作用于效应器细胞引起相应的功能改变。

神经肽的多种传递信息的方式，说明了机体功能调节的复杂性，也给人们探讨神经肽的作用增加了不少的难度。当然，并不是所有的神经肽都具有上述3种作用方式，有的可能只具有其中的一种。

2. 神经肽的功能多样 每种神经肽或每个肽的家族，几乎都有多种不同的功能。例如，内源性阿片肽，除有镇痛作用外，还对运动、循环、呼吸、消化、内分泌、体温和免疫功能等起调节作用。再如速激肽，不仅是痛觉传递的递质，也参与对神经内分泌、心血管效应、呼吸、消化等功能的调节。

3. 作用部位不同功能效应也不同 多数神经肽既可作用于中枢，又可作用于外周，但引起的功能效应可能不同。例如，β-EP在中枢神经素有镇痛和抑制呼吸的作用，在外周却有免疫调节作用；大鼠严重烫伤时，脑内和血浆内β-EP含量均明显升高，脑内的升高可强烈抑制心血管功能，但血浆内含量的升高对血管的作用尚不清楚。再如，初级传入神经元，其中枢突释放的SP主要是传递痛觉起神经递质的作用；而其周围突分布到关节腔的感觉神经末梢将SP释放入关节腔，促使滑膜细胞增殖、刺激前列腺素E_2和胶原酶的释放，进而参与关节炎症的病理生理过程。

即使在中枢神经系统，在不同的部位，同一神经肽的作用也可能不同，甚至作用相反。例如，将强啡肽注入脊髓蛛网膜下隙，可产生明显的镇痛作用；但将其注入脑室，不仅不能产生镇痛作用，反而对抗吗啡的镇痛作用。又如，内源性阿片肽具有致惊厥和抗惊厥的双重作用，在海马和杏仁核等结构对惊厥发作似乎是起兴奋性作用，而在黑质和下丘脑等结构对抗惊厥似乎是起兴奋作用。

4. 剂量不同或动物种属不同作用也不同 当合理使用低剂量的LHRH时，有促进生育的功能；而高剂量长期连续使用，则有抑制生育的作用。也有研究证明，在中枢神经系统内，小剂量CCK8有抗阿片作用，大剂量则有促使阿片肽释放的作用。此外，在不同的动物，神经肽的作用也可不同。例如，α-MSH在两栖类和爬行类主要起调节皮肤颜色的作用，在哺乳类则可能起促进胎儿生长发育的作用。

5. 同一家族的肽对同一器官的效应也不同 同是内源性阿片肽家族，但各成员对心血管系统的效应不完全一样。例如，L-ENK可升高血压、微增心率，M-ENK则减慢心率、升降血压不恒定，α-EP呈现的升压作用大于降压作用，β-EP是短暂升压、长时间降压。经纳洛酮处理后发现，纳洛酮只对β-EP的降压、L-ENK和α-EP的升压有对抗作用，对β-EP的升压则无明显影响。

6. 对不同的细胞作用不同 神经肽通过作用于不同细胞上的特异性受体，产生的生物学效应可能不同。例如，血管紧张素Ⅱ作用于不同细胞上的特异性受体Ⅱ，可产生不同的效应反应，如动物的饮水行为增强、抗利尿激素（ADH）的释放和醛固酮分泌增加、增强NA的血管收缩等效应。虽然对不同的细胞可产生不同的作用，但在作为一个完整的机体上，这些效应是协调一致的。因此，在探讨神经肽的功能时，既要分析其对不同细胞或器官的作用，又要把握机体的整体生理效应。

7. 神经肽与递质共存的作用复杂 已如前述，一个神经元可以含有两种以上的活性物质，它们可以是经典递质、神经肽或调质。释放的活性物质通过其特异性的受体，产生不同的反应。这些活性物质的共存，使神经调节的形式多样化，也使神经肽的作用更加复杂。这些活性物质的共存，共同释放，其意义在于：①起相互协同或拮抗作用；②一方调节另一方的释放，使效应增强或抑制；③交叉调节彼此的释放，产生相互抑制作用。

作为一个完整的机体，经典递质和神经肽共存，可使机体的调节和控制更加精密和完善，但其共存的意义远非于此，有些问题尚需进一步的探讨。

五、神经肽的信号转导机制

神经肽通过作用于效应细胞上的特异性受体，传递神经信息而发挥生物学效应。神经肽受体大多数为G蛋白偶联受体，也有酪氨酸激酶偶联受体和细胞因子受体。

（一）G蛋白偶联受体

神经肽与其特异性受体结合后，即与膜上的另一种蛋白（偶联蛋白）结合，促使偶联蛋白释放出活性因子，这种活性因子与受体的效应器发生反应，并调节效应器的活性。由于偶联蛋白能结合并水解三磷酸鸟苷（GTP），而且其功能也受GTP-GDP转换的调节，所以通常称之为G蛋白。与跨膜信息传递有关的G蛋白种类繁多，但它们无论是在结构上还是在功能上都有许多共性，即所有此类G蛋白都是膜蛋白，都由3个不同的亚单位组成，α亚单位分子量为39～40kDa，β和γ亚单位通常组成紧密的二聚体，共同发挥作用。不同G蛋白的结构上的差别主要表现在α亚单位上。正因为α亚单位的多样化，才使G蛋白对多种功能的调节得以实现。

神经肽受体几乎都属于G蛋白偶联受体，神经肽作用于3种亚型，即Gs、Gi和Gq。现以速激肽受体介导的信号转导为例，介绍其从膜到核的传导机制。

当细胞外环境中不存在神经肽配体或受体激动剂时，G蛋白的3个亚单位呈聚合状态，α亚单位与GDP结合形成Gαβγ-GDP。而当细胞外环境存在配体或受体激动剂时，α单位与受体结合，受体内在化，释放GDP形成配体、受体、Gαβγ复合体，在Mg^{2+}存在的条件下，GTP取代GDP，激活了G蛋白，并使整个复合体解离为3部分：对激动剂呈低亲和力状态的受体、βγ复合体和α-GTP亚单位。α-GTP可结合并激活效应器-磷脂酶C（phospholipase C）。α亚单位本身具有ATP酶活性，可水解GTP变成GDP，这样α-GTP再与βγ亚单位形成稳定的Gαβγ-GDP复合体。

与3种速激肽受体亚型结合的G蛋白为对百日咳毒素不敏感的G9/G11家族。当α亚单位与βγ亚单位分离后，激活细胞内的磷脂酶C。磷脂酶C水解细胞膜内的二磷酸磷脂酰肌醇（phosphatidyl inositol bisphosphate，PIP$_2$），生成三磷酸肌醇（inositol triphosphate，IP$_3$）和甘油二酯（diacyl glycerol，DAG）。IP$_3$通过作用于特异性受体促使粗面内质网内储存的Ca^{2+}从粗面内质网释放，DAG通过作用于PKC，开放细胞膜上的L型钙离子通道，使细胞外钙离子内流，结果均促使细胞内Ca^{2+}浓度升高。

可见，磷脂酶C是速激肽受体在细胞内的主要效应器。但是，由于细胞种类的不同，速激肽受体G蛋白的种类也可不同，通过激活不同的效应器而发挥生物学效应。例如，在培养的成神经细胞瘤细胞和狗的甲状腺，腺苷酰环化酶（adenylylcyclase）是速激肽受体在细胞内主要起兴奋作用的效应器，而在大鼠唾液腺则起抑制作用。

细胞内钙离子浓度升高，激活钙调激酶（此时为短时程反应）。钙调激酶进一步激活细胞核内的转录因子SRF（血清反应因子）和CREB（cAMP反应元件结合蛋白），从而使SRF和CREB磷酸化，两者分别与靶基因的启动区Ⅱ（SRE或CRE）结合，启动靶基因的转录，产生生物学效应，为长时程反应。

由于神经肽的种类繁多，它们的特异性受体G蛋白也不尽相同，其细胞内信号转导的途径可能不完全相同，但引起细胞内钙离子的变化这一点可能是共同的。

（二）酪氨酸激酶受体

酪氨酸激酶受体与G蛋白不同，其跨膜构型比G蛋白偶联受体简单得多，只有一个跨膜环，该环将细胞外的N端和细胞内的C端分开。与配体结合的受体细胞外区也富含半胱氨酸和糖基化部位，N端的糖基化部位为Asn-X-Ser/Thr序列的天冬酰胺。胰岛素、胰岛素样生长因子和神经生长因子基因家族等NTFs的受体多属于酪氨酸蛋白激酶偶联受体。

细胞内部分含有非常保守的蛋白激酶催化结构式，对于跨膜信号转导和磷酸化是非常必要的。酪氨酸激酶首先启动细胞质内的一连串的蛋白磷酸化，这些反应对于生长和发育是特别重要的。

六、神经肽通过血脑屏障的转运

（一）神经肽穿过血脑屏障的路径

血液循环中的神经肽如何发挥其中枢作用在过去20年间是被深入讨论的话题。血脑屏障（blood-brain barrier，BBB）对大的神经肽来说，是一个阻止其通过的有效地结构屏障，BBB选择性地把中枢与外周组织合成和释放的神经肽区分开来。血液循环中的神经肽通过3个机制穿过BBB来发挥其中枢作用。

1. 通过孔隙和胞饮穿透 在其他组织中通过孔隙和胞饮穿透是分泌小泡穿透毛细血管的常见途径，但由于大脑毛细血管内皮细胞只有很少的胞饮小泡和紧密连接，此途径几乎不可能。但是，构成BBB的结构成分并不能完全防止渗漏，有证据显示少量的白蛋白可以进入中枢神经系统，使脑脊液中白蛋白浓度达血清中浓度的0.5%。

2. 穿膜扩散 通过内皮细胞膜的扩散高度依赖于物质的物理、化学特性，尤其是其脂溶性。但化合物的其他特性也影响穿透性，包括离子化程度、相对分子质量、形成中性电荷复合物的能力等。近来的研究提示氢键也可帮助穿透BBB。穿透扩散为非饱和性的，扩散程度可随着肽浓度的增加而呈线性增加。一些肽，如[^{125}I]N-Tyr-δ-睡眠诱导肽、促甲状腺激素释放激素和α-促黑色素细胞激素是通过这一通路穿过BBB的。胰岛素可通过该通路扩散，但也可通过另一种可饱和转运系统进行转运。

3. 载体介导机制　水溶性分子几乎只通过特定的载体介导机制来转运。大多数神经肽是水溶性的，分子量较大，易被酶降解，那些缺乏载体转运系统的神经肽被排斥在脑组织之外。神经肽转运系统与其他组织中类似的转运系统有共同的特点，即饱和性、高度特异性和立体构型特异性。神经肽通过特定载体介导机制穿透脑毛细血管内皮包括3个步骤：①神经肽与毛细血管内皮上特殊的神经肽受体结合；②肽-受体复合物胞吞并转移至内皮细胞质内；③神经肽在屏障的另外一侧通过胞吐作用释放。

由此途径受体介导的突触信号被传递至其他中枢神经元，这个有争议的假说被室周器中存在许多不同的神经肽受体所证实。受体介导的胞吞可能为一些大的神经肽包括胰岛素提供双向转运，当受体介导的胞吞与神经肽的胞吐结合时，该运输系统被称作穿胞运输（transcytosis）。

（二）神经肽转运系统

不同的神经肽其穿透BBB可能通过不同的路径和机制。神经肽转运系统有饱和性，并且对立体构型高度特异。在这些系统中，一些将肽转运入脑，一些将肽转运出脑，一些则双向转运。

从脑到血液的神经肽转运至少有两个独立系统。第1个是肽转运系统1（PTS-1）。该系统可转运N端有酪氨酸的小肽，如有抗阿片作用和抗抑郁作用的4肽Tyr-促黑色素细胞激素抑制因子（MIF）-I（Tyr-Pro-Leu-Gly-NH$_2$）、Tyr-W-MIF-I（Tyr-Pro-Leu-Gly-NH$_2$），以及有止痛作用的甲脑啡肽、亮脑啡肽和强啡肽1-8。PTS-1只负责从脑到血液方向的转运。这些小肽似乎共用一个载体，Tyr-MIF-I和甲脑啡肽经脑室注射后以相同速率清除；被双向转运的亮脑啡肽，可能用另外一个转运系统从外周入脑。第2个系统为双向转运系统。该系统转运血管升压素样肽，该肽在BBB似乎有饱和性。血管升压素可完整地双向穿透BBB，血管升压素受体可能与神经肽的细胞摄入或结合有关。

神经肽本身可能通过影响紧密连接的功能和饱和性系统的转运速率，甚至通过改变内皮细胞膜的组成而改变BBB对其他物质的穿透性。神经肽在外周有血流动力学作用，从而影响脑血流，改变血流依赖性物质从血液到脑的通路。血管升压素调节几种氨基酸的进入，如亮氨酸。而亮氨酸、脑啡肽、缓激肽、血管紧张素和细胞因子可增加BBB对其他肽、钾离子转移和水通过的穿透性。促黑色素激素也可通过这几种方式改变BBB的穿透性。

（马　腾，焦海霞）

第七章　神经元跨膜信息传递

在机体中，神经元的各种功能，包括发育成熟、生长存活、细胞骨架构成、基因表达、信息的传递、功能适应的过程均与细胞表面激活继而引起胞内信号的传递有关。神经元和神经胶质细胞对神经递质、生长因子及其他信号分子产生的效应是由这些细胞的受体以及一系列从胞外到胞内的信号传递途径决定的；还与酶、离子通道及细胞骨架蛋白等的作用有关。细胞膜上的受体与配体特异性识别并结合后，参与了信息物质的放大或产生，进一步影响细胞代谢。信号转导系统还可以调节基因转录水平，决定细胞的分化和功能状态。

第一节　受体的分类

受体介导的跨膜信号的传递过程包括三个主要环节，即受体配体的相互识别、胞内信号的转导和生物效应的产生。不同时期激活的几种信号系统使细胞信号的传递更加复杂。根据受体本身的结构及其效应体系的不同，可以把受体的跨膜信号的传递机制分成三种（图7-1）：

第一种信号系统是配体门控离子通道，如烟碱型受体、γ-氨基丁酸A型（GABA$_A$）受体和甘氨酸（Gly）受体，以及所有的化学性离子通道。该信号系统传递迅速，10ms内即可激活和灭活，使得神经系统多突触间的快速联系成为可能。该系统的受体本身是由配体结合部位与离子通道两部分构成（烟碱型受体是Na$^+$通道，GABA$_A$及Gly受体是Cl$^-$通道），当配体与受体结合时，离子通道开放，细胞膜的通透性增加。

第二种信号系统是受体酪氨酸激酶信号系统，通常是与生长因子、营养因子结合，在神经元的生长、分化或存活中起重要作用。该系统的受体本身具有某种酶的活性，其催化部位在细胞膜的内面，当配体与受体结合后可以改变酶活性，从而导致一系列效应。

第三种信号系统也是数量最多的是G蛋白偶联信号系统，该系统需要多步反应，信号传递时间为100~300ms以至几分钟。虽然传递速度不快，但是该信号调节系统调节方式丰富，并具有级联放大和可塑性的特性。该信号系统通常是先在细胞内生成第二信使，进而激活包括蛋白激酶在内的一系列蛋白，调节细胞过程。该系统的受体可以识别各种信息（如激素、递质、药物、光线等），并与之发生相互作用。细胞膜内面的则是各种效应器，如某些酶（腺苷酸环化酶、cGMP磷酸二酯酶、磷脂酶C）或者离子通道等。位于受体与效应器之间的则是偶联蛋白。被激活的受体促使偶联蛋白释放其活性因子，以调节效应器的活性。由于该系统的偶联蛋白都能结合并水解GTP，而且其功能也受GTP-GDP转换的调节，所以通常称之为G蛋白。

目前的研究表明上述所有膜受体都是膜蛋白，它们可以分为三个区域：在膜外侧面的肽链末端、跨膜部分和细胞内部分。膜外侧部分常被多糖修饰，这一区域多由亲水性氨基酸组成，而且有时形成二硫键，以联系同一受体的不同部分或其他受体。跨膜部分

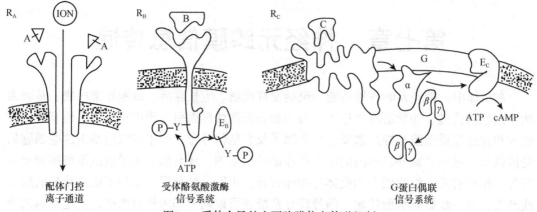

图7-1　受体介导的主要跨膜信息传递机制

R_A、R_B、R_C：受体；A、B、C：配体；ION：离子；E_B、E_C：效应物；G：G蛋白；Ⓟ：磷酸化

多由疏水性氨基酸组成，形成α螺旋结构，每个结构含20～25个残基，有的受体肽链存在多个跨膜螺旋，这一区域与一些受体和配基的结合有密切联系。细胞内部分肽链的C端在细胞内，受体与效应器偶联的部位或本身的效应部位（如酪氨酸激酶）也都在细胞膜内。

第二节　离子通道型受体

由于这种受体直接操纵离子通道的开关，改变细胞膜的离子通透性，因此它们大都介导快速的信号传递，而无须产生其他细胞内信使物质，其典型的例子就是肌肉的N-乙酰胆碱受体。它由4种亚单位组成ααβγδ五聚体。每个亚单位都由若干跨膜区段组成，共同围成一个离子通道。乙酰胆碱的结合位点在α亚单位的细胞膜外侧。

其他许多受体门控离子通道，如甘氨酸受体、γ-氨基丁酸A型受体、谷氨酸受体等，都是由数目和种类各异的亚单位组成这样的通道。值得指出的是，根据通道对离子的选择性，可以将其分成阳离子通道和阴离子通道两类。这与各亚单位靠近通道出、入口处的氨基酸残基所带的电荷密切相关。阳离子通道（如N-乙酰胆碱受体-Na^+通道）入口处的氨基酸多带负电荷，反之，阴离子通道（GABA受体-Cl^-通道）则多带正电荷。

一、乙酰胆碱受体

乙酰胆碱（Ach）受体是由5个亚基组成的，包括2个α、1个β、1个γ和1个δ亚基。受体的相对分子质量为2.7×10^5，Ach与受体的α亚基相结合。

图7-2显示的是胞膜上Ach受体的结构。图中A是1983年Claudio等提出来的α亚基的结构模型。图中B为Ach受体中所包含的5个亚基排列顺序的三维结构图。2个α亚基、1个β亚基、1个γ亚基和1个δ亚基围绕一个中心通道，α亚基被1个β亚基或γ亚基分离开，每个α亚基都有一个Ach结合位点。中央通道呈漏斗状，大的圆锥形部分面向膜外，狭长的部分位于膜内。圆锥形部分由各个亚基位于膜外空间的部分构成，狭长部分由各个亚基的M2部分构成。M2中的一些氨基酸带有电荷，氨基酸中带电荷的部分排列在α螺旋面对通道的

一侧，氨基酸的疏水部分排列在α螺旋的另一侧，这样的α螺旋称为两性α螺旋。

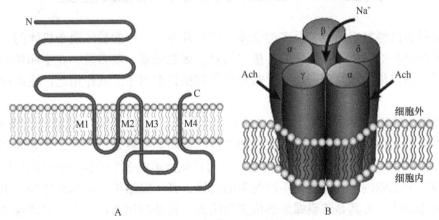

图7-2　Ach受体的分子结构图

A. α亚基的结构；B. Ach受体中各亚基的组成

Ach的结合位点位于α亚单位N端的二硫键附近。Ach受体的原位实验显示，Ach结合位点附近的二硫键特别容易被还原，用放射性的烷化剂可确定它们是α亚单位第192位和193位的半胱氨酸残基。在天然Ach受体中，这种由两个邻位半胱氨酸残基形成二硫键的独特情形仅出现在Ach受体的α亚单位，在其他三种亚单位中没有发现。由于受体有两个α亚单位，因而有两个Ach结合位点，这与生理学证据相一致，证明必须有两个Ach分子与受体结合才能完全开放通道。这两个结合位点的药理学特性稍有差异，可能是由于周围环境的不同所致。用α银环蛇毒素与Ach受体结合而可被Ach竞争性阻断的实验表明，Ach结合位点的一部分靠近第192位半胱氨酸。

二、谷氨酸受体

谷氨酸是哺乳动物中枢神经系统最常见的兴奋性递质。谷氨酸受体有三种亚型，即N-甲基-D-天冬氨酸（NMDA）受体、使君子氨酸（QA）受体和海人藻酸（KA）受体，后两者合称为非NMDA受体。最近又发现一类L-AP$_4$型受体。

NMDA受体有独特的电压依赖性。在静息状态时，其受体通道被Mg^{2+}堵塞，去极化将通道中的Mg^{2+}逐出而打开NMDA受体通道。现已克隆出的NMDA受体有NR_1、NR_{2A}、NR_{2B}、NR_{2C}、NR_{2D}和NR_L等多种亚单位，并且它们的基因在海马神经元发育过程中的不同时期表达。QA受体分为两种亚型，一种是离子型受体，开启时直接开放阳离子通道，曾称为Q_1受体，因发现AMPA（α-氨基-3-羟基-5-甲基异噁唑-4-丙酸）是Q_1受体的选择性激动剂，现称为AMPA受体。第二种亚型是代谢型受体（mGluR），激活时促使磷脂酰肌醇（PIP$_2$）水解，产生甘油二酯（DG）和三磷酸肌醇（IP$_3$）两种胞内第二信使，又称之为Q_P受体。

除了细胞外的信使物质以外，一些细胞内的信使物质如cAMP、cGMP、1,4,5-三磷酸肌醇（IP$_3$）等，它们的受体位于细胞内的各种膜结构之上，也属于离子通道型。这种受体的激活常常可以改变细胞内离子浓度的变化（如IP$_3$使细胞内Ca^{2+}储池的Ca^{2+}外流，提高胞质中游离Ca^{2+}浓度），本质上与胞质膜的离子通道是一样的。

第三节　G蛋白偶联受体和第二信使

这是目前已经发现的种类最多的受体，以这种方式工作的受体遍布机体的各个器官组织，其激动剂的种类包括生物胺、蛋白激素、多肽激素、肠多肽、花生四烯酸系列的活性物质、淋巴细胞活性因子、光、嗅觉以及其他许多因子。其作用之广泛由此亦可见一斑。

尽管受体的种类如此复杂，其各自的效应也各异，但这些受体与其效应器间都经过G蛋白介导，且受体在结构上也有很大的相似性。最明显的就是，所有这些受体都由一条肽链形成，其N端在细胞外，C端在细胞内；而且肽链形成七个跨膜螺旋结构相应的三个细胞外与三个细胞内环。即使是不同配基的受体，其一级结构（氨基酸序列）也表现出相当大的相似性，尤其是跨膜螺旋部位更为明显。正是利用这种特点，很多这类受体的一级结构都已经或正在用分子克隆技术予以阐明。

特别值得提出的是，分子生物学技术不仅应用于受体一级结构的阐明，同时也应用于受体功能及构效关系的研究。例如，可以相应改变克隆基因的特定位点，或者在基因中嵌入一段序列，使之形成杂合体。经过这样改变的受体基因在一定条件下得以表达后，研究其功能的改变，即可得到受体构效关系的直接证据。此外，根据受体的一级结构，制备某些关键片段肽链的特异抗体，观察这些抗体对受体功能的影响，也同样是很有效的方法。由于这些方法的应用，我们对受体与配基的结合与G蛋白及效应器的偶联机制等，都有了不少新的认识。例如，目前已知，小分子的生物胺及某些小肽受体的主要结合部位并不在细胞膜外面，而是在由若干跨膜螺旋构成的"袋状"结构之中；而大分子的蛋白激素的结合位点则主要由细胞外侧肽链的N端某些部位组成。更为特殊的是，凝血酶与其受体结合后，受体被部分切除，然后凝血酶才被激活。

一、G蛋白的结构及调节机制

（一）G蛋白的发现

根据Sutherland提出的第二信使学说，一些激素（如肾上腺素、胰高血糖素等）激活膜上的腺苷酸环化酶（adenylate cyclase，AC），生成第二信使物质cAMP，并以之调节细胞内的代谢。药理学的研究表明，AC的活性受各种特异受体的调制。当时据此提出的模式认为受体与AC是直接偶联的，或者认为受体与AC的关系类似酶的调节亚单位与催化亚单位的关系。

Rodbell等发现，只有存在GTP时，胰高血糖素才可能激活AC，同时，GTP也影响胰高血糖素受体与其结合的亲和力，显示了GTP对受体及其效应器的双重调节作用。随后，Cassel等发现儿茶酚胺类物质激活火鸡红细胞膜上的GTP酶，促使GTP水解为GDP。提示受体与效应器的相互作用并非单纯地受控于GTP，而是受体本身也能主动地参与GTP作用的调控。与此同时，Schramm等使用细胞融合技术证实β肾上腺素受体与AC是两个不同的蛋白。随后一系列的研究表明，GTP对受体-腺苷酸环化酶体系的调节需要另外一种蛋白（偶联蛋白）的参与。当这种蛋白被分离纯化之后，人们发现它具有特异的GTP结合位点，而且其活性受GTP调控，故称之为G蛋白（早期文献亦有称之为N蛋白者）。G

蛋白的发现及其结构和功能的深入研究，开辟了跨膜信息传导机制研究的新时代，由此出现了许多新突破。其发现者也因此获得了1994年的诺贝尔生理学或医学奖。

（二）G蛋白的种类和结构

与跨膜信息传递有关的G蛋白种类繁多，但它们无论在结构还是功能上都有许多共性：所有G蛋白都是膜蛋白；都由3个不同的亚单位组成；α亚单位相对分子质量在$39\,000 \sim 46\,000$；$\beta\gamma$亚单位通常组成紧密的二聚体，共同发挥作用。不同G蛋白的结构上的差别主要表现在α亚单位部分。正因为有了α亚单位的多样化才能实现G蛋白对多种功能的调节。例如，受体对腺苷酸环化酶的调节有两种结果，即激活（如β肾上腺素受体）和抑制（如阿片受体）。介导这两种作用的G蛋白也不相同，前者称为G_s，后者则称为G_i。即使是G_s和G_i也有许多不同的类型。表7-1列举了目前已知的各种G蛋白的α亚单位及其基本性质。G蛋白α亚单位的共性是它们都具有特异的GTP结合位点，有GTP酶活性，同时，都能被细菌毒素催化发生ADP-核苷化。然而不同的G蛋白可被不同的毒素催化。如表7-1所列，G_s只能被霍乱毒素催化，G_i则只能被百日咳毒素催化，而G_t则既能被百日咳也能被霍乱毒素催化发生ADP-核苷化。百日咳毒素与G蛋白反应后，使G蛋白与受体和效应器AC偶联，从而阻断了G蛋白介导的效应。而霍乱毒素则使G_s或G_t的GTP酶活性降低，使G蛋白结合的GTP不被水解，G蛋白持续处于激活状态。

表7-1　G蛋白的种类及功能

种类	相对分子质量（$\times 10^3$）	相似性（%）	毒素	组织分布	相关受体	效应/作用
$\alpha_{s(s)}$	44.2	100	CTX	广泛	βAR，胰高血糖素	AC↑，Ca^{2+}通道↑
$\alpha_{s(L)}$	45.7	—	CTX	广泛	TSH，其他	Na^+通道↓
α_{olf}	44.7	88	CTX	嗅神经上皮	嗅觉	AC↑
α_{i1}	40.3	100	PTX	广泛	M_2Ch，α_2AR	K^+通道↑，Ca^{2+}通道↓
α_{i3}	40.5	94	PTX	广泛		PLA_2↑（?）
G_{oA}	40.0	73	PTX	脑	Met-脑啡肽	?
G_o	40.1	73	PTX	脑	α_2AR_1，其他	?
α_{t1}	40.0	68	CTX，PTX	视网膜	视紫蛋白	cGMP磷酸
α_{t2}	40.1	68	CTX，PTX	视网膜	视紫蛋白	二酯酶
α_g	40.5	67	CTX	味蕾	味觉（?）	?
α_q	42	100		广泛	M_1Ch，α_1AR	其他（?）
α_{11}	42	88		广泛	其他	PLC-$\beta_1\beta_2\beta_3$等
α_{14}	41.5	79		肺，肾，肝		
α_{15}	43	57		B细胞，骨髓细胞	?	?
α_{16}	43.5	58		T细胞，骨髓细胞	?	PLC-$\beta_1\beta_2\beta_3$↑
α_{12}	44	100		广泛	?	?
α_{13}	44	67		广泛	?	?

注：相似性系指同族之中氨基酸组成的一致性，毒素指催化该种G蛋白发生ADP-核苷化的细菌毒素。? 表示未知。
PTX：百日咳毒素；CTX：霍乱毒素；Ch：胆碱受体；AR：肾上腺素受体；TSH：促甲状腺激素。

（三）G蛋白的调节机制

根据多年来大量的研究成果，总结出了如图7-3所示的G蛋白循环的作用机制。当外环境中不存在受体激动剂时，G蛋白的3个亚单位呈聚合状态，α亚单位与GDP结合（$G_{\alpha\beta\gamma} \cdot GDP$）。而当外环境中存在受体激动剂时，受体与之结合，同时释放GDP，这时受体与激动剂的亲和力较高。在Mg^{2+}存在的条件下，GTP取代GDP，并使整个复合体解离为三部分，即对激动剂呈低亲和力状态的受体、βγ复合体以及被激活的$\alpha_s \cdot GTP$亚单位。$\alpha_s \cdot GTP$可激活效应器，如腺苷酸环化酶。由于α_s亚单位本身具有GTP酶活性，因而GTP被水解成为$\alpha_s \cdot GDP$，后者再与βγ亚单位形成G_s三聚体。由于α亚单位上的GTP酶催化速度很慢，所以，一般认为GDP的释放是这个循环中的限速步骤。

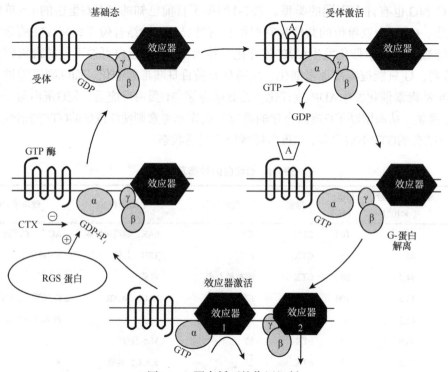

图7-3　G蛋白循环的作用机制

A：激动剂；CTX：霍乱毒素；RGS：G蛋白信号调节子

在这一反应中，实际上包括了两种调节机制，即受体调节和G蛋白调节。前者受控于相应的激动剂与其受体结合，后者则受控于GTP-GDP的转换。两种调节间存在着重要的联系。这就是G蛋白对受体亲和力的调控。释出GDP的G蛋白（$G_{\alpha\beta\gamma}$）与受体结合，此时受体处于高亲和力状态，易与相应的激动剂结合，一旦GTP与G蛋白结合，受体-G蛋白复合体即解离，释出有活性的$\alpha \cdot GTP$去激活其效应器，受体又回到低亲和力状态。

通过G_s调控的细胞功能以β-肾上腺受体对细胞糖原代谢的调节最为典型。肾上腺素激活β-受体后，通过G_s蛋白激活腺苷酸环化酶，使细胞内的cAMP含量升高，激活cAMP依赖的蛋白激酶，此激酶催化蛋白磷酸激酶发生磷酸化，并使其被激活。

以上是在生理条件下的调节过程。在实验研究中，常使用一些不易被水解的GTP衍生物，以便观察G蛋白的作用机制，常用的是CTP$_\gamma$S、Gpp（NH）p、Gpp（CH）p。这些化合物与G蛋白结合后，会使它较长时间保持解离状态，持续地影响其效应酶。

二、第二信使

神经递质作用于受体并激活G蛋白后，可以激活细胞内酶活性的变化并产生不同的细胞内信息传递物质——第二信使。由于它们是递质或激素作用于靶细胞的受体后产生，并在细胞内传递信息的小分子化合物，相对于在细胞间传递信息的"第一信使"，将其称为"第二信使"。目前在神经系统中含有约100种左右的神经递质，但是仅有少数几种第二信使。因而基本上所有的受体第二信使传导通路的形式基本上是相同的，递质与受体结合后产生活性的G蛋白，活性的G蛋白与不同的效应物结合，通过几种通路产生不同的第二信使，这些第二信使能够直接与特异的靶蛋白结合，直接或者激活一种蛋白激酶从而间接激活靶蛋白。当然，某些G蛋白可以与离子通道相偶联，调节这些通道的状态。

第四节　细胞跨膜信号传递

一、G蛋白参与调节的跨膜信息转导体系

（一）G蛋白对腺苷酸环化酶活性的调节

很多激素或递质的受体通过调节细胞膜上的腺苷酸环化酶活性产生效应。参与受体与腺苷酸环化酶偶联的有两类G蛋白：介导激活腺苷酸环化酶作用的G$_s$，介导抑制腺苷酸环化酶的G$_i$。

G$_s$通过图7-4所示的机制发挥其对腺苷酸环化酶的激活作用。其关键是生成活性状态的α·GTP。某些激素或递质与受体结合后会导致AC活性降低。人们也分离和纯化了另外一种G蛋白G$_i$。它的β和γ亚单位与G$_s$基本相同，只是α亚单位有较明显的差别（表7-1）。在抑制性受体未被激活的条件下，通过G$_s$的调节，细胞的AC保持一定的活性状态。当抑制性受体被激动时，抑制性受体与G$_i$结合，释出GDP，结合GTP，G$_i$随即解离，进而抑制AC的活性。

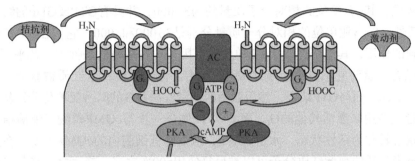

图7-4　不同G蛋白对腺苷酸环化酶的激活和抑制

（二）G蛋白通过调节cGMP磷酸二酯酶活性来调节视网膜光感传导

神经系统通过存在于感觉器官特定细胞上的感觉受体（特定的蛋白质）接受感觉传入，如视网膜细胞的视觉受体、味觉细胞上的味觉受体、嗅觉细胞上的嗅觉受体等。神经系统的通信语言是电信号。所有感觉信息都必须被转化成为电信号才能被神经系统接受。某些感受细胞本身就是神经元，而且感受刺激的受体蛋白本身就是离子通道（如触觉和肌肉张力受体蛋白就是Na^+离子通道），相应的刺激激活后即造成Na^+离子通道开放，产生动作电位。但大多数感受器都是特化的上皮细胞，受体蛋白本身也并不是离子通道。它们在接受相应的刺激之后，往往要经过G蛋白的转导以及其后的复杂机制才产生细胞膜电位变化，被神经系统感知。嗅觉受体与视网膜杆状细胞上的光受体都是以这种方式起作用的。目前对光受体的介导机制了解得已经非常深入。

视网膜由两种主要的感光细胞组成，一种是杆状细胞，另一种是锥状细胞。两种细胞又都分为内层和外层两部分，由狭窄的纤毛相连。事实上，内层和外层是在功能上高度分化的两个部分。杆状与锥状细胞的外层都具有视觉感光色素，用以吸收光的刺激，导致神经元的兴奋。这种兴奋经过第二级神经元（双极细胞）传到第三级神经元（神经节细胞），并通过神经节细胞的轴突（视神经）传向外侧膝状体中的第四级神经元。杆状细胞系统（包括杆状细胞及与之相连的各级神经元）的主要生理功能是光线微弱时产生视觉，它不能辨别颜色及精细的物体。而锥状细胞系统则以强光下的视觉功能为主，包括分辨颜色及精细物体等。杆状细胞和锥状细胞的外层都存在特殊的感光物质，接受进入眼球的光刺激，并通过特定的光化学反应产生冲动传入中枢。这方面的研究在杆状细胞中较为深入。

杆状细胞的细胞膜及其盘状体上都存在感光物质视紫红质。这是一种跨膜蛋白，相对分子质量为40 000左右，其羟基末端附近在光照后可被视紫红质蛋白激酶磷酸化，该部位也是G_t蛋白的结合位点。杆状细胞膜的电兴奋状态受细胞内cGMP的调节。在黑暗中，杆状细胞内的cGMP较高，促使细胞膜上的钠通道开放，Na^+与Ca^{2+}同时进入杆状细胞的外层部分。这时Ca^{2+}又被膜上的Na^+-Ca^{2+}交换体系排出，换入Na^+。实验表明，在黑暗中，每秒钟大约有$(1\sim5)\times10^6$个Na^+进入杆状细胞。光照使视紫红质被激活，从而降低细胞内的cGMP浓度，减少进入细胞内的Na^+，使细胞膜逐步处于超级化状态。

G_t在对cGMP-磷酸二酯酶的调节中起重要作用。像前述的各种G蛋白一样，G_t也由3个亚单位构成，其α亚单位的相对分子质量约为39 000，并具有GTP或GDP的结合位点以及GTP酶活性。β、γ亚单位的相对分子质量分别是36 000和8000，它们在cGMP的调节中不具有单独的作用，其作用类似于α亚单位调节因子。在黑暗的条件下，几乎所有的G_t都与GDP相结合，这时它不具有影响cGMP的活力。但光照使视紫红质被激活，与G_t结合后，促其释出GDP而与GTP结合，然后激活的视紫红质及G_t的β、γ亚单位分别从复合物中释出，前者重新用来激活其他的G_t，而α·GTP则进一步与cGMP磷酸二酯酶结合，使之从非活性状态转化为活性状态，水解cGMP，从而降低细胞内的cGMP浓度。在这一过程中，一个被光激活的视紫红质分子可以被反复使用500次之多，换言之，光信号在这一过程中被放大了500倍。另外，被激活的磷酸二酯酶（PDE·α·GTP）水解cGMP，同时，与α结合的GTP被α本身所具有的GTP酶水解成为GDP，结果使PDE转化为非活性状态，复合物解离，β、γ亚单位重新与α·GDP结合。这种过程循环往复，就不断地产生光感的传入冲动。

（三）G蛋白对磷脂酶C活性的调节

细胞膜上的肌醇磷酸酯是很多第二信使物质的前体。实验证实多种递质和激素的受体都与膜上肌醇磷脂特异的磷脂酶C（phospholipase C，PLC）偶联，调节其活性，从而影响诸如1,4,5-三磷酸肌醇（IP_3）和二酰甘油（diacylglycerol，DAG）等第二信使物质的产生。IP_3和DG则分别调节胞质中Ca^{2+}浓度和蛋白激酶C（PKC）活性，影响细胞多方面的功能。近年来大量实验表明，磷脂酶C的活性是受G蛋白调节的，参与这种调节的G蛋白已被克隆，是G_q和G_{11}。其调节方式以及这一信息通路的主要调节过程如图7-5所示。

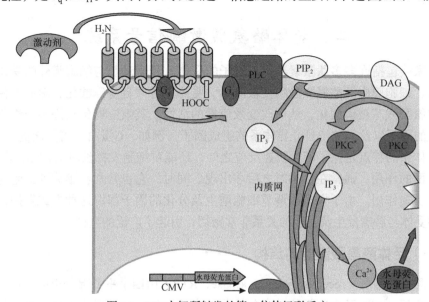

图7-5　PIP_2水解所触发的第二信使级联反应

激活的G蛋白刺激磷脂酶C（PLC），PLC使PIP_2水解成DAG和IP_3。DAG刺激蛋白激酶C（PKC）；IP_3刺激钙库释放Ca^{2+}，Ca^{2+}进而刺激各种下游酶

（四）一些受体门控的离子通道也受G蛋白的调节

以上所述G蛋白的数种功能都涉及酶活性的变化，由于这种变化才导致细胞内信息物质（cAMP、cGMP、IP_3、DAG）的变化。从而调节细胞功能。但是，在自然界中广泛存在的另一种调节方式是改变细胞膜的离子通透性或膜电位。膜电位及通透性的变化受多种机制的调节，近年来的研究表明，膜上的一些离子通道也受激素或递质的调节，如K^+通道和Mg^{2+}通道。以心房肌和心脏节律细胞为例，迷走神经释放Ach后，激活这四种细胞膜上的M胆碱受体，导致K^+通道开放，形成细胞膜超极化状态，从而使细胞的节律性去极化减慢。人们很早以前就已注意到，给予乙酰胆碱后，膜电流的变化并非即刻发生，目前认为，这种延搁的原因是M胆碱受体与K^+通道之间需要G蛋白的介导，这种G蛋白也对百日咳毒素敏感。目前，G蛋白与离子通道的研究多采用电生理方法来进行。上述心房

肌的实验是采用完整细胞电压钳技术进行的。近年来，采用膜片钳技术，可以说明G蛋白与离子通道之间的作用机制。早在20世纪80年代就有一些研究者发现，牛脑中提取的G_i蛋白质的α亚单位不能激活K^+通道。而β、γ亚单位则能激活K^+通道。当时对这种现象的原因尚不明了。但无论如何，都表明G蛋白的确是参与了K^+通道的调节。此后的研究表明，G蛋白的β、γ亚单位并不仅仅是α亚单位的调节因子，其本身对效应器也有十分重要的调节作用。此外，实验证明G_s或G_o也参与Ca^{2+}通道的调节。G蛋白对Ca^{2+}通道的调节有两种方式，一种方式与上述K^+通道的调节相类似，G蛋白与Ca^{2+}通道直接偶联，直接调节。另一种方式为间接调节，以儿茶酚胺类及乙酰胆碱等对心肌的节律及收缩力的调节为例，儿茶酚胺激活β受体，通过G_s使AC活性提高，产生大量cAMP，从而使蛋白激酶A的活性提高，而Ca^{2+}通道则是蛋白激酶的底物之一。换言之，蛋白激酶A使Ca^{2+}通道磷酸化，改变其活性。

二、受体酪氨酸激酶信号系统

这一家族包括许多多肽激素和生长因子的受体。其激动剂与细胞膜外的受体识别部位结合后，细胞膜内的酪氨酸激酶便被激活，受体聚合并自身磷酸化，然后再使效应器蛋白的酪氨酸残基被磷酸化，从而改变效应器的活性。其效应器包括许多与细胞增殖和分化有关的因子以及其他信号介导体系的组成因子。例如，G蛋白、离子通道、磷脂酶C等。这一体系的特点是除了产生快速反应之外，还能对细胞发挥长时效作用。其对DNA合成等方面的作用，通常在数小时之后才出现。同时，它也常常会影响到细胞对多种信息的复杂反馈作用。由于大多数调节细胞增生及分化的因子都以这种方式发挥作用，因此，这种受体与肿瘤发生及发展的关系非常密切，引起了广泛的重视。

（一）受体酪氨酸激酶的结构

受体酪氨酸激酶（receptor tyrosine kinase，RTP）由四个主要部分组成。位于细胞外侧的是它的识别和配基结合部位，由此接收外来的信息。与之相连的是一段跨膜结构，其氨基酸在脂双层中成螺旋状态。位于细胞内的是酪氨酸激酶的催化部位，它催化各种底物蛋白磷酸化，从而将细胞外的信息传导到细胞内部。最靠近羧基末端的肽链尾部含有一个或几个调节部位，这些部位能发生自身磷酸化，而且不同受体之间这部分的差异也很明显（图7-6）。

由于目前许多RTP的蛋白一级结构都已从其基因结构推知，而根据其结构可以将其分成两大类。每一大类中又可分成若干小类。具体见表7-2。

除了表中所列的受体之外，最近发现神经生长因子（NGF）受体也是RTP，但它既无富含半胱氨酸的区域，也无类似免疫球蛋白结构。现已证明它正是trk基因的表达产物。

（二）受体酪氨酸激酶活性的调控

1. 受体酪氨酸激酶对配基的识别及结合　RTP结合的第一步是其受体与激动剂的结合。各种生长因子的受体结合部位未与激动剂结合之前，细胞内的酶活性呈抑制状态。

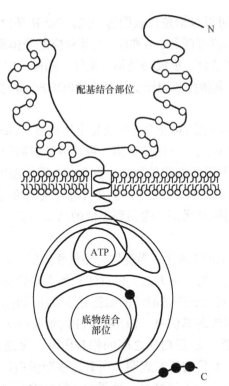

图7-6　受体酪氨酸激酶的基本结构及其主要功能部位

而一旦与激动剂结合，酶即被激活。如果因为突变失去RTP的细胞外受体识别部位（部分或全部），其细胞内的酶活性即持续高于其基础水平。识别部位关键的点突变亦可能导致酶活性持续升高。而且这些变化往往导致细胞间的信号传递异常以及癌的生成。

表7-2　受体酪氨酸激酶分类及其典型例证

分类	典型例证
第一类 细胞外部分有富含半胱氨酸的区域，而且酶的催化部位无中断	
（1）细胞外部分有2～3个富含半胱氨酸的区域，由单一肽链组成	上皮生长因子（EGF）受体、c-erbB2/neu、HER3/erbB3
（2）由二硫键相连的2α2β组成的四聚体，细胞外只有一个富含半胱氨酸的区域	胰岛素受体、胰岛素样生长因子受体（IGF-1R）
（3）由二硫键相连的αβ二聚体，一个富含半胱氨酸的区域	干细胞生长因子受体、c-met
第二类 细胞外半胱氨酸排列规则，形成富含β折叠构型的若干类似免疫球蛋白结构的部位；酶催化部位有插入的片段	血小板生长因子（PDGF）受体、集落刺激因子-1（CSF-1）受体、成纤维细胞生长因子（FGF）受体、c-kit等

2. 酪氨酸激酶受体的激活过程　激动剂与受体激活之后，往往导致受体聚合，形成二聚体受体。一般认为，二聚体的受体形成过程对其激活有重大意义。以血小板生长因

子（PDGF）受体为例，可以很清楚地表明这一点。PDGF是由两条肽链（两个亚单位）组成的生长因子，其亚单位有两种：A和B。与其对应的受体则是α和β。这样，AA型的PDGF即能与两个α型受体结合，形成αα受体二聚体。同样，BB型或AB型PDGF就分别生成ββ和αβ型受体二聚体。其他生长因子受体虽不像PDGF受体这样典型，但聚合激活的现象是普遍存在的。

生长因子受体突变后产生的功能变化也支持上述机制。c-erbB2/neu基因在664位发生点突变，以谷氨酸取代缬氨酸，形成二聚体，可造成酪氨酸激酶的持续激活。另外的研究表明，截去PDGF受体基因的细胞外部分，再令其与野生型PDGF受体基因共同表达，然后加入PDGF，虽然也形成受体二聚体，但其自身磷酸化的活性消失。如果截去该受体基因的细胞内部分后做同样的观察，也得到类似的结果。提示完整受体的聚合对其功能的重要意义。

长期激活RTP可以造成RTP内化，即受体与酪氨酸激酶一起被摄入细胞。曾经有人认为这也是受体发挥激活效应的一种方式。但近年来的大多数证据表明，这种内化是受体下调或失敏的一种方式，可使长期被激活的细胞对该激动剂的敏感性减低。

3. 激活后的RTP如何传递其信息　激活的RTP向细胞内部传递信息的方式有两种：一是蛋白磷酸化；二是蛋白质-蛋白质之间的相互作用。无论何种方式，都对其作用靶的结构有很严格的要求。大量的研究表明，所有这些靶蛋白都具有Src同源区2或3（Src homobox 2,3；SH2，SH3）。SH区域是一种蛋白一级结构的遗传保守区域，它广泛存在于多种与细胞内信息传递有关的蛋白，而且都处于非催化区域。SH2与RTP含有磷酸酪氨酸的结合部位。换言之，靶蛋白的SH2区域与RTP被自身磷酸化的区域结合。同样，这个区域也可以与其他磷酸化蛋白的磷酸酪氨酸区域结合。一般说来，靶蛋白同时含有SH2和SH3的情况较常见。但也有些靶蛋白仅含有其中之一，或同一靶蛋白中含有多个SH2或SH3区域。

根据含有SH2或SH3区域的蛋白质的性质，可以把它们分成两类：一类蛋白质具有某种酶活性或已知的功能；而另一种则仅仅起连接作用。前者包括胞质内存在的酪氨酸激酶（Src、Abl、Ayk、Csk等）、磷脂酶Cγ（PLCγ）、Ras-GAP、蛋白酪氨酸磷酸酶（protein tyrosine phosphatases，PTPs）等。典型的起连接作用的第二类SH2/SH3蛋白是c-Crk（两个SH2，一个SH3），Grb2（一个SH2，两个SH3），Nck（一个SH2，三个SH3）。目前还发现有些蛋白兼具上述两种作用，例如，肌醇磷脂-3-激酶的P85亚单位，SH2区域与酪氨酸激酶的结合完全取决于磷酸化的酪氨酸残基的存在。SH2区域与其特定的结合位置有很高的亲和力和特异性。磷酸酪氨酸残基是SH2与激酶的结合点，而其特异性则取决于酪氨酸残基附近的氨基酸顺序和组成。事实上，正是这些氨基酸顺序决定着结合位点的蛋白立体构象，以保证其结合的特异性。SH2和SH3区域对受体酪氨酸激酶与细胞内效应通路的选择性有很重要的作用。图7-7表示目前已知的三种机制。

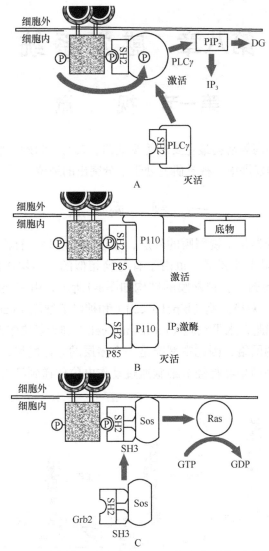

图7-7　生长激素受体结合SH2/SH3信息分子的不同机制

A. 生长激素（EGF）受体结合后发生自身磷酸化，PLCγ的SH2区域与受体自身磷酸化部位结合，使PLCγ的SH2
区域中的酪氨酸残基被磷酸化，从而使PLCγ被激活，水解其底物PIP$_2$；B. P85蛋白的SH2区域与PDGF受体相互
作用，促使P110（IP$_3$激酶）的构象发生变化，从非活性型变成活性型；C. 通过移动蛋白因子来激活效应，Grb2
的两个SH3区域本来与一种核苷酸释放的Sos结合在一起，通过SH2区域与EGF受体结合，使Sos从胞质中移动到
细胞膜上，而Sos可以与膜结合的Ras蛋白相互作用，促使GTP取代Ras结合的GDP，而只有GTP-Ras才有活性

　　总之，SH2和SH3结构在跨膜信息传递机制中有很重要的意义。它们把膜受体与细胞内
的多种效应体系联系在一起；而且以多变的方式对确定信息通道种类、放大信号，以及反
馈调节都起到重要的作用。对信息从细胞膜到胞质直到胞核的传递，都有重要影响。

参 考 文 献

Kandel E R, 2003. Essential of neural science and behavior. 北京：科学出版社 .

（安　平，谷艳婷）

第八章 感 觉 系 统

第一节 视 觉

视觉系统是人类和高等动物最重要的感觉通路，70%～80%的外界信息经视觉系统进入大脑。在神经科学的发展中，视觉研究处于十分突出的地位。

一、视 网 膜

视觉系统的光感受器位于视网膜的外层，靠近脉络层处。脊椎动物的视网膜由于在胚胎发育上与脑都起源于外胚层，也由于有与脑相似的、多层次的网络结构和复杂的功能，而被称为"外周脑"。视网膜的结构如图8-1所示，由三层细胞：光感受器细胞（photoreceptor cell）、双极细胞（bipolar cell）和神经节细胞（ganglion cell）组成纵向通路，另外还有两层细胞，水平细胞（horizontal cell）和无长突细胞（amacrine cell）在视网膜组成水平方向的网络，因此视网膜是一个多层的立体网络，负责初步处理复杂的视觉信息，并将其处理结果经神经节细胞通过动作电位传递到第二级视中枢——外侧膝状体（外膝体）。

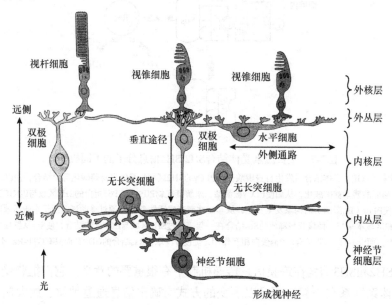

图8-1 视网膜的各类细胞及其突触连接关系

视网膜的神经网络极为复杂，其突触联系主要分布在两个层次：内网状层（inner plexiform layer）和外网状层（outer plexiform layer）。在外网状层中，光感受细胞（视杆和视锥）与双极细胞、水平细胞建立化学突触。此外，光感受器细胞之间、水平细胞之间又存在着电突触。水平细胞接受光感受器细胞输入，而又以负反馈的形式向光感受器投射形成抑制性化学突触联系。在内网状层中，双极细胞分别与神经节细胞和无长突细胞建立化学突触；无长突细胞在与双极细胞建立负反馈式的抑制性化学突触联系的同时，又与神经节细胞建立化学突触联系。由此可见，双极细胞是外网状层和内网状层神经网络之间的桥梁。神经节细胞则是视网膜信息处理的最后一级细胞，是视觉信息由眼通向脑的唯一通路。神经节细胞是视网膜内各种神经元中唯一能够产生动作电位的神经元，因此可以将视觉信息以动作电位串的方式传递到视中枢。

视网膜不同区域的各种细胞的分布很不均匀，见图8-2。在灵长类，中央凹的中心只有视锥细胞，且密度最高，约$150\ 000/mm^2$，该处别的细胞全部被推向其四周。从中央凹向外伸展$15°$，视锥细胞密度迅速降低，此后大体维持在中央区最高密度的$1/30\sim1/25$，到$70°\sim80°$后，才迅速消失。视杆细胞密度最高的地方离中央凹$15°\sim30°$，从这个区域向中央或周边，密度下降。当人

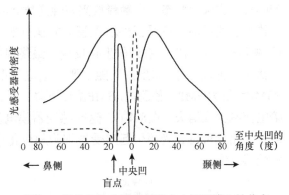

图8-2　视锥细胞和视杆细胞在人视网膜上的分布

注视目标时，视觉系统便与眼动控制系统联合活动，控制眼动的机制自动地将目标成像于双眼的中央凹区域内，获得最清晰的精细视觉。

二、光感受器的电反应

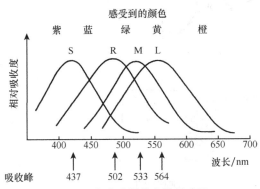

图8-3　光感受器的光谱敏感性
S：短波视锥细胞；R：视杆细胞；M：中波视锥细胞；L：长波视锥细胞

光感受器有两类，一类是视杆（rod）细胞，形似杆状；另一类是锥状的视锥（cone）细胞。视锥细胞按其对不同波长的光敏感度而又分为红敏视锥细胞、绿敏视锥细胞和蓝敏视锥细胞。视杆细胞和视锥细胞在不同的亮度下工作。当物体亮度处于较低的暗视范围时，只有视杆细胞进行工作；当亮度处于间视范围时，由于亮度已超过视锥细胞的反应阈值，这时视杆细胞和视锥细胞共同工作；当亮度进一步增加到明视范围，这时视杆细胞反应开始饱和，只有视锥细胞才能工作。视杆细胞无色觉，这是因为视杆细胞中只有一种视色素分子；视杆细胞和三种视锥细胞对不同波长光的相对吸收特性各不相同（图8-3），故任何一种波长的可见光照射，使三种视锥视色素的漂白程度各不相同；而任何两种不同波长的光照，不可能将三类视锥细胞的三种色素漂白到各自完全相同的程度，因此视锥细胞便能使我们产生良好的颜色感觉。这就形成了颜色视觉的Young-Helmholtz三色学说的神经基础，三色学说至今仍是现代色度学的主要依据。另外，在视网膜中央凹处，视锥细胞密度最高，而没有视杆细胞，因此视锥细胞决定了眼的最佳视锐度（即空间分辨率）。由于视杆细胞反应的阈值低，故其视敏度（对最低闪光反应的能力）最高，暗视觉由其决定。每一感

受器由内段和外段两部分构成。内段包括胞体和终足。视杆细胞和视锥细胞外段均充满着紧密折叠的盘膜，盘膜上镶嵌着视色素，由一个视黄醛和一个视蛋白组成，是行使光-化学转换的物质基础。

在黑暗中，感受器细胞外段的盘膜上的环鸟苷酸（cGMP）门控Na⁺通道由于膜内cGMP的大量存在而开放，Na⁺离子流入胞内，形成一股暗电流（dark current），这时细胞膜处于去极化状态，突触释放兴奋性递质谷氨酸。此时视色素处于较稳定的11-顺视黄醛构型。光照时，感受器外段盘膜上的视色素受光量子作用构型发生变化，即转化为全反-视黄醛，并引发一系列的生化反应，最终视色素分解为视黄醛和视蛋白，与此同时激活盘膜上的G蛋白，G蛋白又随之激活效应蛋白磷酸二酯酶（PDE），继而使胞质中的cGMP水解为GMP，使胞内cGMP浓度下降，导致感受器外膜上cGMP门控Na⁺通道关闭，暗电流减少或消失（图8-4），这时感受器膜电位处于超极化状态，递质释放减少或完全停止。由此可见，光照引起感受器细胞超极化反应，这种超极化慢电位即为视杆细胞的感受器电位。

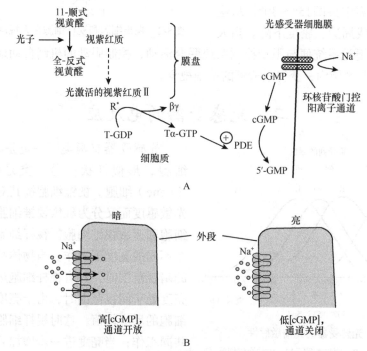

图8-4 光感受器对光反应时的超极化

A.光反应激活酶降解cGMP，从而关闭Na⁺电流，使细胞超极化；B.黑暗中，钠离子通过cGMP门控通道进入光感受器细胞

三、视网膜细胞的视觉感受野

视觉系统中，任何一级神经元都在其视网膜有一个代表区，该区域内的光学变化若能引起该神经元产生反应，则称这个特定的视网膜区为该神经元的视觉感受野（visual receptive field）。

1. 感受器 视网膜光感受器的感受野大致呈圆形，直径较小，如鳖视锥细胞的感受野直径约为0.1mm，这个尺寸是与其功能相关的所有相邻的视锥细胞（经电突触偶合）

乃至水平细胞（HC）反馈作用共同作用形成的感受野尺寸。感受器细胞对光的反应都是超极化反应，刺激光强越强，其引起的超极化程度就越大，但刺激光强超过一定限度时，反应幅度便达到一个最大值，达到饱和。

2. 水平细胞 水平细胞个体较大，与大量的感受器细胞建立交互突触，接受兴奋性输入并输出GABA，负反馈抑制感受器。水平细胞与水平细胞之间由电突触偶合连接，故其感受野很大。

3. 双极细胞 双极细胞的感受野是中心-周边拮抗的同心圆式感受野，可分为两类，一类细胞的感受野中心给光呈去极化反应，称为on-中心细胞；另一类细胞的感受野中心区给光呈超极化反应，称off-中心细胞。光感受器细胞是谷氨酸能的，同一种递质引起双极细胞的反应极性却是完全相反，这是由于两类双极细胞具有不同的谷氨酸受体所致。双极细胞同心圆的中心-周边拮抗式感受野是由水平细胞对感受器细胞的侧抑制作用所致，如图8-5所示。黑暗中，感受器细胞处于去极化状态持续释放谷氨酸，使水平细胞兴奋并持续释放GABA抑制感受器细胞。单独刺激周边区时，周边区感受器细胞和水平细胞产生超极化反应，水平细胞释放GABA减少，其对中心区感受器细胞产生去抑制作用即去极化作用，使其释放更多的谷氨酸。当用弥散光刺激整个感受野时，水平细胞的作用是抵消闪光引起感受器的超极化作用。

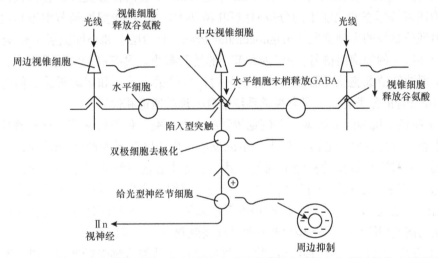

图8-5 水平细胞的侧抑制作用使双极细胞的感受野成为同心圆的中心-周边拮抗式的感受野

4. 无长突细胞 绝大多数无长突细胞给光的反应模式为瞬变型，其感受野不存在中心-周边拮抗式结构，对光强度变化特别敏感，对给光反应总是呈现瞬变的on-off型去极化反应，在这类细胞去极化反应上常可见到类似动作电位样的锋电位，但不是动作电位。

5. 神经节细胞

（1）同心圆式感受野：神经节细胞是视网膜中唯一能产生动作电位的神经元。由同型的双极细胞接受输入，大多数高等哺乳类（如猴、猫）视网膜神经节细胞的感受野具有相对应的中心-周边拮抗式的同心圆结构。按其感受野中心区对闪光刺激反应的性质，可分为on-中心和off-中心两类（图8-6）。视网膜节细胞感受野的这种同心圆拮抗式感受野，使得其对亮暗边界处于其中心与周边分界线上时，反应最大或最小，而整个感受野给光时反应不是最大，整个感受野撤光时，反应不是最小。这种同心圆式感受野的生理意义是有利于提高亮暗边界反差的敏感度。

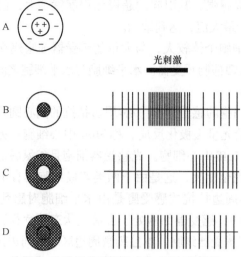

图8-6 神经节细胞的中心-周边感受野

A.感受野;B.中心区给光;C.周边区给光;D.全部给光

（2）神经节细胞的M/P分类：除了on-中心和off-中心两种分类外，在猴视网膜，神经节细胞还可按形态和功能不同分成M型和P型两类。M型和P型神经节细胞是由于它们分别投射到外膝体的大细胞层（magnocellular layer，1～2层）和小细胞层（parvocellular layer，3～6层）的细胞而得名。P型神经节细胞感受野小，具有高的空间分辨率，对颜色敏感；M型神经节细胞感受野较大，对空间对比度的微小差别和运动敏感，但对颜色不敏感。M/P细胞的分类有助于研究视觉系统信息处理的通道和性质。

（3）颜色拮抗神经节细胞：在色觉较强的人类、猴、鱼等视网膜，存在着颜色拮抗神经节细胞，其感受野中心区对红光产生on反应，周边区对绿光产生off反应，两者相互拮抗；还有一种双拮抗型的神经节细胞，其感受野中心区对红光产生on反应，对绿光产生off反应，而感受野周边区对红光产生off反应，对绿光产生on反应。无论是中心区还是周边区对红绿色光都是拮抗的，但对每种颜色来说，中心区和周边区又是相互拮抗的。视网膜颜色拮抗细胞增强了外部世界的颜色反差或颜色对比度信息。

（4）方位和方向敏感性神经节细胞：视网膜神经节细胞感受野严格地讲并不是正圆形的，其中心区的形状大部分呈椭圆形。用精确的定量测定发现70%左右的细胞对刺激光栅表现为方位（orientation）敏感性，即对刺激光栅的某个特定方位的反应较别的方位更强。这就意味着，视网膜神经节细胞不仅检测视野中亮暗边界，还检测边界的朝向，尽管这种方位敏感性相对于视皮质细胞是比较弱的，但视野上许多局部线段的方位却有可能形成轮廓线的基础。

（5）经典感受野以外区域的反应：我国学者李朝义等发现，在视网膜和外膝体神经元的传统感受野外，还存在着一个范围很大的区域。这个区域对视觉刺激不产生直接反应，但对感受野内刺激所引起的反应有调制作用。对一个给光中心细胞，当刺激光点超出其感受野中心的大小时会引起视觉神经元反应的减小，这表明在感受野中心兴奋区的外面，有一个抑制性的外周区。如果再增大刺激面积，可以看到反应又逐渐回升，这种回升趋势可延续到15°～18°（直径）。这个实验说明，在传统感受野抑制区的外面，还存在一个范围更大的去抑制区（disinhibitory region，DIR）。用大面积光斑同时刺激感受野和DIR，可以在一定程度上解除感受野外周区对中心的抑制作用。进而，寿天德等发现该区也能独立地对光栅刺激产生具有明显的方位选择性反应，其最优方位可与经典感受野的完全不相同，这就为视网膜处理更复杂的纹理图形提供了可能性。

1）去抑制区在处理亮度信息中的作用：自然界中的各种图像都是由不同亮度和颜色对比构成的。对比有两种形式：①边缘对比；②区域对比。李朝义等用一种图形扫描的方法研究了DIR在传递图像区域亮度对比中的作用。刺激图形是一幅真实的乒乓球照片，此照片中含有不同的图像成分。通过机械转镜使该图像对一个外膝体神经元的感受野及其DIR进行扫描。与此同时，用计算机将神经元对每个局部反应（脉冲频率）转换成不同的灰度，由此得出神经元的传递图形。结果表明，在单独刺激感受野中心的传递图形中，图的明暗对比边缘变得模糊；在中心区和外周区共同传递的图像中，由于两个区的相互拮抗，图形的边缘对比信息得到了增强，但同时却又造成原图像中区域亮度对比和亮度梯度信息（低空间频率信息）的丢失；这时，若在感受野外周加入DIR的作用（同时刺激感受野和DIR区），就可看到被滤除的区域亮度对比信息得到了一定程度的恢复，同时却完全不减弱原来感受野对边缘对比的增强作用。由此可见，去抑制区的作用之一是补偿由于中心-外周拮抗机制所造成的低空间频率成分的损失，起到了传递图像区域亮度对比和亮度梯度信息的作用。

2）去抑制区在处理颜色信息中的作用：Creutzfeldt等用色觉与人十分相似的猕猴研究了DIR在处理颜色信息中的作用。在猴的外膝体记录单个神经元的放电，用不同波长的光线测试DIR刺激光颜色对外膝体细胞光谱选择性的影响。他们证实，当照射DIR的光线具有与该细胞敏感色相同的波长时（如用红光照射红敏细胞的DIR），细胞的放电受到压抑；而当照射DIR的光线具有与该细胞敏感色相拮抗的波长时（如用绿光照射红敏细胞的DIR），细胞反应得到增强。由此可见，DIR与感受野之间的这种颜色相互作用可能是产生色觉恒定性和颜色对比等心理现象的神经基础。色觉恒定性和颜色对比是人色觉的两个重要特性。所谓色觉恒定性，是指视觉系统可以在周围环境光谱成分出现明显变化的情况下（如早晨的日光光谱偏红，中午日光光谱偏蓝），保持对物体颜色的认知相对不变。颜色对比是指在绿色背景下，人眼对红色敏感性增强（或相反）。以上实验正好说明，当周围环境光线趋红时，外膝体神经元自动降低对红光的敏感性，提高对绿光的敏感性，反之亦然，从而保持了颜色知觉不变，并增强了颜色对比。

（6）对光产生反应的含黑色素视蛋白的神经节细胞：少数视网膜内的含黑色素视蛋白（MO）的神经节细胞能对光产生反应，参与昼夜节律的调节。它们的轴突经视网膜-下丘脑束，投射到视交叉上核（suprachiasmatic nucleus，SCN）。SCN是内源性昼夜节律的起搏点，损毁动物两侧的SCN，不影响动物的正常视觉，但其行为和内分泌的昼夜节律消失。含MO神经节细胞对光有直接的on-型和off-型反应，产生长时间的、以秒计的动作电位串反应；它们的自发放电具有明确的昼夜节律性，白天放电增加，中午时分最高，晚间减少。这类细胞的树突比一般的神经节细胞大几倍，它们均匀地分布在整个视网膜内。所以，这类细胞的感受野大而界限不清，对大面积的弥散光刺激有强烈的反应，而对光点刺激很不敏感。用药物阻断视网膜内所有已知的受体后，这类含MO神经节细胞仍然能对光产生反应，所以它们是完全不同于所有其他视网膜内神经元的一类细胞。

四、视觉传入通路

1. 视神经、视交叉和视束 所有神经节细胞的轴突在眼球后汇聚形成视神经。视神经在进入中枢前，从两眼鼻侧视网膜发出的视神经交叉到对侧大脑半球，从颞侧视网膜发出的视神经不交叉，投射到同侧大脑半球。其结果是从左眼颞侧视网膜来的视神经和从右眼鼻侧来的视神经汇聚成左侧视束，投射到左侧外膝体，再投射到左侧大脑半球，与相应脑区对应的是右侧半个视野。相反，从左眼鼻侧视网膜来的视神经和从右眼颞侧视网膜来的视神经汇聚成右侧视束，投射到右侧外膝体处，再到右侧半球，相应脑区对应于左侧半个视野（图8-7）。

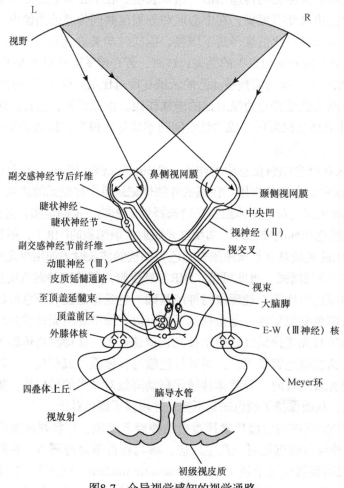

图8-7　介导视觉感知的视觉通路

2. 外膝体 视觉信息在视网膜内初步加工后，通过视神经和视束传入丘脑。在丘脑内分成两条通路：①外膝体-皮质通路，是主要的视觉传入通路。在灵长类，从视网膜发出的神经纤维中有90%经由这条通路投射到视皮质。②上丘（superior colliculus）-丘脑枕（pulvinar）-皮质通路，灵长类只有10%的视网膜纤维经由这条通路与视皮质建立联系。在丘脑枕内与视觉有关的主要是腹外侧丘脑枕和下丘脑枕，分别接受来自视网膜和上丘的传入纤维。

外膝体中继细胞除接受视网膜神经节细胞的突触输入外，还接受视皮质区锥体细胞的下行输入和脑干网状结构的输入。灵长类和人的每侧外膝体均分为6层，两眼的传入分别投射到三个不同层次。从同侧眼（相对于外膝体）来的纤维终止于第5、3、2层，从对侧眼来的纤维终止于第6、4、1层。这些相互重叠的每一个层次都与视网膜有点对点的投射关系。这种相间的投射，使得与左、右眼半个视网膜上的感受野位置相同的外膝体神经元排列成高度有序的、大体垂直于层间交界线的位置上，以便进一步分别投射到视皮质17区对应的左、右眼优势柱内。

视皮质是高度有序的结构，外膝体中继细胞的轴突在皮质第4层（其侧支在第6层）与皮质细胞建立突触，换元后投射到第2、3层，并在视皮质的功能柱内部各层间形成各种突触联系。视皮质第2、3层细胞发出轴突与多个纹外皮质区建立突触；视皮质第5层下行投射到上丘；视皮质第6层细胞发出大量纤维返回外膝体，形成下行反馈联系。

外膝体神经元分为两大类，一类是中继细胞，另一类是中间神经元。前者接受视网膜输入并投射到视皮质区，后者全部是GABA能神经元，只在外膝体内部形成抑制性突触。猴外膝体颜色敏感神经元只存在于小细胞层（3～6层），而大细胞层（1～2层）内细胞无颜色视觉功能。外膝体神经元感受野也是中心-周边拮抗式的，外膝体神经元感受野周边抑制作用比视网膜神经节细胞强，细胞的自发放电较低，因而外膝体提高了细胞的对比敏感度而降低了对弥散光刺激的反应。就颜色信息处理而言，哺乳动物外膝体神经元的反应模式与视网膜神经节细胞无多大差别。

五、视觉皮质

（一）视皮质的细胞组构及分层

1. 初级视皮质细胞的输入与输出 在所有的大脑皮质中，初级视皮质被研究得最深入。初级视皮质又称皮质17区、Vl区或纹状皮质（striate cortex），主要由锥体细胞和星形细胞2类神经元构成，前者主要分布在皮质2、3、5、6层，后者分布在第4层。所有锥体细胞包括其顶树突和轴突都整齐地并行排列，与皮质表面垂直，形成了视皮质功能柱的结构基础。星形细胞的树突和轴突都只在局部皮质范围内建立突触联系。

2. 第4层的功能分离 初级视皮质也从皮质表面到白质分为6层，第4层特别厚，是接受感觉输入（外膝体输入）的地方。猴的外膝体大细胞和小细胞分别投射到4Cα和4Cβ、4A亚层；视皮质2、3层的输出投射到其他更高级皮质；视皮质第5和第6层的输出分别投射到皮质下的上丘和外膝体。这种精细的输入、输出分层结构反映了皮质复杂的功能组构。

（二）视皮质细胞的分类和感受野性质

1. 感受野的分类 20世纪60年代初，美国科学家Hubel和Wiesel最先探索了视皮质细胞感受野的性质，发现视皮质细胞对特定方位的亮暗对比边或条形刺激有选择性反应，进而把视皮质细胞在功能上按其感受野反应性质分为简单细胞（simple cell）、复杂细胞（complex cell）和超复杂细胞（hypercomplex cell）（后改称为特殊复杂细胞，special complex cell）3类。①简单细胞感受野：呈狭长形，感受野存在兴奋区和抑制区，对弥散光刺激无反应，其最佳刺激是在感受野某个位置上具特定方位的亮暗对比边或条形刺激（图8-8），细胞具有很强的方位选择性，如果刺激方位偏离该细胞的最优方位，细胞反应立刻减少或停止。②复杂细胞感受野：比较大，也具有强烈的方位选择性，刺激在其感受野内任何位置均能引起反应。其感受野内无兴奋或抑制区，对弥散光也无反应（图8-9）。③特殊复杂细胞（超复杂细胞）感受野：对多种较复杂的图形产生反应，如对最优方位上的、一定长度的刺激产生反应，超过该长度反应骤减；对一定位置上拐角产生反应等。

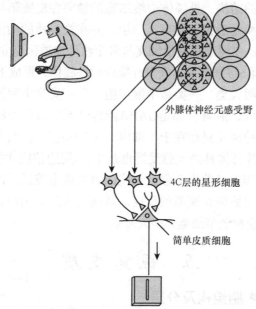

图8-8 视皮质简单细胞对亮暗边界方位（朝向）的选择性的反应

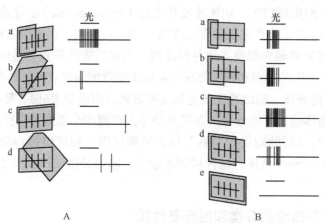

图8-9 视皮质复杂细胞的感受野

A. 对狭长光条刺激的方位敏感；B. 对光刺激的位置不敏感

2. 感受野性质及产生机制

（1）方位选择性：Hubel和Wiesel建立了产生简单细胞和复杂细胞感受野机制的模型，推测同心圆式感受野在视网膜中排列成一行的几个外膝体神经元，如果汇聚地投射到一个简单细胞，便可形成简单细胞感受野对刺激方位的选择性；若干感受野在视网膜排列一行的简单细胞汇聚到一个复杂细胞，则可形成复杂细胞的感受野。寿天德及其同事用脑内源信号的光学成像结合荧光逆行标记技术，提供了支持Hubel和Wiesel的简单细胞感受野模型的第一个解剖学证据，但又同时指出Hubel和Wiesel的模型只是其中不常见的机制之一，因为研究表明大多数外膝体细胞已经具有一定的视觉方位敏感性，皮质内有多种机制可以将这种特性加强，从而产生简单细胞方位选择性。

（2）颜色选择性：在猴皮质17区还发现一些与颜色对比有关的简单细胞、复杂细胞和特殊复杂细胞。一种颜色对比简单细胞，它的中间区对红光和绿光条形刺激呈拮抗反应，红光引起on-反应，绿光引起off-反应，两条红光刺激两侧引起off-反应，两条绿光刺激两侧引起on-反应，中间红光，两侧绿光刺激引起强烈的on-反应，中间绿光，两侧红光刺激引起强烈的off-反应。

（3）双眼视差选择性：视皮质细胞多数为双眼驱动细胞，是由单眼驱动的外膝体各层神经元在视皮质汇聚投射的结果。因此，这种双眼细胞在左、右眼各有一个感受野，其特点为：①它们都对应于对侧视野上相应位置；②其反应的时间-空间特征相似；③多数细胞双眼感受野同时受同样的刺激时，产生的反应比单独刺激一只眼时的反应更强，即存在双眼总和作用，但也存在双眼相互抑制的相反情况；④多数细胞对双眼感受野间的空间视差很敏感，称为视差敏感细胞，是立体视觉（或深度视觉）的神经基础；⑤通常双眼细胞对左、右眼相同的单独刺激反应不完全相等，多数情况下某一只眼的输入产生的反应往往较另一只眼更强，这种现象称为眼优势，反应更强的眼称该皮质双眼细胞的优势眼。

六、视皮质功能柱

视皮质功能柱的发现是近年来视觉中枢研究中最引人注目的进展之一。在厚度约为2 mm的视皮质内部，具有相似视功能的细胞以垂直于视皮质表面的方式呈柱状分布。在同一"柱"内的神经元，其感受野性质几乎完全相同。

1. 方位柱（orientation column） 是初级视皮质的一种独特的功能柱。Hubel和Wiesel用微电极倾斜地穿刺猫视皮质17区和18区，在微电极通路上，依次被记录到的细胞的敏感方位总是很有规律地按顺时针或逆时针的方向变化。在皮质上每移动800～1200 μm的距离，被记录细胞串的敏感方位大约旋转180º（图8-10）。然而，在垂直穿刺皮质时，细胞串的敏感方位大致相同。由此可见，方位柱是与皮质表面垂直排列的。

2. 眼优势柱 是视皮质功能柱的另一重要方面。Hubel和Wiesel根据细胞受双眼影响程度不同，将皮质细胞分为左眼优势细胞与右眼优势细胞。他们发现，将微电极垂直插入时所记录到的细胞串倾向于有相同的优势特性，然而在倾斜穿刺时，左眼优势细胞与右眼优势细胞通过一定的间隔交替出现。可见视皮质的眼优势柱也是垂直排列的，每个柱的宽度大约500 μm，左眼柱和右眼柱合并在一起也是占1 mm的皮质范围。用放射性同位素标记的脯氨酸注射到一只眼后，在视皮质用放射自显影方法显示的眼优势柱图中左、右眼优势柱的宽度大致相等。

3. 颜色柱 Micheal在研究猴视皮质的颜色特异性时发现，有些细胞只对颜色光敏

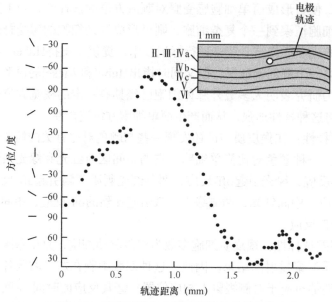

图8-10 纹状皮质内方位选择性的系统变化

感，对白光没有反应，并且注意到将微电极倾斜穿刺视皮质时，有颜色特异性的细胞和没有颜色特异性的细胞是成串地交替出现的。对颜色敏感的细胞富集在猴视皮质的细胞色素氧化酶集中的颜色柱内，颜色柱垂直地分布在2、3、5和6层内。这些颜色柱从皮质表面看，呈250μm×150μm大小的椭圆形斑点状，斑点内细胞接受外膝体大细胞和小细胞的双重输入；而斑点间区域主要接受小细胞输入。在V1区内，斑点内细胞只投射到斑点区，斑点间区内细胞只投射到斑点间区域。

4. 空间频率柱 Thompson和Tolhurst用微电极穿刺同样观察到了细胞空间频率特性的变化，推测皮质细胞的最佳空间频率也是有规则地以柱状垂直于皮质表面排列，柱的宽度为0.8～1mm。空间频率柱内的皮质细胞对特定的空间频率光栅刺激反应最强，而对别的空间频率光栅刺激则反应急剧下降或消失。

综上所述，初级视皮质内的细胞按各种视觉功能的需要排列成柱状结构。Hubel和Wiesel把这个包括了各种功能柱在内的1mm×1mm面积的皮质区称为一个"超柱（hypercolumn）"。在超柱范围内，含有整套能分析图形方位、深度、空间频率和颜色等基本特性的各类神经元，它们几乎从一个共同的视网膜感受野接受输入。所以，Hubel等把超柱看成是初级视皮质的基本功能单元，视网膜图像在皮质上被分割成许多小区域，由对应的超柱对图像的各个部分的基本特征进行分区的平行处理。

（王 萍）

第二节 痛 觉

疼痛包括痛感觉和痛反应，是一项与临床关系十分密切的基础理论研究。痛感觉是伤害性刺激作用于机体所引起的主观知觉的反应；痛反应是机体对伤害性刺激的反应，包括躯体运动性反应（如屈肌反射、甩头、甩尾、嘶叫等）、内脏植物性反应（如出汗、心跳加剧、血压升高、呼吸深而慢等）和情感反应（如恐惧、惊慌等）。近年来，由于临床治疗的需要，关于阿片肽、电刺激止痛和针刺止痛的发现和应用，极大地促进了对痛觉调制的研究进展。

一、疼痛的概念、分类与特征

国际疼痛学会在2001年对疼痛做了新的定义，疼痛是与实际或潜在的组织损伤相关联的不愉快的感觉和情绪体验，或用组织损伤这类词汇所描述的主诉症状，无交流能力决不能否定个体正存在的痛体验和需要适当缓解疼痛治疗的可能性。根据疼痛的性质，人们将疼痛分为如下3类。①刺痛（快痛、第一痛）：其特点是感觉清晰、尖锐、定位明确，迅速发生迅速消失，情绪变化不明显。由Aδ类纤维兴奋产生。②灼痛（慢痛、第二痛）：其特点是感觉相对缓慢形成，常在受刺激后0.5～1s才产生，但持续时间较长，解除刺激后数秒才消失，定位不明确，呈烧灼痛而使人不易忍受，常伴有心血管和呼吸功能等自主神经系统的反应。由C类纤维兴奋产生（图8-11）。③钝痛（酸痛、胀痛、绞痛）：多属深部组织和内脏受伤害性刺激而产生，痛持续而固定，有时伴烧灼感，难描述其性质，定位差，难确定痛源，可引起明显的情绪变化和内脏及躯体反应。该类痛由Aδ类纤维和C类纤维同时兴奋产生。

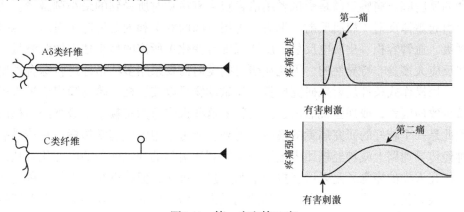

图8-11　第一痛和第二痛

根据疼痛的原因来分，疼痛又可分为如下3类。①外周性痛：由躯体痛和内脏痛共同组成。躯体痛由快痛和慢痛这两种浅表痛和钝痛这种深部痛共同组成；内脏痛可由胆囊炎、肾结石、消化性溃疡、阑尾炎等疾病引发。②中枢性疼痛：如丘脑综合征和截肢后的幻肢痛。③心因性疼痛：如癔症性疼痛和精神病。该类疼痛无明显的躯体和内脏的痛因，由中医所说的喜、怒、哀、乐等情绪因素所引起。

内脏痛在临床上极为常见，主要分为以下3类。①真脏器痛：是脏器本身的活动状态或病理变化引起的疼痛。此类痛多为慢痛、钝痛，定位不清，比较弥散；若性质剧烈，则持续时间长，常伴有自主神经反应及情绪变化。②壁层痛：脏器炎症扩散、渗出、压力摩擦或病理过程浸及胸、腹壁内面，使浆膜受到刺激时产生。此类冲动由体壁、躯体神经传导，多呈现锐痛、快痛，部位局限，定位清楚。③牵涉痛：脏器病变可引起身体其他体表结构产生疼痛。此疼痛常出现于远离病变器官的部位，此部位除疼痛外，还表现出皮肤感觉过敏。产生脏器痛和壁层痛的病变均可引起牵涉痛。各脏器牵涉痛的体表区对临床诊断有一定意义。牵涉痛的典型例子就是心绞痛，在心脏缺氧时发生，患者常感觉胸壁上方和左臂疼痛（图8-12）。另一个是阑尾炎的疼痛，在阑尾炎的早期，脐周腹壁有牵涉痛。

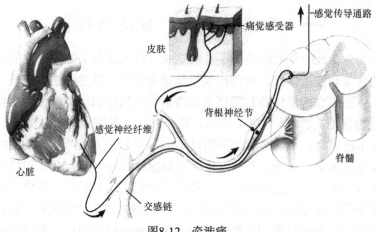

图8-12　牵涉痛

人们在研究疼痛时，通常采用测定痛阈（pain threshold）的方法。痛阈又可分为痛感觉阈和痛反应阈。痛感觉阈是受试者用语言报告有痛觉时所受到的最小刺激量。痛反应阈是指引起躯体反射（屈肌反射、甩头、甩尾、嘶叫等）和内脏反应（血压、脉搏、瞳孔、呼吸、血管容积、皮肤电反射、皮肤温度等变化）所需的最小伤害性刺激量。但所有这些反应大多是非特异性的，因此在研究痛觉时需要采用多项指标进行综合性研究。例如，采用操作式条件反射来研究痛觉，受试动物可以按压杠、跨越障碍或进入另一小室来减少致痛因素，或加强抗痛因素。动物的这些操作行为有赖于高级神经中枢的完整性，因此是一个较好的研究痛觉的模型。另外，还可采用电生理学指标，在传导痛觉有关的神经传导通路上或神经核团内记录伤害性刺激引起的神经活动的电变化。从以上指标看，研究人类的痛觉还是以语言报道最为直接、可靠，但缺点在于它是一种内在感受的体验，很难精确定量，加上引起痛觉的刺激都是伤害性的，都在不同程度上产生局部组织反应，使痛阈不易维持稳定，给研究疼痛带来了困难。

二、痛觉的形成机制

（一）伤害性感受器的激活

伤害性感受器是指背根神经节和三叉神经节中感受和传递伤害性冲动的初级感觉神经元的游离神经末梢，其广泛分布在皮肤、肌肉、关节和内脏器官。伤害性刺激能使受损伤组织释放致痛性化学物质，致痛物质可以通过直接和间接的作用，激活受损组织中伤害性感受器上的不同受体，产生传入冲动。能够引起疼痛的内源性致痛因子，一般有3个来源：①直接从损伤细胞中溢出，如K^+、H^+、5-HT、Ach、ATP、组胺等；②由损伤细胞释放出有关的酶，然后在局部合成产生，如缓激肽，以及花生四烯酸的代谢产物，如前列腺素和白三烯；③由伤害性感受器本身释放，如P物质（SP）。人多形核白细胞（PMN）被激活时SP从C纤维末梢释放入组织液，刺激肥大细胞释放组胺，再作用于

PMN，可引起痛过敏。近年来还发现NGF、细胞因子及一氧化氮等也可能是疼痛信息的外周成因。

外周局部的致痛性物质通过3种作用途径引起伤害性感受器的兴奋。①直接作用：伤害性刺激损伤细胞，引起细胞内K^+释放和缓激肽（BK）、前列腺素合成，K^+和BK等直接兴奋伤害性感受器的游离神经末梢，前列腺素增加末梢对K^+和BK的敏感性。②继发作用：伤害性传入冲动在传入中枢的同时，还可通过纤维分叉传向另一末梢分支，在外周末梢释放SP；释出的SP直接引起血管舒张和组织水肿，进而增加BK的积累；SP还可刺激肥大细胞和血小板释放组胺（HA）与5-HT。③持续作用：组胺、5-HT在胞外浓度升高，继发地激活邻近的伤害性感受器，从而造成在伤害性刺激停止后的持续疼痛和痛觉过敏的发展。

（二）痛觉传入在脊髓后角的初级整合

Rexed将脊髓分为10层，与感觉传入有关的主要是第Ⅰ～Ⅶ层和第Ⅹ层。在第Ⅰ～Ⅳ层（特别是第Ⅱ层）中，有轴-轴、轴-树和树-轴型的突触。这些结构在伤害性信息调制中起重要作用。结合电生理机能鉴定，已明确了初级感觉传入末梢在脊髓的投射分布（图8-13）。

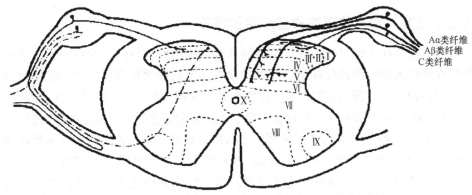

图8-13　脊髓腰段背角分层、腹根（左侧）和背根（右侧）

1. 脊髓后角伤害性感受神经元的类型　脊髓后角各层细胞有不同的生理特性。第Ⅰ层中大多数为对伤害性刺激起反应的细胞；第Ⅱ层细胞轴突走行距离短，参与对伤害性信号的调节作用。第Ⅴ层细胞对触压觉、温度觉及伤害性刺激等各种刺激均发生反应，且对伤害性刺激的反应具有高频率持续放电的特殊形式，被称为广动力型细胞。第Ⅴ层细胞可在动脉内注射致痛物质缓激肽时被选择性地兴奋，而麻醉性镇痛药能选择性地抑制该层细胞的活动。因此，第Ⅴ层细胞在传递伤害性信号中起着重要的作用。

根据脊髓后角神经元对伤害性刺激反应的性质，可以将其分为特异伤害性感受神经元和非特异伤害性感受神经元两类。特异伤害性感受神经元主要分布在后角第Ⅰ层，少量在第Ⅴ层，它们分别被来自皮肤和内脏传入的Aδ纤维和C纤维激活。根据对刺激的反应特点，又可分为仅对伤害性机械刺激产生反应和对伤害性机械及热刺激均产生反应两类。这两类神经元没有或很少有自发放电，外周感受野较小。经过重复刺激神经或伤害性辐射热照射皮肤后，其反应阈值明显降低，出现敏感化。它们在痛觉的空间定位和分辨感觉的性质中起主导作用。非特异伤害性感受神经元广泛分布在后角第Ⅳ~Ⅵ层，以第Ⅴ层最集中。这类神经元可被多种刺激激活，其反应形式依赖于刺激强度。神经元的外周感受野变异大，而且感受野常呈同心圆式，其中心区同时介导非伤害性和伤害性刺激，而外周区仅介导伤害性刺激；环绕外周区的最外一层是抑制区，刺激该区引起神经元反应抑制。这类神经元的另一特征是会聚现象，由皮肤和内脏传入在这类神经元的会聚，可能是产生牵涉性痛的原因。非特异伤害性感受神经元在痛强度分辨中起重要的作用。

2. SP和兴奋性氨基酸介导伤害性初级传入向背角传递　　研究证明，含SP的初级传入C纤维主要终止在脊髓后角第Ⅱ层，SP受体广泛分布于脊髓第Ⅰ和第Ⅹ层；当伤害性刺激兴奋外周感觉神经C纤维时，可诱发脊髓后角第Ⅱ层释放SP，并诱发和易化后角痛敏神经元的伤害性反应，当敲除SP基因，或阻断SP受体后，伤害性信息传入受到抑制。伤害性刺激和SP都可明显增加兴奋性氨基酸（谷氨酸和天冬氨酸）在脊髓的释放。在脊髓水平NMDA和非NMDA两类受体在介导浅表痛和深部痛方面的作用不同：NMDA受体介导浅表皮肤痛，而非NMDA受体则介导关节和肌肉痛。在脊髓后角存在两个传递痛觉信息的递质系统，一个是短时程反应的兴奋性氨基酸系统，经非NMDA受体介导，另一个是SP与兴奋性氨基酸共存的长时程反应系统，由SP受体和NMDA受体共同介导。

（三）伤害性信息传递在脊髓水平的调节

在脊髓后角存在一种神经机制，它能够起到一种类似"闸门"的作用，可增强或减弱由外周神经传入脊髓的神经冲动，这些冲动在诱发痛知觉和痛反应之前就受到该闸门的控制（图8-14）。"闸门控制"过程由3个系统共同控制，包括：①闸门控制系统；②中枢控制系统；③作用系统。在脊髓后角中传递痛觉信息的第一级细胞称为T细胞，主要位于第Ⅴ层；SG细胞即为第Ⅱ层的背角胶状质区细胞，它在该系统中以突触前抑制的方式来调节T细胞的放电水平，是痛觉调制的关键部位。L纤维为大神经纤维即非伤害性感受神经纤维（Aβ纤维）；S纤维为小神经纤维，即伤害性感受神经纤维（Aδ纤维和C纤维）。要理解该"闸门"是如何运作的，必先掌握以下几点：①T细胞接受来自非伤害性感受神经纤维Aβ纤维和伤害感受性纤维Aδ纤维及C纤维的共同的兴奋性输入；②大直径的Aβ纤维通过激活第Ⅱ层中的抑制性中间神经元SG来抑制T细胞产生兴奋；③Aδ和C纤维（S纤维）兴奋T细胞，但也抑制第Ⅱ层中的抑制性中间神经元SG，SG由Aβ纤维来激活；④S神经纤维传递伤害性刺激进入脊髓后兴奋T细胞，同时也抑制了SG神经元，该神经元是T细胞的抑制性神经元，使T细胞的活动加强，使"闸门"开放；⑤当L纤维传递的非伤害性刺激进入脊髓，兴奋了SG神经元和T细胞后，由于SG神经元可抑制T细胞，故T细胞的活动被减弱，则"闸门"关闭。简述之，非伤害性感受刺激传入脊髓为抑制突触联系，可以使痛反应和痛感觉的产生减弱或消失，使"闸门"关闭；而伤害性感受刺激为兴奋性突触联系，输入后使"闸门"打开。当T细胞的活动超过一定临界水平时，便能激活作用系统，直接导致痛知觉和痛反应。从L纤维传入的冲动经后束内侧丘系上行，通过中枢控制系统（认识控制）处理后下行作用于"闸门"控制系统，改变闸门机制的敏感性，参与对"闸门"的调节。

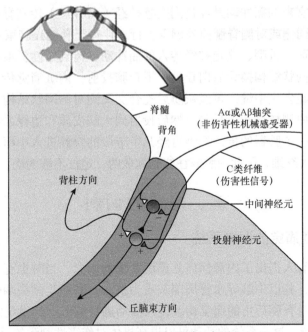

图8-14　闸门控制学说示意图

这一学说得到了不少实验结果的支持，也能解释一些临床痛症的机制：①伤害性的信息可由对伤害性刺激起反应的Aδ类纤维和C类纤维传递，也可由低阈值粗纤维的高频发放来传递；②在脊髓和三叉神经相关核团中被伤害性信息兴奋的神经元，能被非痛信号所易化或抑制；③这些神经元也可受脑的下行控制系统所影响。总之，中枢通过一个闸门控制系统来接收有关伤害性的信息，该系统受伤害性信号、其他传入信号和脑的下行控制的影响。

（四）伤害性信息的上行传导通路

疼痛信号进入脊髓以后，立即迅速地传向脑内。丘脑作为感觉传递通路中的重要环节，大脑皮质作为神经系统的最高中枢，在痛觉传递中都起到了关键的作用。

痛觉的传入通路相对比较复杂，有些还不十分清楚。一般认为，与痛觉的传导有关的脊髓上行通路主要有如下几条。

1. 躯干、四肢的痛觉通路　该通路包括脊丘束、脊网束、脊中脑束、脊颈束、背柱突触后纤维束。其中，脊丘束与刺痛的形成有关；脊网束在功能上与灼痛时伴随强烈情绪反应和内脏活动密切相关；背柱突触后纤维束对来自躯体、四肢精细的触觉、运动觉、位置觉进行辨别，虽然不是痛觉的传导通路，但它可能参与痛觉的中枢整合过程。

2. 头面部的痛觉通路　头面部痛觉主要由三叉神经传入纤维传导，它们的第1级神经元胞体位于三叉神经半月神经节，其轴突终止于三叉神经感觉主核和三叉神经脊束核。由此换元发出纤维越过对侧，组成三叉丘系，投射到丘脑腹后内侧核（VPM）；发自感觉主核背内侧的一束不交叉纤维，投射到同侧的VPM。自VPM发出的纤维，经内囊枕部投射至大脑皮质的中央后回（3、1、2区）下1/3处。

3. 内脏痛觉通路　大部分腹、盆部器官的内脏痛主要由交感神经传导，从膀胱颈、前列腺、尿道、子宫来的痛冲动是经过副交感神经（盆神经）传到脊髓的，在脊髓后角换元，其轴突可在同侧或对侧脊髓前外侧索上行，伴行于脊髓丘脑束达到丘脑VPM，投射到大脑皮质。经面、舌咽、迷走神经传入的痛冲动，传到延髓孤束核，由孤束核发出上行纤维，可能在网状结构换元后向丘脑、下丘脑投射。内脏痛觉传入纤维进脊髓后也可由固有束上行，经多次中继，再经灰质后连合交叉到对侧网状结构，在网状结构换元后上行到丘脑髓板内侧核群和下丘脑，然后投射到大脑皮质和边缘系统。内脏痛的传入途径比较分散，即一个脏器的传入纤维可经几个节段的脊髓进入中枢，而一条脊神经又可含几个脏器的传入纤维，因此内脏痛往往是弥散的，定位不够明确。

三、痛觉的调制

（一）内源性痛觉的调制系统

20世纪70年代有人提出了内源性痛觉调制系统的概念，当时也有人称为内源性镇痛系统。该概念提出，其以中脑导水管周围灰质为核心，联结延髓头端腹内侧网状结构，通过下行抑制通路对脊髓后角的痛觉初级传入活动进行调节。20世纪90年代有研究者又发现了下行易化系统，这一系统的活动可以提高机体对伤害性刺激的反应能力。

1. 下行抑制系统

（1）中脑导水管周围灰质（PAG）：是内源性痛觉调制系统中起核心作用的重要结构。大量实验结果表明，吗啡镇痛、针刺镇痛、电刺激间脑和边缘系统中一些与镇痛有关的核团（尾核、下丘脑、隔区、伏隔核等）产生的镇痛效应，都可被注入PAG微量阿片受体拮抗剂纳洛酮而部分阻断。刺激人和动物的PAG，第三脑室的脑脊液中β-内啡肽含量和阿片样物质的含量明显升高，针刺镇痛时动物PAG的灌流液中阿片样物质的含量也明显升高。目前认为PAG腹外侧部是"单纯"的镇痛区。电刺激PAG或注射吗啡于PAG之所以镇痛，是由于激活了下行抑制系统。如以热烫伤害刺激皮肤，用微电极在相应的脊髓后角神经元引导单位放电，发现随着温度升高，神经元放电频率呈线性增加。电刺激PAG时，神经元对高温的反应是温度越高放电频率衰减越大，即温度-放电频率曲线的起点不变而斜率降低。这一脑刺激镇痛效应在切断脊髓背外侧索后消失。

（2）延髓头端腹内侧网状结构（RVM）及下行抑制通路：目前多数学者认为PAG的下行抑制需经其他核团传递。PAG的下行抑制需经RVM，沿背外侧索（DLF）下行到脊髓后角。而且在正常情况下，延髓对下级中枢的神经元有张力性控制作用。从RVM下行的通路主要是以下两条。

1）中缝脊髓系统：中缝大核（nucleus raphe magnus，NRM）的5-HT能神经元是PAG下行抑制的重要转递站。电生理实验表明电刺PAG可引起NRM放电增加，形态学上也证明从PAG有神经纤维投射到NRM。电刺激NRM或脊髓内注射5-HT均可提高痛阈；反之，如破坏NRM、应用5-HT合成阻断剂或受体拮抗剂等可减弱脑刺激镇痛、针刺镇痛和吗啡镇痛。NRM的5-HT能纤维在DLF内下行，主要分布于同侧后角第Ⅰ、Ⅱ、Ⅴ～Ⅶ层，同时也到达三叉神经脊束核。

2）中缝旁脊髓系统：主要包括①猫的网状大细胞核（Rmc）或大白鼠的网状旁巨细胞核（Rpg）；②外侧网状旁巨细胞核（Rpgl）；③Rpg腹侧的网状巨细胞核的α部分

（Rgcα）。Rpg有NA能神经元，Rpgl有脑啡肽能、NA能或脑啡肽能、5-HT能共存的神经元，Rgcα有脑啡肽能神经元。它们统称为中缝旁脊髓系统，都经DLF下行，终止于脊髓后角，是痛觉下行抑制的重要组成部分。

在PAG和RVM中存在两类痛觉调制神经元。一类称为"启动"神经元，在机体痛反应出现前，神经元放电突然增加；另一类称为"停止"神经元，在痛反应中止前数百毫秒，该神经元放电突然停止。这两类神经元的作用也相反。"启动"神经元的活动增强伤害性信息传递；"停止"神经元活动既兴奋其他的"停止"神经元，又抑制"启动"神经元的活动，起阻抑伤害性信息传递的作用。总之，内源性痛觉调制系统这一概念的提出及有关下行抑制作用的深入研究，是痛觉生理研究方面的一个重要成就。

2. 下行易化系统 20世纪90年代初，人们在深入研究下行抑制系统时，发现了下行易化系统也是内源性痛觉调制系统的一个组成部分。它起源于和下行抑制系统相同的中枢神经核团，性质相同但不同量的刺激可分别激活这两个系统。下行易化系统的激活是通过降低痛阈值来提高机体对伤害性刺激的反应能力。这可能在某些生理及病理状态下有着重要的意义，有利于机体的自身保护。而在一般情况下，下行抑制系统的作用往往强于易化效应而将其掩盖。

（二）间脑和端脑的调制

1. 丘脑 脊髓的伤害性传入冲动到达大脑皮质前最重要的痛觉整合中枢是丘脑。丘脑接受来自脊髓、脑干的纤维投射，信息经过丘脑的中继再投射到大脑皮质。

（1）腹侧核群：VPL和VPM分别接受脊丘系和三叉丘系投射，接受来自躯干、四肢和头面的痛觉纤维。刺激VPL可引起对侧身体有触电、麻木感，很少有痛感。损毁此核则引起触、温、位置觉消失，但不能缓解患者原有的疼痛。

（2）髓板内核群：是丘脑内接受痛觉信息的主要结构，它包括中央中核（CM）、中央外侧核（CS）和束旁核（PF）等，它们接受来自脑干上行的丘外系通路的纤维投射。破坏CM-Pf复合体可取消动物对刺激牙髓的逃避反应。刺激人的PF及邻近处可明显增加患者的痛觉症状，并引起对侧身体弥漫烧灼痛。临床上也有人用损毁CM-PF方法治疗中枢顽痛，取得了一定成功。研究认为PF、CL是痛觉冲动的接受中枢，而CM可能是一个调制痛觉的中枢结构。

2. 边缘系统和基底神经节 疼痛时常伴随着的强烈情绪变化与边缘系统的功能有关。文献报道，刺激边缘系统引起动物嘶叫、瞳孔扩大、竖毛等"怒"行为反应，若切除或损毁双侧的杏仁核，动物就变得顺服，不表现恐惧、愤怒和攻击等的行为活动。在边缘系统的某些结构，如扣带回、海马和下丘脑等部位也可记录到痛敏细胞，这可能和痛的情绪成分有关。

尾核是基底神经节中最大的一个核团。近年来有资料表明，刺激尾核能产生镇痛作用，在一定范围内，随着对尾核刺激强度的加大，痛阈也随之升高；停止刺激后，镇痛作用可持续几分钟之久。有人观察到电刺激尾核可以有效地抑制在非特异投射系统内诱发的电活动。具有抑制效应的刺激点，主要位于尾核头部背外侧部浅层。临床上电刺激尾核常常可以有效地缓解癌症患者的顽痛。

3. 大脑皮质 这是多种感觉信号进入意识领域形成感觉的重要部位。在临床上观察到，大脑皮质受损伤时有暂时的感觉丧失，以后痛觉很快恢复，但对疼痛精确分辨的能力则恢复得很慢，也很不理想。直接刺激大脑皮质并不唤起痛觉，而刺激丘脑外侧的纤维和核团才产生疼痛。因此，大脑皮质的功能似乎在于痛觉的分辨而不是痛觉的感受。

四、疼痛的治疗

镇痛是指抑制痛觉的感受，以及抑制由疼痛引起的患者情绪方面的反应。疼痛是许多疾病的常见症状，常用的镇痛方法主要有两种：一是用药物、手术等方法阻断痛觉冲动的产生、疼痛的传递或感知；二是激发体内的痛觉调制系统，抑制疼痛。

（一）药物镇痛

镇痛药包括麻醉药、镇痛药等。一般认为非麻醉性镇痛药（如阿司匹林）主要作用于外周感受器，而麻醉性镇痛药（如吗啡等）作用于中枢神经系统。一般疼痛都先采用非麻醉性镇痛药。严重的躯体痛通常用阿片或阿片类镇痛药（如可待因、吗啡、哌替啶、芬太尼等），除可待因的镇痛作用较弱外，其他阿片类药物的镇痛效果都是很强的，但它们都会产生严重的成瘾性。以往认为阿片类药物镇痛主要是阻断了痛觉传导通路，也就是说它的作用是"被动"的。目前看来不完全如此，如吗啡镇痛就是由于激发了体内痛觉调制系统而发挥作用。

局部麻醉药是局部应用于神经末梢或神经干，阻滞神经冲动传导的药物。临床上常用的局部麻醉药有普鲁卡因、利多卡因、丁卡因等，它们可用做表面局部麻醉、浸润局部麻醉和区域局部麻醉。根据疼痛的性质和部位，可将药物注入不同的部位，从而达到止痛的目的。

（二）外科手术镇痛

切断或损坏从外周神经直到大脑皮质的各个环节，这是对顽固性疼痛所采取的一种治疗措施。例如，神经切断术暂时有助于痛的解除，但由于周围神经再生的特性，以后感觉会逐渐恢复，疼痛会再次出现。外科和化学的神经根切除术，用乙醇或酚有目的地注入脊髓蛛网膜下隙，可解除注入区域的疼痛。对三叉神经痛患者可做半月神经切断术，对顽固性疼痛患者还可根据疼痛的部位做脊髓前侧柱切断术，这是切断上行的新脊丘束和脊髓网状纤维，使4～6个节段平面以下的对侧身体痛、温觉消失，但以后疼痛会复发。另外，也可用脑立体定位仪做丘脑感觉核破坏术、丘脑内髓板破坏术等镇痛。有时也可做额叶手术，破坏额叶后由疼痛引起的不适情感反应会消失，但病痛的感觉却依然存在。上述手术多数可以缓解疼痛，但手术后复发率高，所以患者在反复用药物镇痛或其他疗法失败后，才不得不采用手术来缓解疼痛。

（三）刺激疗法镇痛

1. 针刺镇痛 针刺穴位镇痛在我国已有几千年的历史，目前被国外广泛应用。这是安全、经济、有效的止痛方法。大量临床观察和实验研究表明，针刺穴位是一种生理性刺激，它可有效地激活体内痛觉调制系统，通过内源性的下行抑制等作用发挥镇痛效应。

2. 经皮肤电刺激神经镇痛 近年来根据闸门控制学说而提出的经皮肤电刺激神经镇痛，其应用日趋广泛，是治疗慢性疼痛的有效方法。刺激电极可放在疼痛部位或邻近的皮节，还可放置在支配疼痛区域的神经干上。刺激参数为波宽0.1～0.5ms、低强度、高频（100 Hz）电刺激。镇痛范围局限于同节段或同神经支配区。这种镇痛作用不能被纳洛酮所阻断。后来国外学者考虑到我国传统的针刺疗法所用的频率为低频（2～5 Hz），也将皮肤电刺激神经镇痛的刺激频率改为每秒两串、每串7个（100 Hz）的电刺激，称为针刺样皮肤电刺激神经镇痛。内阿片肽能系统参与这种皮肤电刺激神经的镇痛。

3. 刺激脊髓后柱镇痛 脊髓后柱由粗的、有髓鞘的传入纤维所组成，传导触觉、振动觉和本体感觉。有人在患者的脊髓后柱埋藏一个刺激电极板，患者可用刺激器与电极板相连，然后对后柱进行刺激。患者愿意选择的刺激频率为高频（100～200 Hz），刺激强度由患者自己控制，一般也是弱的强度。通过刺激后柱可以解除包括脊髓在内的病变引起的灼痛。这种疼痛一般是中枢性的。

4. 脑刺激镇痛 在动物实验中已明确看到刺激脑内一些结构可产生镇痛效应，并对其原理进行了多方面的探讨。这一结果现已应用于治疗顽痛。有人在PAG、下丘脑的室周核、丘脑的腹后外侧核、丘脑的室周灰质等处埋藏刺激电极，刺激上述部位可以独立自主地控制癌症患者的顽痛，有些患者可不再需要麻醉性镇痛药物，但也有些患者使用后无效或在短时缓解后复发。在患者尾核头部埋藏刺激电极做止痛治疗，也对癌症患者的顽痛取得了明显的镇痛效果。刺激尾核头部镇痛的特点为缓解疼痛有诱导期与后作用，患者通常愿意选择5 Hz左右的低频刺激。

（四）应激镇痛

应激引起镇痛在实际生活中屡见不鲜，如战士在战斗中负伤流血而浑然不觉，消防队员抱起发烫的物品奔离火场等。应激镇痛实际上没有治疗疼痛的价值，但在痛觉的理论探讨及实验研究方面仍具有一定的意义。大量的实验研究表明，各种应激刺激均能产生镇痛效应。这对机体适应环境的剧变有着重要的作用，有利于排除疼痛信号的干扰而对引起应激的恶性刺激产生强有力的反应。一般认为，阿片肽介导的机制与非阿片肽介导的机制均参与了应激引起的镇痛。

第三节 听 觉

听觉是仅次于视觉的重要信息来源。听觉系统由外周听觉系统和中枢听觉系统组成。外界声音进入外周听觉系统，经耳蜗毛细胞的换能作用，将声源振动的机械能转换为神经冲动，由听神经传入中枢，经各级中枢的分析、加工，最后上升到高级中枢，形成听觉。尽管听觉系统的听觉器官、中枢通路以及信息处理等都比其他感觉系统复杂，但所有感觉系统的信息处理机制有许多共性或相似之处。

一、听觉系统的结构

耳的结构

1. 外耳 哺乳动物的外耳由耳廓和外耳道组成。外耳主要起集声作用。①耳廓：呈不规则漏斗形，一般两侧对称。两侧耳廓的协同集声作用可帮助判断声源的方向。同时耳廓对声音还有增益作用。②外耳道：为一条一端被鼓膜封闭的腔，略呈"S"形弯曲，成人外耳道的直径平均约8mm，长度在20~30mm，平均为25mm。外耳道主要起共振作用。在理论上，外耳道对3000~40 000Hz的频率有明显的扩音作用。

2. 中耳 中耳包括鼓膜、听骨链、鼓室、中耳肌和咽鼓管等结构。鼓膜是封闭外耳道内端的一层薄膜结构，将外耳和中耳分隔开来。听骨链又称听小骨，由锤骨、砧骨和镫骨三块听小骨组成。锤骨靠近鼓膜，锤骨柄附着于鼓膜内面；砧骨接在锤骨和镫骨之间；镫骨底封盖在内耳的前庭窗膜上。由听骨链组成的这一"杠杆"系统，可使鼓膜的振动有效地传至耳蜗。鼓膜内为鼓室，又称中耳腔，腔内充有空气。鼓膜内外接触的介质都是空气，这保证了鼓膜的自由振动。中耳肌又称耳内肌，包括鼓膜张肌和镫骨肌，当声强过大时，它们的反射性收缩可减少内耳的压力，对耳蜗起保护作用。咽鼓管为沟通鼓室与鼻咽的管道，其功能是维持鼓室内的空气压力与大气压力的平衡（图8-15）。中耳的主要功能是传声和匹配阻抗。

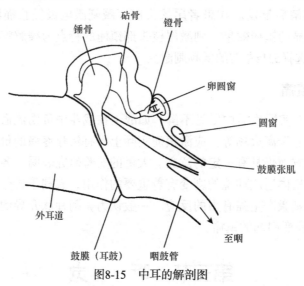

图8-15 中耳的解剖图

3. 内耳 内耳包括前庭和耳蜗两个部分，前庭与平衡感觉有关，耳蜗则为声音感受器（图8-16），与听觉有关。①耳蜗：是由骨质外壳包着的管状结构，呈螺旋状卷曲数圈。此管状结构粗的一端为耳蜗底部，是声波的传入端，较细的远端为蜗顶。耳蜗骨壳内由软组织分隔成三条平行的管道，从蜗底到蜗顶，分别为前庭阶、鼓阶和蜗管（或称中阶）。前庭阶和鼓阶在蜗底各有一窗，分别称为前庭窗（卵圆窗）和蜗窗（圆窗），窗上均有膜。蜗窗外即鼓室，前庭窗膜为镫骨底封盖。前庭阶与鼓阶在蜗顶处经蜗孔相通，内充满外淋巴液。前庭阶还与前庭器官的外淋巴系统相通。蜗管夹在前庭阶与鼓阶之间，为充满内淋巴液的盲管，不与外淋巴系统相通。②基底膜：分隔蜗管和鼓阶的膜状结构称基底膜，由感受细胞、听神经末梢及支持细胞等组成的声音感受装置（螺旋器）就位于基底膜上。③螺旋器：又称科蒂器（organ of Corti），位于基底膜上，是耳蜗的声音感受器。若把耳蜗拉直后横切，可见感受声音的三行外毛细胞和一行内毛细胞，有多种类型的支持细胞支撑，整齐地排列在基底膜上。毛细胞的顶部有一皮板，成丛的静纤毛一端嵌在皮板上，另一端伸向盖膜。每个内毛细胞有几十根静纤毛，外毛细胞含有百余根静纤毛。在毛细胞上方有一弹性的膜，称为盖膜，主要成分为纤维与胶状基质。当基底膜振动时，毛细胞与盖膜之间相对位置的改变，导致静纤毛弯曲或倾斜，使得毛细胞兴奋。④神经支配：支配内毛细胞的神经来自螺旋神经节。螺旋神经节位于耳蜗内，也沿蜗轴卷曲呈螺旋状。在螺旋神经节中，大多数神经元为双极细胞，其离心轴索的末梢终止于内毛细胞底部，并与之形成突触连接，向心轴索为组成听神经的主要纤维，沿蜗轴走出，穿过颅骨的内听道进入延髓，止于耳蜗核。大量的神经纤维与内毛细胞形成突触连接，提示内毛细胞在听觉信息传递中占主要地位。

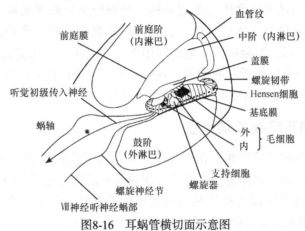

图8-16　耳蜗管横切面示意图

二、外周听觉系统的信息处理

（一）声波在耳蜗中的传播

声波引起鼓膜振动，随即通过听小骨的活动而传至前庭窗，于是引起前庭阶内的外淋巴移动，从而影响到前庭膜和内淋巴，最后使基底膜向鼓阶移动。由于液体是不能压缩的，基底膜向下移动时必然将鼓阶内的外淋巴推向蜗窗，使蜗窗的前膜向鼓室凸出，如图8-17所示。这是正常情况下声音传入内耳的主要途径，称为听小骨传导（ossicular conduction）。

声波传入内耳，引起基底膜的振动，使排列在基底膜上的毛细胞受到刺激而发生兴奋。不同频率的声音引起基底膜最大振动的部位有所不同，低频音引起蜗顶部最大振动，中频音使蜗中部最大振动，而高频音则使蜗基部产生最大振动。Bekesy通过对动物和人耳基底膜活动的显微镜观察，发现在声波的作用下，基底膜的振动形成特定的波，此波由蜗底向蜗顶移动，称为行波（travelling wave）。

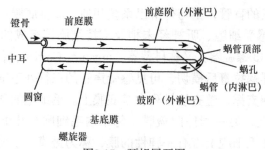

图8-17 耳蜗展开图
箭头表示声波在外淋巴中传播的方向

基底膜具有弹性，其弹性决定于膜的硬度。由于基底膜的宽度不同，其硬度也不同：较窄的部位硬度较大，较宽的部位硬度较小。声波作用于前庭窗引起基底膜相应的振动，振动由耳蜗底部开始，逐渐向耳蜗顶部推进，振动的幅度也随着逐渐增大，到达基底膜的某一部位，振幅达到最大，然后振动迅速衰减而消失。如上所述，声波的频率不同，基底膜振动的最大幅度所在部位不同，呈现规则的频率区域定位：声波频率越低，所引起的最大振幅越是接近蜗顶；反之，频率越高，基底膜的最大振幅越接近蜗底；中频声波引起的最大振幅则位于基底膜中部。据此认为，基底膜对不同频率声波的分析决定于基底膜最大振幅所在的位置，在这个位置上毛细胞所产生的感受器电位，将通过听神经纤维传入听觉中枢特定部位，从而引起某一音调的感觉。

（二）毛细胞及声-电换能过程

基底膜的振动刺激了毛细胞，使毛细胞产生感受器电位，这是一个机械-电偶联过程。首先行波在基底膜上的传播，使得毛细胞的纤毛发生弯曲或偏斜，导致纤毛间连丝受到牵拉，改变了纤毛顶端的机械敏感性膜通道的电导。电导的改变导致纤毛外环境（内淋巴液）中高浓度的K^+流向纤毛内，引起毛细胞去极化，使电压依赖性Ca^{2+}电导增加并导致Ca^{2+}内流，随后位于毛细胞基部的递质释放，进而又激活了毛细胞基部Ca^{2+}依赖性K^+通道和去极化背景激活K^+通道，使K^+外流。

在静息状态时，毛细胞的膜电位胞内为负，其中外毛细胞的约为$-70\,mV$，内毛细胞约为$-40\,mV$。K^+内流调制了毛细胞的膜电位，使之随声波起伏产生去极化和超极化或复极化的交流变化（ΔV）。在外毛细胞的侧壁有Ca^{2+}通道和K^+通道。Ca^{2+}通道和其中一些K^+通道受膜电位变化的控制而交替地启闭。通道被激活时，Ca^{2+}从细胞外进入，K^+从细胞内流至外淋巴液中。K^+的外流使膜电位复极化。已知外毛细胞侧壁上占主导的有两类K^+通道，分别在膜电位$-90\sim-20\,mV$或$35\,mV$时被激活。内毛细胞侧壁占主导的也有两类K^+通道，其激活膜电位都在$-60\sim-20\,mV$的范围内。在内毛细胞近基部侧壁上，Ca^{2+}通道的开启和Ca^{2+}的流入对细胞向突触间隙释放兴奋性递质起触发作用。

（三）耳蜗电位

在安静或给予声刺激时，耳蜗可产生直流或交流的多种电位，统称为耳蜗电位（cochlear potential）。通常耳蜗电位包括微音器电位（cochlear microphonic，CM）、总和电位（summating potential，SP）、耳蜗内电位（endocochlear potential，EP）和听神经复合动作电位（compound action potential，CAP）等。

1. 微音器电位 微音器电位是毛细胞活动产生的一种感受器电位，它的主要特点是能较准确地复制所给予的声音刺激的声学图形。微音器电位无潜伏期，也不易适应，效应很短，不遵循"全或无"定律，故无真正的阈值。当声刺激强度较低时，微音器电位的振幅与其强度接近线性，当声音强度超过一定范围时，微音器电位会产生非线性失真。由蜗窗处记录微音器电位的最大振幅可超过1 mV。用微电极从单个外毛细胞或内毛细胞可记录到振幅较大的微音器电位。

2. 总和电位 总和电位是一种声诱发的直流感受器电位。总和电位阈值较高，无不应期，无潜伏期，不易疲劳和适应，对缺氧、损伤以及淋巴液中离子成分的改变抵抗力强。总和电位与声压的均方值成比例关系。总和电位通常与微音器电位及听神经复合动作电位重叠在一起。用短声做刺激时，若微音器电位的主波很短，则可在听神经复合动作电位出现之前看到一段总和电位。总和电位的极性与幅度和引导电极的位置、声刺激频率及刺激强度有关。

3. 耳蜗内电位 耳蜗内电位是蜗管内的直流静息电位，它是耳蜗蜗管（中阶）内淋巴与鼓阶外淋巴之间存在的电位差。若将参考电极置于鼓阶外淋巴液中，以此为零电位，则可在中阶记录到+80 mV的静息电位。耳蜗内电位的产生和变化与蜗管内淋巴中的K^+含量密切相关：蜗管内高浓度的K^+在离子通道开放时流入毛细胞内，而血管纹的"K^+泵"不断把大量K^+补充至内淋巴中，使耳蜗内电位得以维持；当泵功能受阻（如缺氧）时，耳蜗内电位可迅速降至0，并随着K^+继续扩散而变为负。

4. 听神经复合动作电位 听神经复合动作电位是听神经纤维群体动作电位的总和。听神经复合动作电位无真正的阈值，其振幅与声刺激强度、放电纤维的数目以及放电同步化程度相关。使用短声刺激，在蜗窗处可引导出典型的听神经复合动作电位。先出现的是微音器电位，时程很短，接着出现N1、N2两个负波，N1的潜伏期及时程均为1 ms左右。

（四）听神经电活动的特性

1. 自发放电 听神经纤维多数有自发活动，即在安静状态时，在听神经纤维上可记录到自发的放电峰电位。放电频率不一，低至0.5次/秒，高的则可超过100次/秒。放电节律呈随机性。给予声音刺激可使自发放电频率增加或减弱。推测异常的持续性的自发放电可能是耳鸣等病变的病理生理基础。

2. 听神经纤维对声音频率的编码

（1）调谐曲线和特征频率：多数听神经纤维对不同频率有不同的灵敏性。神经纤维的反应阈值与频率的关系曲线即为该单位的调谐曲线（tuning curve），曲线内的区域称为反应面积。典型的调谐曲线的高频端较陡峭，低频端则为斜坡状，呈不对称的"V"形，或称单谷型。对应于谷的最低点，即阈值最低点所对应的频率即为该神经纤维的特征频率或最佳频率（best frequency，BF）；特征频率可反映该单位所在的基底膜的部位。

（2）反应区域和Qn-dB值：神经纤维阈值-频率反应曲线内的面积为该神经纤维的反应区域（response area），意味着在此频率和强度区域内的声音都可引起该神经纤维的反应。由反应区域的大小可粗略地评价该神经纤维的频率选择性好坏。Qn值（Qn-dB value）则是评价一个单位频率选择性的更精确指标，它的测定方法是：在该单位调谐曲线上，由CF阈值以上ndB处（如10 dB，20 dB，30 dB，40 dB，……）作一横线，用调谐曲线低频端和高频端的交点的频率差值去除CF，所得的商即Qn-dB值。调谐曲线越陡峭，Qn-dB值越大，频率选择性越好。

3. 听神经纤维对声音强度的编码 在一定的范围内，听神经纤维的放电频数随纯音刺激强度增加而增加，可用强度函数来表示。强度函数是指放电率与声刺激强度的关系曲线。典型的强度函数曲线呈"∫"形。放电率在近阈值时变化缓慢，从阈上10 dB起放电率增高得较快，到阈上40~50 dB即趋于饱和。从阈值至放电率饱和时的声压级dB差，为该神经纤维的动态范围。

4. 听神经纤维对声音的瞬时编码 听神经纤维对短纯音刺激具有瞬时编码性质。刺激后放电直方图（post-stimulus time histogram，PSTH）能较好地反映放电的时间模式。PSTH是以刺激开始为准，把重复声刺激引起的单位放电在时间上的分布进行叠加，以时间为横坐标，放电脉冲数为纵坐标所构成的直方图。

5. 听神经纤维对双声刺激的反应 在听神经纤维上，由某一纯音诱发的放电率，可被另一频率纯音压低，称为声抑制（two-tone suppression）。双声抑制的产生可能是耳蜗非线性的证据之一，它很可能源于耳蜗换能的非线性。双声抑制也出现在内毛细胞的电活动中。当毛细胞受损，非线性变成线性后，听神经纤维或内毛细胞的双声抑制现象随即消失。因此，它可作为判断听觉周围功能活动正常与否的指标。

三、听觉中枢的信息处理

（一）听觉中枢神经元活动的基本特性

1. 神经元放电的基本模式 在正常情况下，各级听觉中枢的神经元都有自发活动。在短声刺激下，不同的神经元表现出不同的放电形式，有的神经元在给予短声刺激时，引起长串的放电，此类神经元称为紧张型神经元（tonic neuron）；有的神经元在刺激开始时有一两个脉冲发放，为时相型on反应，称为时相型on神经元（phasic on neuron）；少数神经元可见撤声反应，称为时相型off神经元（phasic off neuron）；还有的神经元在给声、撤声时都有脉冲发放，为时相型on-off神经元（phasic on-off neuron）；部分神经元对短声产生短串脉冲发放，为时相爆发型神经元（phasic burster neuron）。

2. 频率调谐曲线和Qn-dB值 与外周听神经纤维一样，中枢神经元的频率调谐曲线（frequency tuning curve，FTC）反映神经元对声音频率的选择性。从20世纪人们就发现，听觉传入通路的一级神经元FTC一般都较宽，但沿着听觉通路的上行，神经元FTC的宽度逐渐锐化（sharpening）。Katsuki等从耳蜗听神经开始，在延髓、中脑、丘脑的各听觉通路的接替核和听皮质各级水平上，系统地比较了神经元对纯音的响应，耳蜗神经的FTC一般都较宽（特别是FTC的上部），斜方体核、下丘、内侧膝状体神经元的FTC则逐渐变窄，相应的Qn-dB值也逐渐增大，提示神经元的频率选择性增强。其中，尤以下丘、丘脑内侧膝状体最为明显，故下丘、内侧膝状体被认为是频率分析最适合的部位。

在有些动物，听觉中枢多数神经元高度特化成只对特定的频率调谐，这些神经元的FTC非常陡峭。除了FTC宽度变化外，随着听觉通路的上行，神经元FTC的形状也发生变化。在听神经纤维的FTC多为"V"形，但在下丘、内侧膝状体和听皮质则出现封闭型、多峰型等不规则FTC形状。已经有研究表明，神经元的FTC的宽度和形状变化与中枢的侧抑制（lateral inhibition）有关。一般说来，侧抑制越强，神经元的FTC锐化程度越高，其频率选择性也越强。

（二）时间编码和空间编码

时间和空间编码是中枢神经元对感觉信息编码的主要模式。在听觉研究中已观察到，不管是两栖类动物还是哺乳类动物，在其中枢神经系统中，都有一些对特定时间或空间信息敏感的神经元，它们对时间、空间信息表现出特定的编码模式。

1. 时间编码　声音的时间特征，特别是复杂声如动物的叫声，可由脉冲调制率、叫声重复率、脉冲时程、叫声时程和脉冲包络的上升/下降时间等表征。早期的研究主要通过分析神经元对脉冲强度-调制（PAM）信号或正弦强度-调制（SAM）信号的反应，探讨神经元的时间编码特征。近几年不少研究集中到了神经元对声音时程编码的模式上。

（1）时程选择神经元：声音的时程是听觉信息的要素，动物或人对于相似声音要靠时程加以分辨。人们首次在青蛙中脑发现了对时程具有选择性的神经元（duration-selective neuron）。并根据神经元对不同声音时程的反应特征，将它们分为4大类。

1）长通（long-pass）：随着声音刺激时程的增加，神经元的脉冲发放数量也增加。青蛙中脑的时程选择神经元中，70%以上属于这种类型。这类神经元绝大多数（90%）显示强直型（tonic）脉冲发放模式。

2）带通（band-duration pass）：当声音时程序列增加时，神经元仅对一个局限性的声音时程产生最大反应。这种神经元约占青蛙中脑时程选择神经元的9%。

3）短通（short-pass）：神经元只对声音刺激开始时的一段时程产生最大反应，这类神经元约占青蛙中脑时程选择神经元的9%。与长通神经元不同的是，这些神经元多为时相型（phasic）和时相爆发型（phasic burst）脉冲发放形式。

4）全通（all-pass）：神经元对声音时程的变化不敏感，几乎对所有的声音时程都会产生反应。这类神经元多数为时相型放电形式。

由于中枢时程调谐神经元的发现，人们推测可能存在一个声音时程的编码部位。过去的研究表明，猫的初级听皮质区是一个背-腹亚区的功能结构。两个亚区神经元的反应模式有着明显的不同。He等发现，听皮质背侧亚区的大部分神经元潜伏期较长，时程选择具有多样性，遂具有宽而多峰的频率调谐特性。可以推测，背侧亚区神经元在编码复杂声信息中起重要作用。在猫听皮质背侧观察到，大部分神经元对所给予的白噪声时程具有选择性，这些神经元的声反应潜伏期都比较长。依据神经元对所给予声音刺激的不同时程的反应特点，可将其分为长时程选择神经元、短时程选择神经元和仅对一特定时程产生最大反应的时程调谐神经元。

（2）声音包络上升-下降时间选择性神经元：除声音时程外，声音包络的上升-下降时间也是声音信息的时间要素。已发现有相当多的中枢神经元对声音包络的上升-下降时间具有选择性。这些神经元中包含不同类型的脉冲发放模式。在青蛙的中脑，强直型、时相爆发型和时相型神经元分别有91%、38%和29%对声音包络的上升-下降时间敏感。

2. 空间编码

（1）ITD-IID敏感神经元：当声源位于头的矢状平面上时，声音到达两耳的时间差和强度差都接近于零。当声源偏离矢状面时，声音到达两耳出现两耳间时间差（interaural time difference，ITD），同时，由于声音传播中受到头、肩等的遮挡，而产生两耳间的强度差（interaural intensity difference，IID）。ITD和IID分别表征一个神经元感受野的水平方位角和垂直仰角。由ITD和IID提供声信息线索，经中枢神经系统的逐级计算，最终实现声源定位。仓鸮是依靠听觉对捕食对象定位的，声源定位尤为重要。已发现仓鸮下丘外侧核有一些对特定声源敏感的神经元，这些神经元对声音频率呈现宽的调谐，但对ITD和IID的组合具有选择性。

（2）听空间特性

1）方向敏感神经元：已发现多种动物的多个脑水平上，有对声源方向具有选择性的神经元。在自由声场条件下，这些神经元对头前方听空间特定方向的声源产生最大反应。在蝙蝠的听皮质、下丘、上丘及小脑所记录到的听反应神经元，绝大多数都具有方向敏感性。神经元对来自听空间某一方位的声源具有最低反应阈值，此声源的方位即定义为该神经元的最佳方位。不同的脑区和不同神经元的最佳方位的陡峭程度不同，一般听皮质A1区和下丘中央核神经元的最佳方位更加陡峭一些。提示这些部位的神经元对声源方向的分辨更加精确。

2）听空间感受野：和其他感觉神经元一样，中枢每个听神经元也都有一个听空间感受野。在自由声场下，可测得神经元的听反应中心。在听反应中心神经元具有最低反应阈值，在神经元的最低阈值以上，随着声刺激强度的增大，通常听空间感受野也增大。在相近的声刺激强度下，神经元听空间感受野的大小与该神经元的最佳频率相关。在多数情况下，最佳频率低的神经元听空间感受野较大，而最佳频率高的神经元听空间感受野较小。不同脑区神经元的听空间感受野大小也有差别，如下丘中央核、听皮质A1区的神经元听空间感受野较小，而哺乳动物的下丘外侧核、中脑上丘等脑区神经元听空间感受野较大，提示神经元听空间感受野也与声信息的精细分析有关。

3）听空间图：在听觉中枢的不少脑区，都存在耳蜗频率轴的拓扑空间投射，在哺乳动物初级听皮质尤为明显。频率轴由高频到低频沿A1区的嘴-尾轴呈现有序的空间排布。Kaas等发现，猴的听皮质至少有3个表征耳蜗频率图拓扑投射的初级或初级样听区，这些听区神经元对纯音频率非常敏感。

4）听空间的动态编码：在实验状态下，动物的头部是被固定的，所测得的神经元听空间图并不能完全反映自然状态的真实情况。特别是耳廓可动的动物，其神经元对听空间信息的编码及其听空间感觉图应该是动态的。为了探测动物外耳廓的移动在神经元编码听空间信息中的作用，Sun和Jen等测定了自由声场下，动物轻度麻醉状态时，外耳廓位置变化对下丘听空间图的影响。结果显示，神经元的听反应中心与外耳廓位置有依赖关系。随着外耳廓位置的移动，神经元听反应中心在听空间的定位和听空间感受野的大小、形状都会发生改变。这从一个侧面证明了听空间信息编码的动态特征。

（三）复杂声信息的编码

许多动物的通讯声中，包含声音强度和频率的瞬时变化。这些瞬时变化携带丰富的信息，对于动物的通讯具有特别重要的意义。在长期进化过程中，听觉神经系统已演化出能探测这些复杂声音信息的功能。复杂声波进入外耳，经内耳的换能，由传入神经纤维携带，将其频谱和瞬时信息传入中枢，并逐级传递至脑的高级中枢，再经高级中枢的加工、整合，最后提取出有生物学意义的信息成分。现已发现，听觉中枢神经系统中确有一些专门处理复杂声信息成分的神经元，包括对频率调制（FM）声、强度调制声（AM）敏感的神经元。

1. 频率调制编码 频率调制声是复杂声的主要组成要素，也是语言信息的重要组分。Poon等在大鼠下丘记录到的听神经元中，对FM敏感的神经元占到70%。根据对三角波调制的FM声的反应特征，将这些神经元分为三类：第一类为"FM特化"神经元，它对一个FM速率显示带通调谐，对纯音或慢变化的FM信号不敏感，这类神经元约占下丘听神经元的1/4；第二类神经元对FM速率呈低通调谐，称为"FM不敏感"神经元；第三类神经元兼有前两类神经元的反应特征，称为"FM混合"神经元，其数量约占下丘听神经元的一半。

2. 强度调制编码 强度调制（AM）声也是构成复杂声的主要成分之一。应用重复的正弦调制的AM声刺激，已发现听觉中枢存在很多AM敏感神经元，但正弦调制声很容易引起神经元的适应。Poon等改进了AM刺激方法，采用指数AM声序列进行刺激。由于指数AM声序列中声音幅度变化的深度和绝对强度水平可以在相对短时间内同时改变，不容易使神经元反应产生适应，因而对AM敏感神经元的检测更加有效，可对神经元的反应形式进行有效的分类。在大鼠下丘神经元中检测对随机的AM刺激的反应类型，有的神经元对稳态的AM声刺激产生反应，而对刺激强度的快速变化不敏感，神经元反应的直方图类似于刺激包络的低通滤波形式。有的神经元主要对AM包络的快速变化产生反应，但对包络慢变化或稳态部分不反应，同时这类神经元还对某些强度变化偏好，神经元反应直方图类似于AM包络的高通滤波形式。还有的神经元对AM的快或慢变化均敏感，如同前两种类型的混合。

3. 自然声编码 FM和AM是构成复杂声的重要内容，但中枢神经系统中对FM或AM敏感的神经元有多少参与了对动物发声等复杂声的编码尚不清楚。早有研究发现，在脑干和皮质水平上有相当多的神经元对动物叫声特别敏感。为进一步分析大鼠下丘FM特化神经元对动物叫声的FM组分的反应，探讨两者的关系，Poon等将录制的动物惊叫声数字化，惊叫声持续0.5秒。快速傅里叶变换（FFT）分析显示，其能量分布在0.5～25 kHz范围内，含有低于12 kHz的强的谐波，并带有一个共振峰。结果显示，下丘很多FM敏感神经元对惊叫声中的FM成分有很强的反应。推测FM敏感神经元参与中脑水平上探测此种动物所发出的叫声。

参 考 文 献

郎斯塔夫A, 2006. 神经科学. 北京：科学出版社.

Kandel E R, 2003. Essential of neural science and behavior. 北京：科学出版社 .

Squire L R, 2009. 基础神经科学系列：感觉和运动系统. 北京：科学出版社.

（王 萍，马 珺）

第九章　躯体运动的调节

运动是动物和人类维系个体生存和种族繁衍的基本功能之一。躯体运动是由运动神经元发射冲动影响骨骼肌的收缩而产生的。而内脏活动是由自主神经系统调控各内脏器官、平滑肌和腺体来实现的。人类与动物的各种运动都是在神经系统的控制下进行的。从最简单的腱反射到复杂的随意运动，都是在中枢神经系统不同水平的调节下进行的，运动越复杂就越需要高级中枢参与调节。

第一节　概　　述

一、躯体运动的分类

躯体运动主要分为三大类，即为反射运动（reflexive movement）、随意运动（voluntary movement）和节律运动（rhythmic movement）。

1. 反射运动　反射运动是最简单最基本的运动，它是随意运动和节律运动的基础。反射运动通常是运动装置对于某种特异的感觉刺激做出的运动，运动形式有固定的轨迹，又称定型运动。其特点是不受意识控制，即当特异的刺激出现时，反射自动发生，躯体反射随刺激的大小而产生强弱不同的反射运动，其强弱不能被随意改变。躯体反射可在皮质下中枢的控制下完成，所以即使在意识丧失或神经系统高级中枢受损时，仍可产生反射运动，但正常情况下，反射运动接受高级中枢的调控。但是，在某些情况下，某些反射运动可受意识运动的影响而被改变，甚至被完全抑制。例如，经过努力，可以在一定程度上克制咳嗽、打喷嚏反射。反射运动大都在较短的时间内完成，所牵涉的神经元数量较少。

2. 随意运动　随意运动是指为了达到某种目的而指向一定目标的运动，可以是对感觉刺激的反应，或因主观意愿而产生。随意运动和反射运动不同，它的方向、轨迹、速度、时程等都可以随意选择，并且可以在运动的执行过程中随意改变。随意运动一般是在较长的时间里通过参与的为数众多的神经结构完成的，这些神经结构广泛分布在中枢神经系统的各个部位，并且绝大多数复杂的随意运动都需要经过反复练习，逐渐完善和熟练掌握，如篮球运动，在做已经熟练掌握的随意运动时，我们就不再需要思考每个具体动作是如何进行的，可以下意识地顺利完成运动，如织毛衣运动。这是因为运动的复杂细节已被编成"运动程序"（motor program）储存起来，可以随意调用而完成运动。

3. 节律运动　节律运动是另一类介于反射运动和随意运动之间的运动，如呼吸、咀嚼、行走等。这类运动通常可以随意开始或中止，一旦开始，就不再需要意识的参与而能自动重复进行。这类运动的大多数可以在执行过程中被感觉信息所调制。

二、调节躯体运动的神经结构

运动控制系统（motor system）包括具有产生运动与调节运动两种功能的中枢结构。产生运动的中枢结构包括三个部分的神经结构，由低级到高级，由简单到复杂分别是脊髓、脑干和大脑皮质的运动区，它们之间有各自的功能，又有广泛的相互关联。参与调节的中枢结构除了上述重要脑区外，还有小脑、基底核和丘脑等。而且运动过程中始终有感觉信息的反馈调节，所以实际上不同的感觉中枢也参与了运动的调节。

运动产生的基本中枢是脊髓，脊髓前角运动神经元传出冲动通过神经肌肉接头的兴奋传递引起骨骼肌收缩，这是各种运动的基础。脊髓内参与运动调节的基本功能单位是α运动神经元，它直接支配骨骼肌。传到骨骼肌的指令，无论来自什么部位，都需要兴奋α运动神经元引起所支配的肌肉收缩后才能实现。临床上称之为下运动神经元（lower motor neuron）。脊髓中的中间神经元接受来自高级中枢的下行投射及周围的感觉传入，参与形成与运动有关的反射。这两种神经元对于完成运动非常重要，即使脊髓失去上位脑的控制，动物仍能完成一些运动反射。躯体运动的协调和精确必须有大脑皮质与皮质下各运动中枢的相互配合。各级中枢对运动的调节都要通过下行传导通路到达脊髓，并最终兴奋脊髓前角运动神经元才得以完成，这一现象被称为运动控制的"最后公路原则"。

位于脑干和大脑皮质的上运动神经元（upper motor neuron），它的轴突组成下行投射与脊髓内的运动神经元和中间神经元构成突触。因此，它们主要是发出运动指令，位于大脑皮质的运动神经元与随意运动的策划、起始、指导密切相关；位于脑干的上运动神经元把前庭、躯体和视觉等感觉信号整合后，下行投射，影响脊髓的反射活动，尤其与姿势体位的维持、驱动身体行进等基本运动有关。小脑和基底神经节，它们不直接作用下运动神经元，而是通过上运动神经元来调节运动行为。其中，小脑的主要功能是对皮质发出下行运动指令和实际产生的运动反馈信息进行比

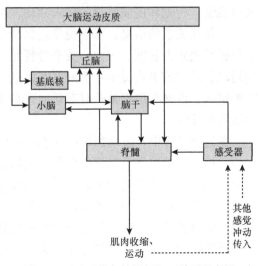

图9-1　运动系统各结构间相互关系示意图

较，从而协调复杂运动，提高运动的精确程度；基底神经节在运动控制中的作用比较复杂，它除支配肌肉运动、维持正常姿势、产生平稳而准确的协调运动外，还与运动的起始有关。随意运动是在机体的动机和意愿驱动下，由大脑皮质发出指令支配骨骼肌收缩而完成的。当切断了大脑皮质与皮质下的联系，随意运动则不能产生，但躯体反射仍然存在。随意运动以及运动中的条件反射一般需要感觉皮质与运动皮质的功能联系，这在感觉形成部分已作阐述（图9-1）。

三、运动调节的意义

骨骼肌产生躯体运动的动力，引起躯体运动的骨骼肌一般跨过关节。肌肉活动产生的力，作用于关节产生运动。每一个关节至少具有两组使关节活动方向完全相反的肌肉。使关节活动方向相同的一组肌肉称为协同肌（synchronous muscle）；而在作用上相互对抗的肌肉称为拮抗肌（antagonistic muscle）。骨骼肌只有在接收到运动神经的信号后才能收缩或舒张，自身不能产生内源性兴奋，一般没有自律性活动。因此，骨骼肌收缩的幅度、力量、时间均取决于神经的传出冲动（指令）。肌肉在接到指令后才能使运动开始，在新指令下改变肌肉的活动状态使运动变化或停止。在运动过程中，中枢神经系统随时对许多肌肉发出指令，使它们按照运动的需要依次收缩或舒张。神经系统发出的指令必须十分精确，才能控制运动的各种参数，如速度、加速度、力量、位移等，以适应各种动作的需要。

四、感觉信息在运动调节中的作用

为了对运动进行正确精细的控制，中枢神经系统需要不断地接收感觉信息不断地矫正运动的过程，以保证运动准确地进行。与控制运动有关的感觉信息有两大类：其一是来自视觉、听觉和皮肤感觉的传入冲动，主要提供运动目标的空间位置及其和自身所在位置的相互关系的信息，其中视觉信息最为重要；其二是来自肌肉、关节和前庭器官所提供的有关肌肉长度、张力、关节位置等本体感觉方面的信息。这些信息一方面为在发起运动前运动的编程提供一系列基本信息，另一方面，在运动过程中不断地监测运动进行的情况，以便在出现偏差时对运动进行及时调节，使运动不偏离预定轨道，顺利地到达预定的目标。

在运动过程中，运动的即时状态和身体的空间位置等信息必须传入控制运动的各级中枢。神经系统根据反馈到中枢的感觉信息及时纠正偏差，使运动达到预定的目标称为反馈控制。感觉信息对于运动过程中的反馈调节是必需的，它使运动中枢根据不断反馈来的信息及时纠正偏差，使运动达到既定目标。这些反馈的感觉信息主要来自肌肉、关节的本体感觉传入、来自前庭器官的平衡觉传入以及来自视觉、听觉和皮肤的浅感觉传入。反馈控制只适用于缓慢运动或维持姿势。而快速运动、神经系统的控制方式是前馈控制。例如，足球守门员扑救点球，守门员必须事先根据视觉等各种信息预测出球性质和轨迹，决定扑救方向，待扑出后无法加以修正。

五、骨骼肌及其感觉器

骨骼肌是机体赖以完成躯体运动的运动器官。骨骼肌纤维可以分成三类：①慢肌纤维：当被直接刺激时产生较慢的收缩，且不易疲劳，主要分布在需要长时间收缩的肌肉，如维持直立姿势的肌肉中。慢肌纤维内有大量肌球蛋白，有丰富的血液供应，它的ATP的生成需要有氧供应。②快肌纤维：当被刺激时产生快的收缩，容易疲劳。它的ATP的生成依赖糖原的分解，所以能较快地提供能量，这类肌纤维主要组成能产生大的收缩力但收缩时间较短的肌肉，如用于跳跃的肌肉。③肌肉的特性介于两者之间。

神经系统对肌肉的控制的最小单位是单个脊髓运动神经元及其支配的肌纤维。一个运动神经元与它所支配的全部肌纤维共同组成一个运动单位。运动单位中包括的肌纤维数目一般为数根至2000根不等。参与粗大运动的肌肉的运动单位其肌纤维数目较多，而参与精细运动的肌肉的运动单位所包含的肌纤维数目较少。

运动单位根据其肌纤维的收缩特性可分为以下三类：①慢型（S型）：这种运动单位的收缩张力小（平均强直收缩张力小于40μN），收缩时间长，强直刺激引起的收缩能较久地维持，即不易发生疲劳；②快速收缩抗疲劳型（FR型）：这类运动单位的特点是收缩张力较大（平均强直收缩张力为250mN），收缩较快（平均收缩时间为250ms）和不易疲劳；③快速收缩易疲劳型（FF型）：此型运动单位的收缩张力大（平均强直收缩张力为640mN），收缩速度快，但极易疲劳，对强直刺激引起的收缩维持的时间很短。

三类运动单位的收缩特性和三类肌纤维的收缩特性相一致，提示一个神经元所支配的往往是同一类型的肌纤维，这种特性有利于中枢神经系统选择性地使特定类型的肌肉收缩。

第二节　中枢神经系统对躯体运动的调节

一、脊髓对躯体运动的调节

（一）脊髓运动神经元

脊髓是完成躯体运动最基本的反射中枢。在脊髓的前角内，存在大量运动神经元（motoneuron），分为α、γ和β三类运动神经元。其轴突经前根离开脊髓后直接达到所支配的肌肉。

1. α运动神经元　α运动神经元约占前角运动神经元的2/3，胞体直径30~70μm，其轴突构成α传出纤维，该纤维又分成许多小支，每小支支配一根骨骼肌中的梭外肌纤维，当其兴奋时，末梢释放乙酰胆碱。α运动神经元大小不等，大α运动神经元支配快肌纤维，小α运动神经元支配慢肌纤维。α运动神经元既接受来自皮肤、关节、肌肉等处的外周传入信息，也接受皮质与皮质下中枢的下传信息，产生一定的反射传出冲动，引起所支配的梭外肌收缩。因此，通常认为α运动神经元是骨骼肌运动反射的最后公路。

2. γ运动神经元　γ运动神经元的胞体分散在α运动神经元之间，约占前角运动神经元的1/3，胞体直径为10~30μm，其轴突构成γ传出纤维，支配骨骼肌中的梭内肌纤维，调节肌梭的敏感性。γ运动神经元兴奋性较高，常以较高频率持续放电。α和γ运动神经元末梢释放的递质相同，都是乙酰胆碱。在一般情况下，当α运动神经元活动增加时，γ运动神经元的活动也相应增加，从而调节肌梭对牵拉刺激的敏感性。

3. β运动神经元　较大的β运动神经元发出的纤维同时支配梭内肌和梭外肌。中介各种反射的神经反射通路由感觉传入纤维、各类中间神经元和运动神经元组成。除简单反射是由传入纤维直接兴奋运动神经元而产生外，大多数反射通路都包括数目不等的中间神经元。在脊髓灰质所有区域中都存在中间神经元，中间神经元网络是各类外周传入冲动和高级中枢下行冲动互相整合之所在，往往有多种下行冲动和外周传入冲动在同一类中间神经元上会聚，即同一类神经元可参与中介多种反射，各类中间神经元之间又有复杂的相互联系。大多数信号首先通过中间神经元，并在那里经过适当处理，然后再刺激前角运动神经元。皮质脊髓束几乎完全终止于中间神经元，大脑正是通过这些中间神经元传递其控制肌肉功能的大多数信号。只有少数传到脊髓的感觉信号和来自脑的信号直接终止于前角运动神经元，高级中枢也可以直接控制最低一级神经元。

（二）脊髓对躯体运动调节

有很多反射可在脊髓水平完成，但由于脊髓的活动经常受到高位中枢的调控，故其本身具有的功能不易表现出来。因此，可将动物脊髓与延髓的联系切断，常采用离断脊髓与高位中枢联系的实验方法，也就是在第五颈椎水平以下将动物的脊髓切断，称这种动物为脊髓动物（spinal animal），用以研究脊髓单独的功能。脊髓动物可有产生腱反射及屈肌反射等简单的躯体反射的能力，并仍保持一定的张力，故认为这些躯体运动是脊髓功能的表现。

1. 脊休克（spinal shock）　刚与高位中枢离断的脊髓动物暂时丧失一切反射活动的能力，进入无反应状态，这种现象称为脊休克。脊休克的主要表现为：横断面以下的脊髓所支配的骨骼肌紧张性降低甚至消失，血压下降，外周血管扩张，发汗反射不出现，直肠与膀胱中粪尿潴留，说明动物躯体和内脏反射活动明显减退，以至消失。经过一段时间后，脊髓的反射活动可以逐渐恢复，但恢复的快慢与动物的种类有密切的关系。低等动物（如蛙）在脊髓离断后数分钟即恢复，犬需几天时间，而人类则需数周乃至数月才能恢复。在反射的恢复过程中，首先恢复一些比较简单的、原始的反射，然后才恢复比较复杂的反射。

脊休克时出现上述现象表明：①脊髓是最基本的运动中枢，可以独立完成一些简单的反射活动；②在正常的生理状态下，脊髓受高位中枢的调节，突然失去高位中枢控制将导致脊髓的反射功能暂时丧失；③动物进化越高级，反射活动越复杂，脊髓对高位中枢的依赖程度就越大。

脊休克的产生并不是由切断性损伤的刺激引起的，因为反射恢复后进行第二次脊髓横断术并不能使脊休克重现。所以，脊休克的产生是由于离断水平以下的脊髓突然失去高位中枢的调节，特别是失去大脑皮质、前庭核和脑干网状结构的下行纤维对脊髓的易化作用所致。

2. 脊髓反射

（1）屈肌反射与对侧伸肌反射：当脊髓动物的皮肤接受伤害性刺激时，受刺激一侧的肢体关节的屈肌收缩而伸肌弛缓，称为屈肌反射（flexor reflex）。屈肌反射强度也与刺激强度有关，例如，足部的较弱刺激只能引致踝关节屈曲，增加刺激强度，则膝关节也可发生屈曲。如刺激强度更大，则可在同侧肢体发生屈肌反射基础上出现对侧肢体伸直的反射活动，称为对侧伸肌反射（crossed extensor reflex）。屈肌反射是一个多突触联系的反射，其反射弧传出部分通向许多关节的肌肉。该反射具有避免伤害性刺激，自我保护的意义，是一种原始的防御反射，但不属于姿势反射。但对侧伸肌反射是姿势反射的一种，在维持躯体平衡中具有重要意义（图9-2）。

　　虽然脊髓能够完成某些简单反射，但平时也在高位中枢控制下。例如，以钝物划足跖外侧时，出现大趾背屈，其他四趾向外展开如扇形的反射，称巴宾斯基征（Babinski sign）阳性。这是一种屈肌反射，因为当刺激加强时还伴有踝、膝、髋关节的屈曲。由于平时脊髓在上位中枢调节下，这一原始的屈肌反射被抑制而不表现出来，只有在锥体束或大脑皮质运动中枢的功能发生障碍、婴儿的锥体束未完全发育以及成人深睡或麻醉状态下才出现。

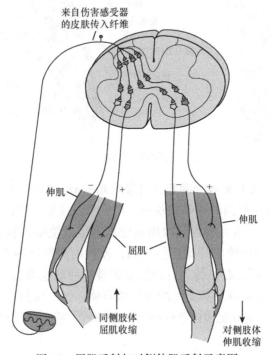

图9-2　屈肌反射与对侧伸肌反射示意图

　　（2）牵张反射：有神经支配的骨骼肌，如受到外力牵拉时，引起受牵拉的同一肌肉收缩，称此为牵张反射（stretch reflex）。

　　1）牵张反射的感受器

　　A. 肌梭（muscle spindle）：是一种感受牵拉刺激的感受器，呈梭形。肌梭的外层为一结缔组织囊，长约数毫米，囊内含有6～12根特化的肌纤维，称为梭内肌纤维（intrafusal fiber），而囊外的一般肌纤维称为梭外肌纤维（extrafusal fiber）。肌梭与梭外肌纤维呈并联关系（图9-3）。梭内肌纤维根据形态可分为核链纤维（nuclear chain fiber）和核袋纤维（nuclear bag fiber），纤维的两端具有肌原纤维，是肌梭的收缩成分；梭内肌的中央部分不含肌原纤维，不能收缩，但分布有螺旋状的感觉神经末梢，是肌梭的感受装置，肌梭内的收缩部分与感受装置呈串联关系。肌梭的传入纤维有 I a、II 两类，分布在梭内肌的感受装置部位。

　　肌梭能感受肌肉的长度变化，故它是一种长度感受器。通常在两种情况下，肌梭感受器受刺激而兴奋：

　　当肌肉被牵拉时，不仅拉长了梭外肌，也拉长了梭内肌，特别是梭内肌中间部位的感受装置受牵拉后兴奋性增加，传入纤维发放的冲动也增加，神经冲动的频率与肌梭被

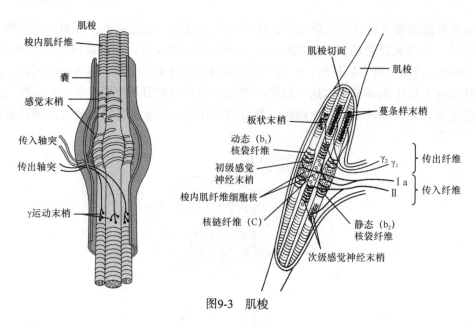

图9-3　肌梭

牵拉的程度成正比，肌梭的传入冲动到达脊髓前角的α运动神经元。当其兴奋后，由α传出纤维反射性地引起同一肌肉的梭外肌收缩，产生牵张反射。当γ运动神经元兴奋时，并不能直接引起肌肉收缩，因为梭内肌收缩的强度不足以使整块肌肉缩短。但当γ运动神经元兴奋时，神经冲动经γ传出纤维至梭内肌，使梭内肌纤维的两端收缩，从而使中间部位的感受装置被牵拉而兴奋，传入纤维发放的神经冲动也增加。肌梭的传入冲动引起脊髓前角的α运动神经元兴奋及其支配的梭外肌收缩，这一反射途径称为γ环路。由此可见，γ传出纤维的活动对调节肌梭内感受装置的敏感性，进而调节牵张反射具有重要作用（图9-4）。

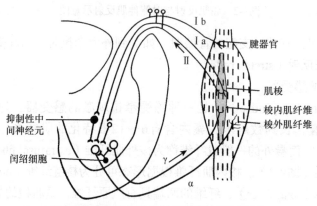

图9-4　梭外肌和梭内肌的神经支配示意图

通常梭外肌收缩可使整块肌肉缩短，由于肌梭与梭外肌平行排列，所以梭内肌的长度也随之缩短，此时梭内肌的感受装置所受的牵拉刺激将减小或消失，通过传入神经发放的冲动将减少，α运动神经元的兴奋性减弱，传出冲动减少，肌肉停止收缩，以免肌肉处于持续缩短状态。然而人体在正常情况下所进行的活动，一般都是α运动神经元和γ运动神经元共同处于激活状态，这样肌肉便可以维持持续的收缩。

B. 腱器官：如图9-5，腱器官存在于肌腱的胶原纤维之间，它与梭外肌纤维呈串联关系，其传入纤维是 I b 类纤维。肌梭与腱器官在功能上存在很大的差异：首先腱器官是感受肌肉张力的感受装置，是一种张力感受器，而肌梭是感受肌肉长度的感受装置，是一种长度感受器；其次，两者传入冲动引发的效应不同，腱器官的传入冲动对同一肌肉的α运动神经元起抑制作用，而对肌梭起兴奋作用。肌肉受牵拉时，肌梭首先兴奋而引起受牵拉肌肉的收缩，当牵拉力量进一步加大时，则可兴奋腱器官而抑制牵张反射，这样可避免被牵拉的肌肉因强烈收缩而受到损伤，从而具有保护作用。

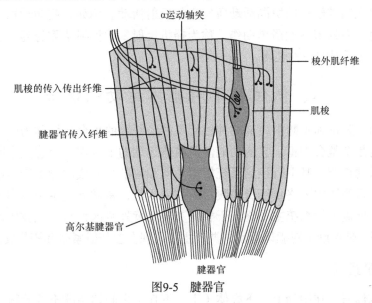

图9-5 腱器官

2）牵张反射的类型：牵张反射有两种类型，一种为腱反射（tendon reflex），也称位相性牵张反射；另一种为肌紧张（muscle tonus），也称紧张性牵张反射。

A. 腱反射：是指快速牵拉肌腱时发生的牵张反射，如膝反射、跟腱反射等。其表现为受牵拉肌肉快速明显的同步缩短，使关节伸或屈，肢体位置移动，故也称位相性牵张反射（phasic stretch reflex）。腱反射的感受器为肌梭，效应器为同一肌肉的肌纤维，传入神经纤维的直径较粗，传入速度较快，反射反应的潜伏期很短，腱反射为单突触反射（monosynaptic reflex），传入神经纤维经背根进入脊髓灰质后，直达前角与运动神经元发生突触联系。当叩击肌腱时，肌肉内的肌梭同时受到牵张，同时发生牵张反射，因此肌肉的收缩几乎是一次同步性收缩。腱反射主要发生于肌肉内收缩较快的快肌纤维成分。膝反射是最简单的腱反射，仅有两级神经元，在脊髓中直接形成突触，是一种单突触反射。牵张反射基本反射弧是简单的，但在整体内牵张反射是受高位中枢调节的，腱反射的减弱或消失，常提示反射弧的传入、传出通路受脊髓反射中枢的损害或中断；而腱反射的亢进，则常提示高位中枢的病变。因此，临床上常用测定腱反射的方法来了解神经系统的功能状态。

B. 肌紧张：是指缓慢持续牵拉肌肉时发生的牵张反射。其表现为受牵拉的肌肉发生紧张性收缩，阻止被拉长，因此也称为紧张性牵张反射（tonic stretch reflex）。其生理意义是维持躯体姿势，肌紧张是姿势反射的基础。肌紧张是维持姿势最基本的反射活动，如由于重力影响，支持体重的关节趋向被动弯曲，关节弯曲又使伸肌肌腱受到持续牵拉从而产生牵张反射，引起该肌的收缩以对抗关节屈曲、维持站立姿势。肌紧张和腱反射的反射弧基本相似，感受器也是肌梭，但中枢的突触接替可能不止一个，即可能是多突触反射（polysynaptic reflex）。其效应器主要是肌肉内收缩较慢的慢肌纤维成分。肌紧张的反射收缩力量并不大，只是抵抗肌肉被牵拉，不表现明显的动作。肌紧张时在同肌肉内的不同运动单位进行交替性收缩而不是同步收缩，所以肌紧张持久维持而不易疲劳。

（3）节间反射（intersegmental reflex）：脊动物在反射恢复后期，可出现复杂的节间反射。节间反射是指脊髓一个节段神经元发出的轴突与邻近节段的神经元发生联系，通过上、下节段之间神经元的协同活动所发生的反射活动。例如，刺激动物腰背皮肤，可引致后肢发生一系列节奏性搔扒动作，称为搔扒反射，此反射依靠脊髓上、下节段的协同活动，是节间反射的一种表现。

二、低位脑干对躯体运动的调节

位于中脑、脑桥和延髓中央部的神经元及神经纤维的集合区域称为脑干网状结构。脑干网状结构是个整合中枢，它的功能涉及躯体运动的下行控制、感觉中断、上行激活及自主神经活动控制。其下行控制系统根据功能和解剖又分成内侧下行系统和外侧下行系统。内侧下行系统主要终止于脊髓腹角的腹内侧区，紧靠支配躯干肌和近端肢体肌的运动神经元，外侧下行系统主要终止于脊髓灰质的背外侧区，与支配肢体远端肌肉的运动神经元相邻。低位脑干对躯体运动的调节主要表现在参与肌紧张和姿势反射的调控。

（一）肌紧张

1. 去大脑僵直　在中脑上、下叠体（上、下丘）之间切断脑干的动物，称为去大脑动物。由于脊髓与低位脑干相连接，因此去大脑动物不出现脊休克现象，可以完成很多躯体和内脏的反射活动，血压不下降，而在肌紧张活动方面反而出现亢进现象，动物四肢伸直、头尾昂起、脊柱挺硬，称为去大脑僵直（decerebrate rigidity）。去大脑僵直主要是伸肌（抗重力肌）紧张性亢进、四肢坚硬如柱（图9-6B）。

在去大脑动物，如以局部麻醉药注入一肌内中，或切断相应脊髓根，以消除肌梭传入冲动进入中枢，则该肌的僵直现象消失。可见，去大脑僵直是在脊髓牵张反射的基础上发展起来的，是一种增强的牵张反射。电刺激动物脑干网状结构不同区域，可观察到脑干网状结构中具有抑制肌紧张及肌运动的区域（抑制区）；还有加强肌紧张及肌运动的区域（易化区）。电刺激抑制区可引致去大脑僵直减退。易化区对肌紧张和肌运动的易化作用：从运动的强度来看，易化区的活动比较强，抑制区的活动比较弱，因此在肌紧张的平衡调节中，易化区略占优势。抑制肌紧张的中枢部位除分布在脑干网状结构外，还有大脑皮质运动中枢、纹状体、小脑前叶蚓部；易化肌紧张的中枢部位除网状结构外还有前庭核、小脑前叶两侧部。这些脑干外结构与脑干内部的有关功能结构有功能上的联系。例如，刺激小脑前叶蚓部，可以在网状结构抑制区获得诱发电位，表明引起小脑前叶蚓部的作用可能是通过网状结构抑制区来完成的；这些脑干外的抑制肌紧张的区域，不仅通过加强网状结构抑制区活动，使肌紧张受到抑制，也能控制网状结构易化区，使易化区的活动受到抑制后，转而使肌紧张减退。前庭核、小脑前叶两侧部等易化肌紧张中枢的易化肌紧张作用，可能也是通过网状结构易化区来实现的。去大脑动物，由于切断了大脑皮质运动区和纹状体等部位与网状结构的功能联系，故去大脑僵直的发生是因为较多的抑制系统被削弱，特别是来自大脑皮质运动区和纹状体的抑制作用被消除，使易化作用相对地占了优势（图9-6A）。这些易化作用主要影响抗重力肌，使四肢的伸肌和头部上抬的肌肉紧张加强，造成强直现象。少数动物如经常悬挂在树上的南美洲的树獭（sloth），其屈肌是抗重力肌，多数运动为伸肌。人类在某些疾病中，如蝶鞍上囊肿引致皮质与皮质下失去联系时，可出现下肢明显的伸肌僵直及上肢半屈状态，称为去皮质僵直（decorticate rigidity）。上肢的半屈状态是抗重力肌肌紧张增强的表现，因为人是直立动物。人类去大脑僵直有时可在中脑疾患时出现，表现头后低仰、上下肢僵硬伸直、上臂内旋、手指屈曲，患者出现大脑僵直现象，往往表明病变已严重地侵犯脑干。

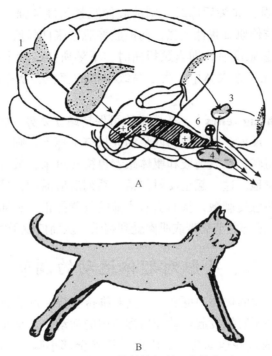

图9-6 脑干网状结构抑制区和易化区

A.猫脑内与肌紧张有关的脑区及其下行路径示意图；﹣:下行抑制作用路径；4为网状结构抑制区，发放下行冲动抑制脊髓牵张反射，这一区接受大脑皮质（1）尾核（2）和小脑（3）传来的冲动；+：下行易化作用路径；5为网状结构易化区，发放下行冲动加强脊髓牵张反射；6为延髓前庭核，有加强脊髓牵张反射的作用。B.去大脑僵直示意图

2. α僵直和γ僵直 从牵张反射的角度，肌紧张加强的机制分为两种。一种是由于高位中枢的下行性作用，直接或间接通过脊髓中间神经元提高脊髓α运动神经元的活动，从而导致肌紧张加强而出现僵直，称为α僵直。另一种是由于高位中枢的下行性作用，首先提高脊髓γ运动神经元的活动，使肌梭的敏感性提高而传入冲动增加，转而使脊髓α运动神经元的活动提高，从而导致肌紧张加强而出现僵直，称为γ僵直。

（二）姿势反射

中枢神经系统调节骨髓肌的肌紧张或产生相应的运动，以保持或改正身体空间的姿势，这种反射活动总称为姿势反射（postural reflex）。牵张反射、对侧伸肌反射是最简单的姿势反射。比较复杂的姿势反射有状态反射、翻正反射、直线或旋转加速运动反射等。

1. 状态反射（attitudinal reflex） 是指头部在空间的位置改变以及头部与躯干的相对位置改变时，可以反射性地改变躯体肌肉的紧张性，这种反射称为状态反射。状态反射包括迷路紧张反射与颈紧张反射两部分。迷路紧张反射是指内耳迷路的椭圆囊和球囊的传入冲动对躯体伸肌紧张性的调节反射。在去大脑动物实验中见到，当动物仰卧时伸肌紧张性最高，而当动物俯卧时则伸肌紧张性最低。这是由于不同头部位置会引致内耳迷路不同刺激的结果而造成的。颈紧张反射是指颈部扭曲时，颈椎关节韧带或肌肉受刺激后，对四肢肌肉紧张性的调节反射。实验证明，头向一侧扭转时，下颌所指一侧的伸肌紧张性加强；如头后仰时，则前肢伸肌紧张性加强，而后肢伸肌紧张性降低；头前俯时，则后肢伸肌紧张性加强，而前肢伸肌紧张性降低。人类在去皮质僵直的基础上，也可出现颈紧张反射，即当颈扭曲时，下颌所指一侧上肢伸直，而对侧上肢则处于更屈曲状态。在正常人体中，由于高级中枢的存在，状态反射常被抑制不易表现出来。

2. 翻正反射（righting reflex） 正常动物可保持站立姿势，如将其推倒则可翻正过来，这种反射称为翻正反射。如将动物四足朝天从空中掉下，则可清楚地观察到在下坠过程中，首先是头颈扭转，然后前肢和躯体跟着也扭转过来，最后后肢也扭转过来，当下坠到地面时由四足着地。这一翻正反射包括一系列反射活动，最先是由于头部位置不正常，视觉与内耳迷路感受刺激，从而引起头部的位置翻正。头部翻正以后，头部与躯干位置关系不正常，使颈部关节韧带或肌肉受到刺激，从而使躯干的位置也翻正。

三、小脑对躯体运动的调节

小脑是调节躯体运动的重要中枢之一，其对维持姿势、调节肌紧张、协调随意运动均有重要作用。小脑并不直接发起运动和指挥肌肉的活动，而是作为一个皮质下的运动调节中枢配合皮质完成这些运动功能。因此，切除全部小脑并不妨碍运动的发起和执行，但运动是以缓慢、笨拙和不协调的方式进行的。

（一）小脑的解剖

小脑由外层的灰质、内部的白质和位于白质中心的三对小脑核团组成（图9-7）。这三对核团分别是顶核、间位核和齿状核。在人类，间位核分化为球状核和栓状核。

小脑表面由原裂和后外侧裂横向分为前叶、后叶和绒球小结叶。而根据Jansen和Brodal提出的纵区组构概念，可将小脑自内侧向外侧纵向分为内侧区（蚓部）、中间区及外侧区。

从种系发生上，小脑可分为古小脑、旧小脑和新小脑。发生上最古老的是古小脑，即绒球小结叶，它与前庭系统相联结，所以又称前庭小脑。旧小脑包括前叶以及后叶后部的蚓垂、蚓锥和副绒球，它主要经脊髓接受来自全身的本体和体表感觉信息，所以又称脊髓小脑。后叶余下的部分称为新小脑，这部分小脑不接受外周感受器的传入，而是经大脑皮质-脑桥-小脑通路与大脑皮质交互联结，故又称皮质小脑。

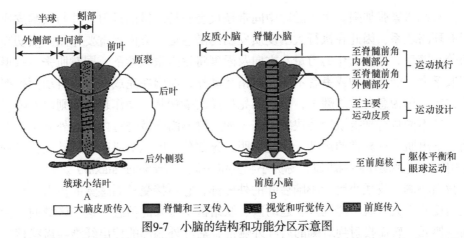

图9-7　小脑的结构和功能分区示意图

A. 小脑分区和传入纤维联系：以原裂和后外侧裂可将小脑横向分为前叶、后叶和绒球小结叶三部分，也可纵向
分为蚓部、半球的中间部和外侧部三部分，小脑各种不同的传入纤维联系用不同的图例见图下方表示；B. 小脑
的功能分区（前庭小脑、脊髓小脑和皮质小脑）及不同的传出投射

（二）小脑的运动调节功能

1. 前庭小脑　前庭小脑主要由绒球小结叶构成，与身体平衡功能有密切关系。由于前庭小脑主要接受前庭器官传入的有关头部位置改变和直线或旋转加速运动情况的平衡感觉信息，而传出冲动主要影响躯干和四肢的近端肌肉的活动，因而具有控制躯体平衡的作用。实验观察到切除绒球小结叶的猴，由于平衡功能失调而不能站立，只能躲在墙角里依靠墙壁而立；但其随意运动仍然很协调。在第四脑室附近出现肿瘤的患者，由于肿瘤压迫损伤绒球小结叶，将导致明显的平衡紊乱，患者出现倾倒、步态蹒跚等症状。但当躯体得到支持物扶持时，其随意运动仍能协调进行。绒球小结叶的平衡功能与前庭器官及前庭核活动密切关系。犬切除小结叶后，则运动病不再发生，猫切除小结叶后，可出现位置性眼震颤（positional nystagmus），说明绒球小结叶对调节前庭核的活动有重要作用。

2. 脊髓小脑　脊髓小脑由小脑前叶和后叶的中间带区构成。这部分小脑的传入主要来自脊髓，其感觉传入冲动主要来自肌肉和关节等本体感受器；前叶还接受视觉、听觉的传入信息，而后叶的中间带区还接受脑桥纤维的投射。前叶的传出纤维主要在顶核换神经元，转而进入脑干网状结构；后叶中间带区的传出纤维经间位核到红核，有一些纤维再投射到丘脑腹外侧核，最后抵达大脑皮质运动区。小脑前叶与肌紧张调节有关。刺激去大脑动物的前叶蚓部可抑制同侧伸肌紧张，使去大脑僵直减退。因此，前叶蚓部有抑制肌紧张的作用。抑制肌紧张的区域在前叶蚓部有一定的空间分布，前端与动物尾部及下肢肌紧张的抑制功能有关，其后端及单小叶部位则与上肢及头面部的抑制功能有关，分布安排是倒置的。前叶蚓部抑制肌紧张的作用可能是通过延髓网状结构抑制区转而改变脊髓前角运动活动的神经元。在猴的实验中观察到，刺激小脑前叶两侧部有加强肌紧张的作用；这些肌紧张易化区也有一定的空间分布，而且安排也是倒置的，其作用可能是通过网状结构易化区转而改变脊髓前角运动神经元的活动。因此，小脑前叶对肌紧张的调节既有抑制又有易化的双重作用。在进化过程中，前叶的肌紧张抑制作用逐渐减弱，而肌紧张的易化作用逐渐占主要地位。后叶中间带也有控制肌紧张的功能，刺激该区能使双侧肌紧张加强。由于后叶中间带还接受脑桥纤维的投射，并与大脑皮质运动区之间有环路联系，因此在执行大脑皮质发动的随意运动方面有重要作用。当切除或损伤这部分小脑后，随意动作的力量、方向及限度将发生很大紊乱，同时肌张力减退，表现为四肢乏力。受害动物或患者不能完成精巧动作，肌肉在完成动作时抖动而把握不住动作的方向（称为意向性震颤），行走摇晃呈酩酊蹒跚状，动作越迅速则协调障碍也越明显。患者不能进行拮抗肌轮替快复动作（如上臂不断交替进行内旋与外旋），但当静止时则看不出肌肉有异常的运动。因此说明，这部分小脑是对肌肉在运动进行过程中起协调作用的。这种动作协调障碍，称为小脑共济失调（cerebellar ataxia）。

3. 皮质小脑　皮质小脑指小脑后叶的外侧部，它不接受外周感觉的传入信息，仅接受由大脑皮质广大区域（感觉区、运动区、联络区）传来的信息。这些区域的下传纤维均经脑桥换元，转而投射到对侧的后叶外侧部，后叶外侧部的传出纤维经齿状核换元，再经丘脑腹外侧核换元，然后投射到皮质运动区。皮质小脑与运动区、感觉区、联络区之间的联合活动和运动计划的形成及运动程序的编制有关。

现在认为，一个随意运动的产生包括运动的设计和程序编制，以及运动程序的执行两个不同的阶段。在随意运动的发动过程中，皮质小脑主要参与随意运动的设计，而脊髓小脑则参与运动的执行。皮质小脑与基底神经节一起接受并处理来自感觉联络皮质的运动意念信息，编制运动指令并将生成的运动指令交给前运动皮质和运动皮质去执行。

精巧运动是逐步在学习过程中形成并熟练起来的。在开始学习阶段，大脑皮质通过锥体系所发动的运动不是协调的，这是因为小脑尚未发挥其协调功能。在学习过程中，大脑皮质与小脑之间不断进行着联合活动，同时小脑不断接受感觉传入冲动的信息逐步纠正运动过程中所发生的偏差，使运动逐步协调起来。在这一过程中，皮质小脑参与了运动计划的形成和运动程度的编制。当精巧运动逐渐熟练完善后，皮质小脑中就储存了一整套程序；当大脑皮质要发动精巧运动时，首先通过下行通路从皮质小脑中提取储存的程序，并将程序回输到大脑皮质运动区，再通过锥体束发动运动。这时候所发动的运动可以非常协调而精巧，而且动作快速几乎不需要思考。例如，学习打字运动的过程或演奏动作的过程，都是这样一个过程。动物实验也发现，齿状核功能受损后，猴经过训练后形成的快速而熟练的动作丧失，代之以缓慢而不精确的动作。而临床资料也发现，小脑外侧区损伤引起的一个重要症状就是运动起始的延缓（图9-8）。

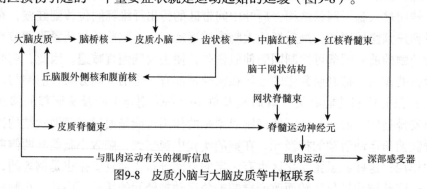

图9-8　皮质小脑与大脑皮质等中枢联系

当切除或损伤小脑后，即表现为随意运动的力量、速度、方向和稳定性发生障碍，同时肌张力减退，不能完成精巧的动作，行走摇晃呈蹒跚状；不能做拮抗肌的快速交替动作，在进行某一动作时，手臂抖动，把握不住运动的方向称为意向性震颤（intention tremor），但静止时则看不出肌肉有异常的运动，所以这种震颤也称为运动性震颤，即为小脑性共济失调。

4. 小脑内局部神经元回路　小脑皮质各区的组织结构都是相似的。进入小脑皮质的纤维只有攀缘纤维和苔藓纤维两类，两者均起到兴奋作用。小脑皮质内有五类神经元，即颗粒细胞、高尔基细胞、篮状细胞、星状细胞和浦肯野细胞；除颗粒细胞为兴奋性神经元外，其余均为抑制性神经元。浦肯野细胞的轴突是小脑皮质唯一的传出细胞，它与小脑深部核团（顶核、间置核、齿状核）发生突触联系，抑制核团内神经元（兴奋性神经元）的紧张性放电运动。攀缘纤维主要来自延髓的下橄榄核，进入小脑皮质起到强烈的兴奋作用。苔藓纤维是进入小脑皮质的主要传入纤维，来源很广泛，进入小脑皮质后与颗粒细胞发生突触联系，起着兴奋颗粒细胞的作用。颗粒细胞的轴突进入小脑皮质浅层后形成平行纤维，转而兴奋其他神经元。例如，兴奋高尔基细胞，高尔基细胞兴奋后即反馈抑制颗粒细胞的活动。由于高尔基细胞轴突的分布比较广泛，它能同时抑制许多颗粒细胞的活动，造成颗粒细胞的兴奋反应在空间上局限起来。也就是说，由苔藓纤维直接兴奋的颗粒细胞处在兴奋状态，而其外围的颗粒细胞则外在抑制状态。又如平行纤维可兴奋浦肯野细胞、篮状细胞和星状细胞，而篮状细胞和星状细胞能抑制浦肯野细胞和活动；由于篮状细胞的轴突分布较广，浦肯野细胞受抑制的范围较大，造成浦肯野细胞的兴奋反应在空间上局限起来。也就是说，由平行纤维直接兴奋的浦肯野细胞处在兴奋状态，其邻旁的浦肯野细胞则处在抑制状态。因此，通过上述局部神经元回路的作用，使许多不同来源的苔藓纤维的冲动在进入小脑皮质后，出现许多兴奋与抑制镶嵌的区域，这对于小脑精确地调节不同部位的肌紧张或协调其随意运动是很重要的。

四、基底神经节对躯体运动的调节

基底神经节（basal ganglia）是皮质下一些核团的总称。鸟类以下动物由于皮质发育不好，基底神经节是运动调节的最高级整合中枢。在哺乳动物，基底神经节退居皮质下的调节结构，但对运动功能仍具有重要的调节作用。

（一）基底神经节的组成及纤维联系

基底神经节包括尾状核、壳核、苍白球、丘脑底核、黑质和红核。尾状核、壳核和苍白球统称纹状体；其中苍白球是较古老的部分，称为旧纹状体，而尾状核和壳核则进化较新，称为新纹状体。尾状核、壳核、苍白球与丘脑底核、黑质在结构与功能上是紧密联系的。其中，苍白球是纤维联系的中心，尾状核、壳核、丘脑底核、黑质均发出纤维投射到苍白球，而苍白球也发出纤维与丘脑底核、黑质相联系。基底神经节接受大脑皮质的兴奋性纤维投射。基底神经节的传出纤维发自苍白球内侧部，能抑制丘脑腹前核和腹外侧核的活动，经丘脑腹前核和腹外侧核来兴奋大脑皮质（图9-9）。

（二）基底神经节的运动调节功能

基底神经节有重要的运动调节功能，它与随意运动的稳定、肌紧张的控制、本体感觉传入冲动信息的处理都有关系。在清醒猴，记录苍白球单个神经元的放电活动时观察

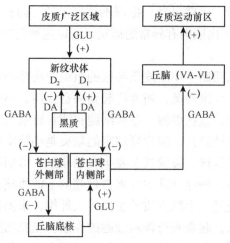

图9-9　基底神经节与大脑皮质之间的回路示意图

直接通路为皮质广泛区域→新纹状体→苍白球内侧部→丘脑（VA-VL）→皮质运动前区（和前额叶）的神经通路；间接通路为皮质广泛区域→新纹状体→苍白球外侧部→丘脑底核→苍白球内侧部→丘脑（VA-VL）→皮质运动前区（和前额叶）的神经通路；黑质多巴胺投射系统可作用于新纹状体内的D1受体而增强直接通路的活动，也可作用于D2受体而抑制间接通路的活动；DA：多巴胺；GABA：γ-氨基丁酸；GLU：谷氨酸；（+）：兴奋性作用；（-）：抑制性作用

到，当肢体进行随意运动时神经元活动发生明显明确的变化；有的神经元在肢体屈曲时放电增多，说明基底神经节与随意运动有关。在电刺激纹状体的动物实验中观察到，单纯刺激纹状体并不能引起运动效应；但如在刺激大脑皮质运动区的同时，再刺激尾状核或苍白球，则皮质运动区发出的运动反应即迅速被抑制，并在刺激停止后抑制效应还可继续存留一定时间。在猴，单侧损毁苍白球后，则对侧上肢的运用就不如同侧上肢的运用那样灵便。以上均说明，基底神经节与躯体运动有密切关系。

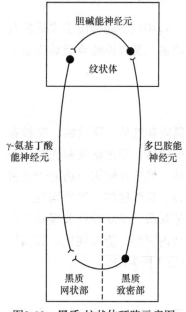

图9-10　黑质-纹状体环路示意图

临床上，基底神经节损害的主要表现可分为两大类：一类是具有运动过少而肌紧张过强特征的综合征，另一类是具有运动过多而肌紧张不全特征的综合征。前者的常见的疾病是帕金森病（Parkinson disease，PD）又称震颤麻痹（paralysis agitans），后者的常见的疾病是亨廷顿病（Huntington disease，HD）与手足徐动症（athetosis）等。临床病理的研究指出，帕金森病的病变主要位于黑质，而亨廷顿病与手足徐动症的病变主要位于纹状体（图9-10）。

1. 帕金森病（PD）　是一种进展缓慢，原发于黑质-纹状体通路的锥体外系变性病。PD患者的主要临床症状为全身肌紧张增高、肌肉强直、随意运动减少、动作缓慢、面部表情呆板。此外，患者常伴有静止性震颤，此种震颤多见于上肢（尤其是手部），其次是下肢及头部；震颤节律每秒钟约4～6次，静止时出现，情绪激动时增强，进入自主运动时减少，入睡后停止。

PD主要病变部位在中脑黑质，由于色素神经元核团（包括黑质、蓝斑和迷走神经背核）内色素细胞的显著减少，肉眼即可见黑质变得苍白。原发性PD的标志性病理改变是Lewy小体。Lewy小体是主要由神经丝和泛素化α突触核蛋白（α-synuclein）组成的包涵体结构，其主要组成成分为α突触核蛋白、神经丝蛋白和泛素蛋白。

关于PD的产生原因，目前已有较多的了解。近年来，通过对中枢递质的研究，已明确中脑黑质是多巴胺能神经元存在的主要部位，其纤维上行可抵达纹状体。对PD患者的病理研究证明，其黑质有病变，同时脑内多巴胺含量明显下降。在动物中，如用药物（利血平）使儿茶酚胺（包括多巴胺）耗竭，则动物会出现类似PD的症状；如进一步给予左旋多巴（*L*-DOPA，多巴胺前体，能通过血脑屏障进入中枢神经系统）治疗，使体内多巴胺合成增加，则症状好转。由此说明，中脑黑质的多巴胺能神经元功能被破坏，是PD的主要病因。

早已明确，PD患者能够使用M型胆碱能受体阻断剂［东莨菪碱、苯海索（安坦）］治疗，说明PD的产生与乙酰胆碱递质功能的改变也有关系。在PD患者进行苍白球破坏手术治疗过程中，如将乙酰胆碱直接注入苍白球，则导致对侧肢体症状加剧，而注入M受体阻断剂则症状减退。由此说明，纹状体内存在乙酰胆碱递质系统，其功能的加强将导致PD症状的出现。总结多巴胺递质系统和乙酰胆碱递质系统的不同作用，目前认为黑质上行抵达纹状体的多巴胺递质系统的功能，在于抑制纹状体内乙酰胆碱递质系统的功能；PD患者由于多巴胺递质系统功能受损，导致乙酰胆碱递质系统功能的亢进，才出现一系列症状。如果应用左旋多巴以增强多巴胺的合成，或应用M受体阻断剂以阻断乙酰胆碱的作用，均对PD有一定的治疗作用。

2. 亨廷顿病（HD） 是以新纹状体和皮质损害为主的锥体外系病，好发年龄为40～50岁，多数患者在患病后15～20年死亡。临床的特征表现是不自主地肢体舞蹈样运动，故又称为慢性进行性舞蹈病。此外，患者还伴有进行性的精神活动异常、智能衰退及精神分裂症的某些症状。给予左旋多巴后症状加重，而阻断DA能神经系统的功能，可减轻病情，这提示HD的发病可能与多巴胺能神经功能亢进有关。HD的病理变化包括尾壳核神经细胞的变性，细胞数量减少达10%，伴侧脑室的扩大。随着病情发展，累及皮质神经元，导致脑萎缩，脑重量减轻可达30%。另外，基底神经通路中γ-氨基丁酸/脑啡肽/P物质（GABA/ENK/SP）能神经传递被破坏，而多巴胺能传递通路仍完整，从而表现出锥体外系DA功能相对亢进的临床表现。

病理研究证明，遗传性HD患者有显著的纹状体神经元病变，新纹状体严重萎缩，而黑质-纹状体通路是完好的，脑内多巴胺含量一般也正常。在这类患者中，若采用左旋多巴进行治疗反而使症状加剧，而用利血平耗竭包括多巴胺在内的神经递质，则可使症状缓解。神经生化的研究发现，患者的纹状体中胆碱能神经元与γ-氨基丁酸能神经元的功能明显减退。因此认为，HD病变主要是纹状体内的胆碱能和γ-氨基丁酸能神经元功能减退，而黑质多巴胺能神经元功能相对亢进，这和震颤麻痹的病变正好相反。目前已知，黑质和纹状体之间是有环路联系的；黑质的多巴胺能神经元的轴突上行抵达纹状体，能控制纹状体内的胆碱能神经元的活动，转而改变纹状体内γ-氨基丁酸能神经元的活动，然后γ-氨基丁酸能神经元的轴突下行抵达黑质，反馈控制多巴胺能神经元的活动。当纹状体内的胆碱能和γ-氨基丁酸能神经元病变时，上述环路功能受损，导致多巴胺能神经元活动亢进。

HD的发病机制至今尚不清楚。有人提出了HD神经元选择性损害的几种不同机制和多种因素共同作用的假说。

五、大脑皮质对躯体运动的调节

（一）大脑皮质运动区

高等动物，特别是人类的随意运动是受大脑皮质控制的。用刺激和损毁等方法发现，大脑皮质的一些区域与躯体运动有比较密切的关系，这些区域称为大脑皮质运动区（cortical motor area）。它包括中央前回运动区、辅助运动区和第二运动区等。

1. 主要运动区 大脑皮质的某些区域与躯体运动功能有比较密切的关系。在灵长类动物，中央前区的4区和6区是控制躯体运动的运动区。

运动区具有下列功能特征：

（1）交叉支配：运动区对躯体运动的调节支配具有交叉的性质，即一侧皮质主要支配对侧躯体的肌肉。但这种交叉性质不是绝对的，例如，头面部肌肉的支配多数是双侧性的，像咀嚼运动、喉运动及面部运动的肌肉的支配；然而面神经支配的下部面肌及舌下神经支配的舌肌却主要受对侧皮质控制。因此，在一侧内囊损伤后，产生所谓上运动神经元麻痹时，头面部多数肌肉并不完全麻痹，但对侧下部面肌及舌肌发生麻痹。

（2）精确定位：运动区具有精细的功能定位，即一定部位皮质的刺激引起一定肌肉的收缩。功能代表区的大小与运动的精细复杂程度有关；运动越精细而复杂的肌肉，其代表区也越大，手与五指所占的区域几乎与整个下肢所占的区域大小相等。

（3）倒置安排：从运动区的上下分布来看，其定位安排呈身体的倒影；下肢代表区在顶部（膝关节以下肌肉代表区在皮质内侧面），上肢代表区在中间部，头面部肌肉代表区在底部（头面部代表区内部的安排仍为正立而不倒置）。从运动区的前后分布来看，躯体和肢体近端肌肉的代表区在前部（6区），肢体远端肌肉的代表区在后部（4区），手指、足趾、唇和舌的肌肉代表区在中央沟前缘。对正常人脑进行局部血流测定时观察到，足部运动时运动区足部代表区血流增加，手指运动时手部代表区血流增加（图9-11）。

在动物实验中还观察到，电刺激8区可导致眼外肌的运动反应，刺激枕叶18区、19区也可获得较为微弱的眼外肌运动反应。此外，在猴与人的大脑皮质，用电刺激法还可以找到运动辅助区。该区在皮质内侧面（两半球纵裂的侧壁）4区之前，刺激该区可以导致肢体运动和发声，反应一般为双侧性。

在大脑皮质运动区的垂直切面上，可以见到该区细胞和皮质感觉区类似，呈纵向柱状排列，组成大脑皮质的基本功能单位，称为运动柱（motor column）。一个运动柱可控制同一关节的几块肌肉的活动，而一块肌肉可接受几个运动柱的控制。

2. 第二运动区 此区位于中央前回与岛叶之间（即为第二体感区的位置），当用较强电流刺激时，可引起双侧躯体运动，其代表区的分布与第二体表感觉区的分布一致。

3. 其他运动区 动物实验证明，用较强的电流刺激猿猴皮质的第一、第二体表感觉区时，也能引起肢体运动反应，故可将这两个区域称为第一感觉运动区和第二感觉运动区。此外，5、7、8、18、19区也都与运动有关。

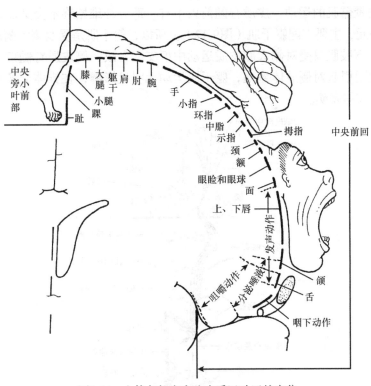

图9-11　人体各部在大脑皮质运动区的定位

（二）躯体运动传导通路

运动传导通路是从大脑皮质至躯体运动效应器和内脏活动效应器的神经联系。从大脑皮质至躯体运动效应器（骨骼肌）的神经通路，称为躯体运动传导通路，包括锥体系（pyramidal system）和锥体外系（extrapyramidal system）。从大脑皮质至内脏活动效应器（心肌、平滑肌、腺体等）的神经通路，为内脏运动传导通路。

1. 锥体系　主要管理骨骼肌的随意运动，由两级神经元组成，即上运动神经元（upper motor neuron）和下运动神经元（lower motor neuron）。上运动神经元由位于中央前回和中央旁小叶前半部的巨型锥体细胞（Betz细胞）和其他类型锥体细胞以及位于额、顶叶部分区域的锥体细胞组成。其轴突组成锥体束（pyramidal tract）经内囊下行，其中，终止于脊髓前角运动神经元的纤维束称皮质脊髓束；终止于脑干内一般躯体和特殊内脏运动核的纤维束称为皮质核束。下运动神经元为脑神经核中一般躯体和特殊内脏运动核及脊髓前角运动神经元，其胞体和轴突构成传导运动通路的最后公路。

（1）皮质脊髓束（corticospinal tract）：由中央前回中、上部和中央旁小叶前部等处皮质的锥体细胞轴突集合而成，下行经内囊后肢的前部、大脑脚底中3/5的外侧部和脑桥基底部至延髓锥体。在锥体下端，75%～90%的纤维交叉至对侧，形成锥体交叉。交叉后的纤维继续于对侧脊髓外侧索内下行，形成皮质脊髓侧束，此束下行过程中沿途发出侧支，逐节终止于前角运动神经元（可达骶节），支配四肢肌。在延髓锥体，皮质脊髓束中小部分未交叉的纤维在同侧脊髓前索内下行，形成皮质脊髓前束，该束仅达颈髓和上胸髓节段，其中一部分纤维经白质前连合逐节交叉至对侧，终止于前角运动神经元，支配躯干和四肢骨骼肌的运动。皮质脊髓前束中有一部分纤维始终不交叉而止于同侧脊髓前角运动神经元，主要支配躯干肌（图9-12）。所以，躯干肌是受双侧大脑皮质运动中枢支配，而上、下肢肌只受对侧大脑皮质运动中枢支配，故一侧皮质脊髓束在锥体交叉平面上损伤，主要引起对侧肢体瘫痪，躯干肌运动无明显影响；在锥体交叉平面下损伤，主要引起同侧肢体瘫痪。

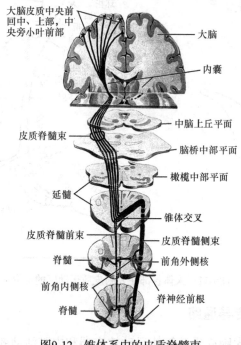

大脑皮质中央前回中、上部，中央旁小叶前部　大脑
内囊
皮质脊髓束　中脑上丘平面
脑桥中部平面
橄榄中部平面
延髓　锥体交叉
皮质脊髓前束　皮质脊髓侧束
脊髓　前角外侧核
前角内侧核
脊髓　脊神经前根

图9-12　锥体系中的皮质脊髓束

　　实际上，皮质脊髓束只有10%～20%的纤维直接以单突触联系，直接止于前角内支配四肢肌的α运动神经元。其他大部分纤维须经中间神经元与前角细胞联系，使一部分肌肉兴奋，另一部分拮抗肌抑制，协调完成运动。

　　（2）皮质核束（corticonuclear tract）：又称皮质脑干束，主要由中央前回下部皮质中的锥体细胞的轴突集合而成，下行经内囊膝至大脑脚底中3/5的内侧部，由此向下陆续分出纤维终止于脑干内的躯体运动核和特殊内脏运动核，大部分终止于双侧脑神经运动核（动眼神经核、滑车神经核、展神经核、三叉神经运动核、面神经核上部细胞群、疑核和副神经核），这些核发出的纤维依次支配眼球外肌、咀嚼肌、眼裂以上面肌、咽喉肌、胸锁乳突肌和斜方肌。小部分纤维完全交叉至对侧，终止于面神经核下部细胞群和舌下神经核，二者发出的纤维分别支配对侧眼裂以下面肌和舌肌（图9-13）。因此，除面神经核下部和舌下神经核只接受单侧（对侧）皮质核束的纤维，受对侧皮质运动中枢的支配，其他脑神经运动核均接受双侧皮质核束的纤维，受双侧皮质运动中枢的支配。所以一侧上运动神经元损伤，只会产生对侧眼裂以下的面肌和对侧舌肌瘫痪，表现为病灶对侧鼻唇沟消失，口角下垂并向病灶侧偏斜，流涎，不能做鼓腮、露齿等动作，伸舌时舌尖偏向病灶对侧。而其他受双侧皮质核束支配的肌则不瘫痪。临床上常将上运动神经元损伤引起的瘫痪称为核上瘫（supranuclear paralysis）（图9-14）；而将下运动神经元损伤引起的瘫痪称为核下瘫（infranuclear paralysis）。一侧面神经核下瘫可致病灶侧面肌全部瘫痪，表现为额纹消失，眼不能闭合，不能皱眉，口角下垂，鼻唇沟消失，不能做鼓腮、露齿等动作；一侧舌下神经的核下瘫可致病灶侧全部舌肌瘫痪，表现为伸舌时舌尖偏向病灶侧（图9-14）。

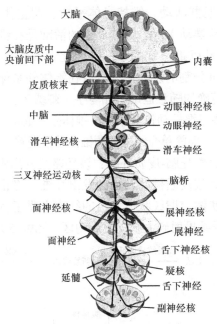

图9-13 锥体系中的皮质核束

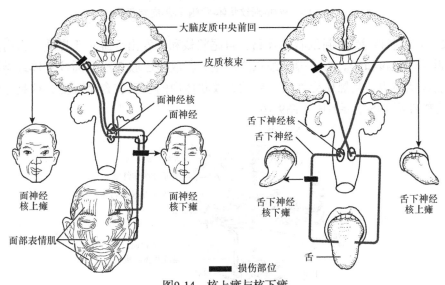

图9-14 核上瘫与核下瘫

2. 锥体外系 是指除锥体系以外的影响和控制躯体运动的下行（运动）传导通路统称为锥体外系，由多极神经元组成，其结构十分复杂，包括大脑皮质（主要是躯体运动区和躯体感觉区）、纹状体、背侧丘脑、底丘脑、中脑顶盖、红核、黑质、脑桥核、前庭核、小脑和脑干网状结构等以及它们的纤维联系。锥体外系的纤维经红核脊髓束、网状脊髓束等中继，最后终止于脑神经运动核和脊髓前角运动神经元。在种系发生上，锥

·158· 神经生物学

体外系是较古老的结构，从鱼类开始出现，在鸟类成为控制全身运动的主要系统。但到了哺乳类，尤其是人类，由于大脑皮质和锥体系的高度发达，锥体外系逐渐退居为从属和辅助地位，主要是协调锥体系的活动，二者协同完成运动功能。人类锥体外系的主要功能是调节肌张力、协调肌群活动、维持身体平衡、调整体态姿势和进行习惯性动作（如走路时双臂自然协调地摆动）等。锥体外系的活动是在锥体系的主导下进行的，而锥体外系又给锥体系的活动以最适宜的条件。因此，锥体系和锥体外系在完成复杂的运动功能上是互相依赖不可分割的统一体，只有在锥体外系保持肌张力稳定协调的前提下，锥体系才能完成一切精确的随意运动，如写字、刺绣等；另一方面，锥体外系对锥体系也有一定的依赖性，有些习惯性动作开始是由锥体系发起的，然后才处于锥体外系的管理之下，如骑车、游泳等。下面简单介绍主要的锥体外系通路。

（1）皮质-新纹状体-背侧丘脑-皮质环路：该环路对发出锥体束的皮质运动区的活动有重要的反馈调节作用。大脑皮质额叶和顶叶发出纤维，终止于新纹状体，新纹状体的传出纤维主要终止于旧纹状体，旧纹状体发出的纤维主要至背侧丘脑的腹前核和腹外侧核，再由这两个核团发出纤维投射到大脑皮质运动区（图9-15）。

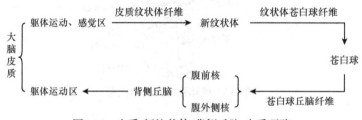

图9-15　皮质-新纹状体-背侧丘脑-皮质环路

（2）新纹状体-黑质-新纹状体环路：自尾状核和壳发出纤维止于黑质，再由黑质发出纤维返回尾状核和壳。黑质神经细胞能产生和释放多巴胺，沿黑质纹状体纤维输送并储存在新纹状体内。当黑质变性后，释放到纹状体内的多巴胺含量降低，这是导致帕金森病（震颤麻痹）的主要原因（图9-16）。

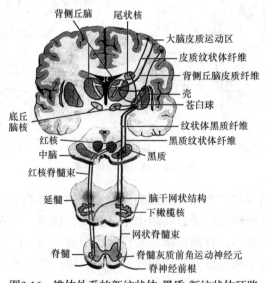

图9-16　锥体外系的新纹状体-黑质-新纹状体环路

（3）苍白球-底丘脑环路：自苍白球发出的纤维止于底丘脑核，后者发出的纤维经同一途径再返回苍白球，对苍白球发挥抑制性反馈作用。一侧底丘脑核受损，丧失对同侧苍白球的抑制，苍白球表现为释放效应，对侧肢体会出现大幅度强力颤搐。

（4）皮质-脑桥-小脑-皮质环路：此环路是锥体外系中的又一重要反馈环路，在人类最为发达。此环路将大脑和小脑联系起来，对随意运动的协调起重要作用。由于小脑还接受来自脊髓的深感觉纤维，因而能更好地协调和共济运动。上述环路的任何部位损伤，都会导致共济失调，如行走蹒跚和醉汉步态等（图9-17、图9-18）。

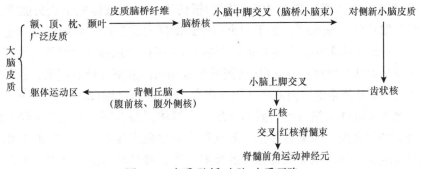

图9-17　皮质-脑桥-小脑-皮质环路

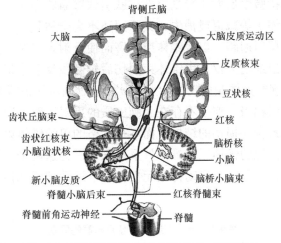

图9-18　锥体外系的皮质-脑桥-小脑-皮质环路

（三）皮质运动区和锥体系功能障碍对运动的影响

由于锥体系和锥体外系在皮质的起源是互相重叠的，因此皮质运动区的损伤效应就难于分清是属于锥体系还是锥体外系功能缺损。同时，锥体束下行经过脑干时，还发现许多侧支进入皮质下核团调节锥体外系的活动。所以，从皮质到脑干之间，由于种种病理过程产生的运动障碍往往是由于锥体系和锥体外系合并损伤的结果。但是到达延髓尾端水平后，锥体束出现相对独立性，延髓锥体的损伤效应可以认为主要是锥体系功能缺损。

单侧切断猫或猴的延髓锥体所造成的结果并不严重；动物仅表现对侧肌张力减退，肢体远端肌肉麻痹（随意运动消失）和腱反射减弱，巴宾斯基阳性，以及动物减少对此肢体的运用和永远失去其敏捷灵巧活动的能力等。若切断双侧延髓锥体，则上述缺损表现在双侧肌肉。可见，锥体束的功能主要是对四肢远端肌肉活动的精细调节。中央前回运动区的损伤，在不同运动中的表现不一样。猫和犬双侧大脑皮质运动区切除后仍能站立、奔跑；灵长类动物双侧大脑皮质运动区切除后，动物完全麻痹，四肢肌张力亢进。但单侧切除猴的大脑皮质运动区，则功能缺损比双侧切除轻得多，动物能运用其四肢，虽然对侧手指的动作笨拙而不灵巧，但奔跑和站立并无明显困难；说明猴的大脑皮质运动区对肌肉运动的调节虽然以对侧为主，但在失去对侧皮质功能的情况下，可以对双侧的运动进行调节。在人类，单侧中央前回的损伤则使对侧肢体完全丧失随意运动的能力，手和脚的肌肉常完全麻痹，关于中央前回运动区损伤后产生痉挛性麻痹还是柔软性麻痹，这一问题已争论多年。目前知道，严格的4区损伤出现肢体远端肌肉麻痹，并不产生痉挛，一般是柔软性麻痹；损伤6区后则肢体近端肌肉麻痹并伴有痉挛；若整个中央前回运动区损伤，则肢体全部肌肉麻痹并伴有痉挛，出现痉挛性麻痹。

临床上把涉及锥体束损害的一系列表现称为锥体束综合征（上运动神经元麻痹）。它包括随意运动的丧失，肌紧张加强，腱反射亢进以致出现阵挛，巴宾斯基征阳性，部分浅反射减退或消失等。肌紧张加强或腱反射亢进，都是牵张反射亢进的表现；所谓阵挛也是由于牵张反射过强，以致人工持续牵拉肌腱会反射一系列连续的腱反射。部分浅反射减退或消失，是指腹壁反射（轻划腹部皮肤引致壁肌收缩）、提睾反射（轻划股内侧皮肤引致提睾肌收缩）等减退或消失，其原因还不完全清楚。一般认为，这类浅反射存在经由大脑皮质的反射通路，以致锥体束损害而使反射弧中断，反射发生障碍；但也有人认为，浅反射减退或消失仅是由锥体束损伤后脊髓浅反射中枢的兴奋性减退所致。因为有人用肌电图法观察人体腹壁反射，发现其中枢延搁时间很短（3.55～5.4 ms），与动物的脊髓多突触反射相当，似乎不存在大脑皮质的反射通路，所谓锥体束综合征实际上是锥体系和锥体外系合并损伤的结果，而不是严格的单纯锥体束传导中断的表现。为此，有些人反对采用传统的锥体系和锥体外系概念，因为这两个系统在功能上和在损伤后功能缺损上无法完全区分。上运动神经元损害与下运动神经元损害的临床表现是不同的，见表9-1。

表9-1 上、下运动神经元麻痹的区别

表现	上运动神经元麻痹（硬瘫、痉挛性瘫、中枢性瘫）	下运动神经元麻痹（软瘫、萎缩性瘫、周围性瘫）
损害部位	皮质运动区或锥体束	脊髓前角运动神经元或运动神经
麻痹范围	常为广泛的	常为局限的
肌紧张	张力过强、痉挛	张力减退、松弛
腱反射	增强	减弱或消失
浅反射	减弱或消失	减弱或消失
病理反射	巴宾斯基征阳性	无
肌萎缩	不明显	明显（肌肉失去了神经的营养性作用）

第三节　神经系统对内脏活动的调节

内脏神经系统（visceral nervous system）是神经系统的一部分，主要分布于内脏、心血管、平滑肌和腺体。内脏神经和躯体神经一样，按照纤维的性质，可分为感觉和运动两种纤维成分。内脏运动神经调节内脏、心血管的运动和腺体的分泌，通常不受人的意志控制，是不随意的，故称之为自主神经系统（autonomic nervous system）。实际上，自主神经系统的自主性也是相对的，其活动还是受到中枢神经系统的控制；又由于主要是控制和调节动、植物共有的物质代谢活动，并不支配动物所特有的骨骼肌的运动，故又称为植物神经系统（vegetative nervous system）。内脏感觉神经如同躯体感觉神经，第一级感觉神经元也位于脑神经节和脊神经节内，周围突分布于内脏、心血管等处的内感受器，将接受的刺激上传至各级中枢，经中枢整合后，通过内脏运动神经调节相应器官的活动，从而维持体内外环境的动态平衡和机体的正常活动。

一、自主神经系统对内脏活动的调节

内脏运动神经（visceral motor nerve）与躯体运动神经一样，都受大脑皮质和皮质下各级中枢的控制和调节，而且两者之间在功能上互相依存、互相协调和互相制约，以维持机体内外环境的相对平衡。然而内脏运动神经和躯体运动神经在结构和功能上有较大差别，现就其形态结构上的差异简述如下。

（1）效应器不同：躯体运动神经支配骨骼肌；内脏运动神经则支配平滑肌、心肌和腺体。

（2）神经元数目不同：躯体运动神经自低级中枢至骨骼肌只有一个神经元。而内脏运动神经自低级中枢发出后在周围部的内脏运动神经节（植物性神经节）交换神经元，由节内神经元再发出纤维到达效应器。因此，内脏运动神经从低级中枢到达所支配的器官须经过两个神经元（肾上腺髓质例外，只需一个神经元）。第一个神经元称节前神经元（preganglionic neuron），胞体位于脑干和脊髓内，其轴突称节前纤维（preganglionic fiber）。第二个神经元称节后神经元（postganglionic neuron），胞体位于周围部的内脏神经节内，其轴突称节后纤维（postganglionic fiber）。节后神经元的数目较多，一个节前神经元可以和多个节后神经元构成突触，这有利于较多的效应器同时活动（图9-19、图9-20）。

（3）纤维成分不同：躯体运动神经只有一种纤维成分，而内脏运动神经则有交感和副交感两种纤维成分，多数内脏器官同时接受交感神经和副交感神经的双重支配。

（4）纤维粗细不同：躯体运动神经纤维一般是比较粗的有髓纤维，而内脏运动神经的节前纤维是细的薄髓纤维，节后纤维是细的无髓纤维。

（5）节后纤维分布形式不同：躯体运动神经以神经干的形式分布，而内脏运动神经节后纤维常攀附脏器或血管形成神经丛，由丛再分支至效应器（图9-19、图9-20）。

另外，躯体运动神经一般受意识支配，而内脏运动神经则在一定程度上不受意识的直接控制。

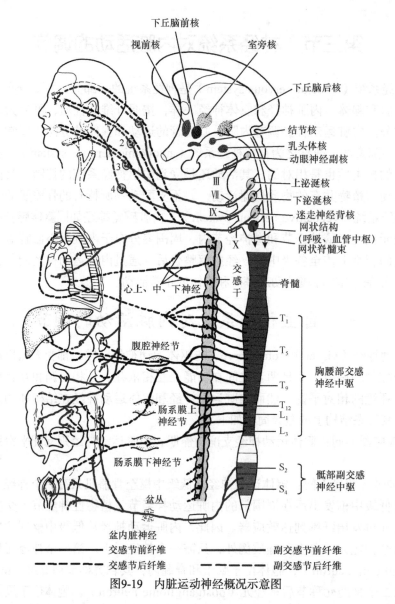

图9-19 内脏运动神经概况示意图

自主神经系统的功能主要是调节心肌、平滑肌和腺体（消化腺、汗腺和部分内分泌腺）的活动，使内脏活动与整体环境变化相适应，从而维持机体内环境的稳定。自主神经系统的主要功能见表9-2。

自主神经系统主要具有如下功能特征：

1. 紧张性作用 在静息状态下，自主神经不断向效应器官发出低频的神经冲动，称之为紧张性作用（tonic action）。根据对效应器官产生作用的不同，可以将紧张性作用分为兴奋性紧张性作用和抑制性紧张性作用。这可以通过切断神经后观察其所支配的器官活动是否发生改变而得到证实。例如，切断心脏交感神经后，心率减慢，则交感神经对心脏的紧张性作用是兴奋性的；而切断心脏迷走神经后，心率加快，则迷走神经对心脏的紧张性作用是抑制性的。一般认为，自主神经的紧张性来源于中枢，而中枢的紧张性则来源于神经反射和体液因素等多种原因。

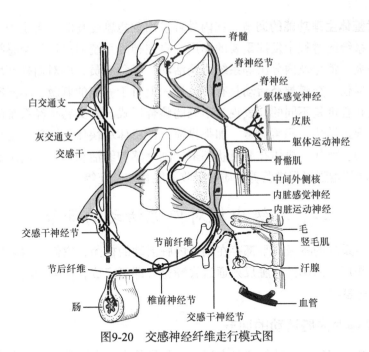

图9-20　交感神经纤维走行模式图

表9-2　自主神经的主要功能

	交感神经	副交感神经
循环器官	心跳加快加强，腹腔内脏血管、皮肤血管以及分布于唾液腺与外生殖器的血管均收缩，脾包囊收缩，肌肉血管收缩（肾上腺素能）或舒张（胆碱能）	心跳减慢，心房收缩减弱，部分血管（如软脑膜动脉和分布于外生殖器的血管）舒张
呼吸器官	支气管平滑肌舒张	支气管平滑肌收缩，促进黏膜液体分泌
消化器官	分泌黏稠唾液，抑制胃肠运动，使括约肌收缩，抑制胆囊活动	分泌稀薄唾液，促进胃液、胰液分泌，促进胃肠运动，使括约肌舒张，促进胆囊收缩
泌尿生殖器官	逼尿肌舒张，括约肌收缩，有孕子宫收缩，无孕子宫舒张	逼尿肌收缩，括约肌舒张
眼	瞳孔扩大，睫状肌松弛，上睑平滑肌收缩	瞳孔缩小，睫状肌收缩，促进泪腺分泌
皮肤	竖毛肌收缩，汗腺分泌	
代谢	促进糖原分解，促进肾上腺髓质分泌	促进胰岛素分泌

2. 双重神经支配　自主神经系统调控的组织器官一般都接受交感神经和副交感神经的双重神经支配。在这些具有双重神经支配的器官中，交感神经与副交感神经的作用往往是相反的，称为拮抗作用（antagonism）。例如，心脏交感神经能够加强心脏活动，而心脏迷走神经则抑制心脏活动。但有时两者对某一器官的作用并不表现为拮抗，而是一致。例如，交感神经和副交感神经都能促进唾液腺的分泌，只不过交感神经兴奋使唾液腺分泌少量黏稠的唾液；而副交感神经兴奋则使之分泌大量稀薄的唾液。

3. 效应器所处功能状态影响自主神经的作用　自主神经对某些效应器官的作用还与该器官的功能状态有关。例如，交感神经对处于松弛状态的胃肠平滑肌不表现为抑制效应，而是产生兴奋作用，即提高平滑肌的紧张性；反之，副交感神经对处于紧张状态的胃肠平滑肌则引起抑制作用而不再是兴奋作用。又如，刺激交感神经能够抑制未孕动物的子宫活动，而能够加强有孕子宫的运动。这是因为未孕子宫和有孕子宫表达的受体不同。

4. 参与对整体生理功能的调节　在内外环境出现急剧变化时，自主神经系统在应对变化、协调各系统的过程中发挥重要的作用。自主神经系统通过增强交感神经活动，使体内循环、呼吸、消化及内分泌等系统协调活动，紧急动员，应对内外环境急剧变化，避免机体遭受损伤。交感神经活动具有广泛性，但对于一定的刺激，不同脏器的交感神经的反应方式和程度是不同的，表现为不同的整合形式。副交感神经系统活动的主要生理意义，在于促进消化、积蓄能量、加强排泄，使机体尽快休整恢复，发挥保护机体、休整恢复的作用。例如，机体在静息状态下，副交感神经活动加强，出现心率降低、瞳孔缩小、消化功能增强以促进营养物质的吸收和能量的补充等。

二、各级中枢对内脏活动的调节

在中枢神经系统的各级水平都存在调节内脏活动的核团，它们在内脏反射活动的整合中起不同的作用。简单的内脏反射通过脊髓整合即可完成，而复杂的内脏反射则需要延髓以上中枢的参与。

（一）脊髓对内脏活动的调节

脊髓是调节内脏反射活动的初级中枢，一些最基本的内脏反射活动在脊髓水平就可以完成，如血管张力反射、发汗反射、排尿反射、排便反射及勃起反射等。脊髓动物在脊休克期过去后，上述内脏反射活动逐渐恢复。但脊髓的反射调节功能是初级的，平时接受高位中枢的控制。如果仅依靠脊髓本身的反射调节能力，则不能很好地适应正常的生理功能的需要。例如，脊髓离断导致截瘫的患者，虽有排尿、排便反射能力，但常会出现大小便失禁，而且在由平卧位转成直立位时，会出现血压反射调节能力障碍而导致的头晕。

（二）低位脑干对内脏活动的调节

延髓是维持生命活动的基本中枢，能够初步完成许多基本生命现象（呼吸、循环及消化等）的反射调节，有生命中枢之称，此区损伤往往危及生命。延髓发出的副交感神经纤维支配头面部的所有腺体及心脏、支气管、食管、胃、小肠、肝脏及胰腺等内脏器官。同时，延髓也是吞咽、咳嗽、打喷嚏、唾液分泌、呕吐等反射活动的整合部位。脑桥前端1/3区域存在呼吸调整中枢和角膜反射中枢；中脑存在着瞳孔对光反射中枢和视、听探究反射中枢的部位。

（三）下丘脑对内脏活动的调节

下丘脑是调节内脏功能的较高级中枢。下丘脑与大脑皮质、边缘前脑、皮质下中枢、丘脑、脑干网状结构及垂体都有广泛的纤维联系，通过垂体门脉系统和下丘脑-垂体束调节垂体的功能。下丘脑的传入和传出纤维很多，在调节内脏活动的功能中具有重要作用，下丘脑能把内脏活动与其他生理活动联系起来，进行整合，从而对体温、摄食、水平衡、内分泌、情绪控制、生物节律等重要生理过程进行调节。

下丘脑的主要功能包括：

1. 调节内脏活动　刺激下丘脑前区常可引起膀胱收缩、胃酸分泌增多等反应。刺激下丘脑后区可引起血压升高、心率加速、瞳孔扩大等反应。这些都说明下丘脑与自主神经系统的活动密切相关。下丘脑的这些作用不是直接控制机体某一内脏的活动，而是机体复杂生理功能整合的组成部分。此外，下丘脑还可通过垂体的内分泌影响自主神经系统的活动。

2. 调节体温　哺乳类动物在间脑以上水平切除大脑皮质后，体温仍能基本保持正常水平并相对稳定。而在下丘脑以下部位横切脑干后，则动物不能再保持其体温的稳定。在视前区-下丘的重要中枢。由于大脑皮质的岛叶、颞极、眶回，以及皮质下的杏仁核、隔区、下丘脑、丘脑前核等，在结构与功能上和边缘叶密切相关，因而有人把边缘叶和这些结构统称为边缘系统。人脑前部有一些温度敏感神经元，可感受所在部分的温度变化，并能对传入的温度信息进行整合。这种温度敏感神经元的活动水平构成了体温的调定点（setpoint），如果体温超过或低于这一水平，则机体通过调节散热和产热活动来维持体温的相对稳定。

3. 调节摄食行为　摄食行为是动物维持个体生存的基本活动。实验表明，下丘脑内存在双重调节摄食行为的中枢。

（1）摄食中枢（feeding center）：实验发现，下丘脑外侧区存在着摄食中枢，用埋藏电极刺激该区可使动物摄食增加，而破坏此区，动物摄食减少，甚至拒食。

（2）饱食中枢（satiety center）：下丘脑腹内侧区存在饱食中枢，刺激该区则动物拒食，破坏此区则动物多食和肥胖。

用微电极分别记录下丘脑外侧区和腹内侧区的神经元放电，观察到动物在饥饿情况下，前者放电频率较高而后者放电频率较低；进食或静脉注入葡萄糖后，则前者放电频率减少而后者放电频率增多。说明摄食中枢和饱食中枢的神经元活动具有交互抑制的关系。

4. 调节水平衡　下丘脑对水平衡的调节包括水的摄入与排出两个方面。

（1）控制水的摄入量：下丘脑外侧区有控制摄水的区域，称为饮水中枢（drinking center），又称渴中枢（thirst center），该中枢与摄食中枢极为靠近。电刺激该区，动物饮水增多。当机体缺水时，则渴中枢兴奋。

（2）调节肾脏活动控制水的排出量：下丘脑的视上核和室旁核区域内存在着渗透压感受器，当机体缺水或血浆晶体渗透压升高时，渗透压感受器兴奋性增高，抗利尿激素的分泌增加，从而使肾脏的远曲小管和集合管上皮细胞对水的通透性增加，促进水的重吸收，使尿量减少，从而使机体保持水的平衡；反之亦然。

5. 神经内分泌调节　下丘脑神经元能合成9种下丘脑调节肽，调节各种腺垂体激素的分泌。同时，下丘脑内还存在一些监察细胞，可以感受血液中某些激素浓度的变化，从而反馈调控下丘脑调节肽的分泌。下丘脑大细胞神经元分泌的催产素和血管升压素经下丘脑-垂体束运送并储存于神经垂体，下丘脑可控制催产素和血管升压素的释放。

6. 对生物节律的控制　机体内的各种活动常按一定的时间顺序发生变化，这种变化的节律称为生物节律（biorhythm）。研究发现，下丘脑的视交叉上核可能是生物节律的控制中心。破坏小鼠的视交叉上核，可使原有的日周期节律性活动（如饮水、排尿等）消失。

7. 调节情绪变化　情绪（emotion）是人们对于事物情境或观念所引起的主观体验和客观表达。主观体现的是心理反应，客观表达包括一系列的生理变化，如自主神经的功能、内分泌功能和躯体运动功能的改变。实验证明，在间脑水平以上切除猫的大脑，可自发出现，或者轻微刺激后就能出现恐惧（fear）和假怒（sham rage）等本能防御反应（defense reaction），表现为出汗、瞳孔扩大、心率加快、血压上升、竖毛、张牙舞爪、挣扎、企图逃跑或攻击行为等一系列交感神经系统过度兴奋的表现。而在正常情况下，下丘脑的这种作用不能表现出来，切除大脑后则解除抑制，出现防御反应。

此外，下丘脑还参加性行为和睡眠等生理活动的调节。

（四）大脑皮质对内脏活动的调节

1. 边缘系统（limbic system） 包括边缘叶及与之有密切联系的皮质部分及皮质下结构。大脑半球内侧面皮质与脑干的连接部及胼胝体旁的环周结构称为边缘叶（limbic lobe），它由扣带回、海马回、海马和齿状回等结构组成。这部分结构是调节内脏活动的重要中枢。由于大脑皮质的岛叶、颞极、眶回，以及皮质下的杏仁核、隔区、下丘脑、丘脑前核等，在结构与功能上和边缘叶密切相关，因而有人把边缘叶和这些结构统称为边缘系统。有人还把中脑中央灰质及被盖等结构也归入该系统，从而形成了边缘前脑（limbic forebrain）和边缘中脑（limbic midbrain）的概念。边缘系统的功能比较复杂，曾有"内脏脑"之称，它与内脏和内分泌活动、情绪反应、学习记忆、摄食行为等生理活动有关。有人将边缘系统的功能总结为两个方面：一方面是维持个体生存，是指获取食物、促进消化、避免伤害等；另一方面是种族繁衍，指的是动物的生殖行为。

2. 新皮质 边缘叶包括古皮质和旧皮质，古皮质、旧皮质与新皮质不论在发生、解剖上都是互相联系的，而在生理功能上更是难以分割。边缘系统对血压、呼吸、消化、排泄等自主性功能有调节作用，电刺激新皮质也能引起内脏活动的变化。例如，电刺激皮质内侧面4区一定部位，会引区起直肠与膀胱运动的变化；刺激皮质外侧面，可产生呼吸运动和血管运动的变化；刺激皮质6区一定部位，可引起出汗、竖毛等反应，也可引起上、下肢血管的舒缩反应，并且引起上、下肢血管舒缩反应的区域与其躯体运动代表区相对应。这些现象说明新皮质与内脏活动有密切关系，它参与了对内脏活动的调节。

参 考 文 献

徐达传，唐茂林，2012. 系统解剖学. 北京：科学出版社.

朱启文，高东明，2012. 生理学. 2版. 北京：科学出版社.

Kandel E R, Schwartz J H, Jessell T M, 2003. 神经科学精要. 影印版. 北京：科学出版社.

Longstaff, 2000. 神经科学. 北京：科学出版社.

（马　腾，刘啸白）

第十章 神经内分泌学

第一节 神经内分泌学概述

神经内分泌学（neuroendocrinology）是研究神经系统和内分泌系统关系的学科，也是神经学（neurology）和内分泌学（endocrinology）之间的边缘学科，包括神经系统如何调节内分泌功能、内分泌激素如何影响神经功能、神经元的内分泌功能等。虽然神经学和内分泌学都已经有百年以上的历史，但神经内分泌学却是一门很年轻的学科。

一、神经内分泌学的诞生

机体各组织、器官和系统的生理活动不是各自孤立的，而是相互协调、相互制约的，使机体成为一个统一的整体。这样才能有效地适应机体内外的各种变化，保持机体的生存和功能的完整。神经系统和内分泌系统是实现这种协调与制约的两大调节系统。在相当长的时间里，人们一直认为它们是互无联系、相互独立的两个系统，因为它们在许多方面存在差异。从形态学方面看，神经细胞有树突与轴突，与其他神经细胞形成突触联系，构成复杂的神经网络；内分泌细胞是腺上皮细胞，有很多分泌颗粒。从生理功能方面看，神经细胞通过神经冲动在神经网络的传导来传递信息；而内分泌细胞则通过将激素释放入血液，由血流带到靶细胞来传递信息。神经系统的反应一般非常迅速，定位明确而局限，后作用很短；内分泌系统的反应则比较缓慢、广泛，后作用较长。而且内分泌腺即使没有神经支配（如移植后），仍可维持其正常功能。

但是，许多现象又说明神经系统与内分泌系统之间存在着密切联系。神经系统的许多刺激能引起内分泌腺分泌功能的改变，例如，急性寒冷引起垂体促甲状腺激素（thyroid stimulating hormone，TSH）和甲状腺激素的分泌增加；疼痛引起垂体促肾上腺皮质激素（adrenocorticotropic hormone，ACTH）和肾上腺皮质激素（adrenocortical hormones，ACH）的分泌增加；交配引起兔垂体黄体生成素（luteinizing hormone，LH）的分泌，导致排卵等。同样，临床上也常见内分泌功能的改变影响神经系统功能的现象，如甲状腺功能亢进症患者多有自主神经功能紊乱，甲状腺功能减退症患者智力低下等。因此，人们开始探索神经系统与内分泌系统之间的关系，特别是神经系统是否可以调节以及如何调节内分泌系统的功能。由于主要的内分泌腺（甲状腺、肾上腺、性腺）都受腺垂体调节，而垂体又通过垂体柄与下丘脑相连，人们很自然地首先关注中枢神经系统（特别是下丘脑）是否可以调节腺垂体的功能以及如何调节的问题。

二、神经内分泌学的发展

神经内分泌系统作为机体所有生命活动的统一的整合系统，无论在生理过程中还是在病理过程中都起着极其重要的作用，所以尽管神经内分泌学还是一门新兴的学科，但现在已经获得了突飞猛进的发展。

（一）下丘脑促垂体激素相继获得分离、鉴定

促甲状腺激素释放激素（thyrotropin releasing hormone，TRH）是最早鉴定的激素，而后黄体生成素释放激素（luteinizing hormone releasing hormone，LHRH）、生长抑素（somatostatin，SS）、促肾上腺皮质激素释放激素（corticotropin releasing hormone，CRH）、生长激素释放因子（growth hormone releasing factor，GHRF）等陆续分离鉴定成功。

（二）下丘脑促垂体激素的分布及其作用机制的阐明

借助于放射免疫测定（radioimmunoassay，RIA）和免疫组织化学分析，人们明确了促垂体激素在下丘脑、其他脑区、血液和全身各种组织中的分布状况。同时，人工合成了大量促垂体激素的类似物，人工合成的激素既阐明了激素的构效关系，又弄清了其作用机制，并开发了大量作用更特异、更持久、更强的激动剂和拮抗剂，为实验研究和临床应用开辟了极其广阔的前景。

（三）神经-内分泌-免疫网络的提出

近年来的研究发现，免疫细胞既能生成和分泌各种内分泌激素和神经递质，又具有这些激素或递质的受体；下丘脑的神经内分泌细胞既有各种细胞因子的受体，又能生成和分泌各种细胞因子；在神经内分泌系统和免疫系统之间存在双向调节，因此提出了神经-内分泌-免疫调节网络的概念。

（四）一些医学传统概念的更新和发展

神经内分泌学的发展还从根本上更新或发展了医学的一些传统概念。例如，"激素"和"递质"这两个传统上完全不同的概念，现在它们之间的界限已越来越模糊了。神经内分泌学的研究证明，许多神经元在其终末释出的是公认的"激素"，如LHRH、TRH等，但它们显然起着递质的作用，甚至还在脑内追踪到由它们组成的神经通路。另一方面，由下丘脑释出、被垂体门静脉血流带到腺垂体调节催乳素（PRL）分泌的促垂体激素，正是公认的"递质"——多巴胺。机体能够通过稳态维持体液中各种成分的稳定。但神经内分泌学的研究却发现，下丘脑促垂体激素和垂体激素几乎都是以脉冲方式分泌的。除脉冲方式以外，激素的分泌还有各种节律性波动，如近日节律、月节律、年节律等。

三、下丘脑调节垂体分泌的神经-体液学说

（一）下丘脑和垂体的解剖关系

由于解剖上下丘脑通过垂体柄与垂体相连，而下丘脑和垂体又分别属于神经系统和内分泌系统，提示人们中枢神经系统是否可以通过某种途径调节垂体功能。一般我们首先关注的就是神经系统的刺激是否能够改变垂体分泌功能，进而研究神经系统是通过何种调节方式和解剖结构来实现调节垂体的功能。

（二）各种神经性刺激能够改变腺垂体分泌功能

1. 视觉刺激　光照影响：一昼夜光照与黑暗时间为2：1时，可促进雪貂（长日照繁

殖动物）的性周期；一昼夜光照与黑暗时间为1：2时，则促进绵羊（短日照繁殖动物）的性周期。如果切断动物的视神经，上述效应均不出现。

2. 温觉刺激 温度也是决定季节性繁殖动物繁育期的一个因素。高温环境中大鼠的性周期缩短。

3. 触觉刺激 兔、猫、雪貂等只有交配才引起排卵。

4. 精神性应激可以影响腺垂体分泌 应激时，由于恐惧和紧张，可引起妇女闭经；有些妇女因为过分盼望妊娠可能发生伪现象。

从以上方面可以得出神经系统的刺激能够改变垂体分泌功能，那么神经系统是通过何种调节方式和解剖结构来实现调节垂体功能，亟待研究。

为此，有学者刺激或损伤大脑某些区域，特别是下丘脑的若干区域，结果表明对腺垂体的功能有极显著影响。例如，电刺激家兔下丘脑灰结节可以引起排卵；损毁豚鼠的正中隆起可导致性周期消失等。以往的知识告诉我们，排卵和性周期是与垂体通过调节靶腺相关的，初步证明了作为神经系统的下丘脑和作为内分泌系统的垂体有着功能上的联系，那么这种联系是通过垂体柄吗？20世纪三四十年代，为了进一步证明下丘脑对腺垂体功能是否有影响，以及这种影响是否通过垂体柄传到腺垂体，许多人进行了切断垂体柄的动物实验，观察动物性周期和性腺萎缩程度。结果发现，有些动物性周期延长，性腺萎缩；有些动物性周期和性腺没有改变；有些动物性周期延长，性腺萎缩一段时间后又恢复正常，总之结果十分混乱。

（三）下丘脑和垂体的联系方式

为了进一步弄清和解释这种混乱的结果，有学者观察了联系下丘脑和垂体的垂体柄的微细结构。根据以往的研究经验，神经系统调节其他组织系统一般首先是通过神经来调节的，我们首要研究的是下丘脑与腺垂体的神经联系。

1. 下丘脑与腺垂体的神经联系 从下丘脑到垂体柄的神经纤维几乎全部终止于神经垂体，极少数可能进入中间部，但并无纤维进入垂体前叶。对多种脊椎动物进行垂体组织学检查，没有发现腺垂体细胞的神经支配。从胚胎发育看，神经垂体来自神经垂体芽，而腺垂体则来自拉特克囊（Rathke pouch），似乎也支持上述结果。

2. 腺垂体与交感神经的神经联系 组织形态学检查发现，颈动脉周围的交感神经丛进入垂体的纤维主要分布在血管丰富的结节部，这些神经主要是血管运动性神经。切除雌猫的颈交感神经后，对生殖行为没有影响，进一步证明这些交感神经与腺垂体功能无关。

3. 腺垂体与副交感神经的神经联系 早在20世纪30年代已发现面神经的分支岩大神经有纤维进入颈动脉丛，但是其功能是扩张血管，属于血管运动性神经。家兔在切除双侧面神经膝状节或破坏膝状节的岩大神经后，交配仍可引起排卵。进一步证明这些副交感神经与腺垂体功能无关。

直至20世纪50年代，未能证明下丘脑对腺垂体有直接的神经支配。

（四）垂体门脉及其功能

由于一直不能证明垂体与下丘脑之间的神经联系，二者间的血管联系才受到注意。1930年Popa与Feilding对沿垂体柄纵行的血管进行了系统的研究，他们用连续切片追踪，发现了垂体柄血管向上终止于正中隆起的毛细血管丛，向下终止于垂体的毛细血管窦，中间为静脉，两端为毛细血管网，类似肝门静脉血管，将其命名为下丘脑-垂体门静脉。但当时认为其血流是从垂体向下丘脑方向。相继又有一些学者对其血流方向进行探讨，特别是Harris等通过活体直接观察证实垂体门脉血流方向是从下丘脑流入腺垂体。并进一步证实切断垂体柄后，垂体门脉血管具有再生能力，其再生程度与生殖功能保存程度平行，阻止垂体门脉血管再生可导致性器官萎缩和性周期消失，解释了切断垂体柄后性器官萎缩和性周期变化实验结果的混乱性，提示垂体门脉系统与垂体功能关系密切。

垂体门静脉在维持垂体功能中的特殊作用更有力的证据是Nikitovitch和Everett的经典垂体移植实验。一般的内分泌腺移植身体其他部位（如肾包膜），很快发生血管化，恢复足够的血液供应，腺体的分泌功能也很快恢复。可是垂体被移植其他部位时，即使迅速发生血管化，仍然不能恢复正常的分泌功能，垂体激素的分泌及靶腺功能显著降低，如将垂体及时植回正中隆起下方，垂体及靶腺功能可有明显恢复，而移植其他脑区（如颞叶下）则无此效应（图10-1）。

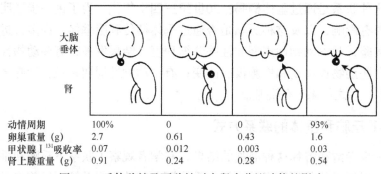

动情周期	100%	0	0	93%
卵巢重量（g）	2.7	0.61	0.43	1.6
甲状腺I^{131}吸收率	0.07	0.012	0.003	0.03
肾上腺重量（g）	0.91	0.24	0.28	0.54

图10-1 垂体移植及再移植对大鼠内分泌功能的影响

以上的研究结果充分表明，垂体门静脉显然不是一般意义上的血液供应，其在维持腺垂体功能，实现下丘脑对腺垂体功能的调节中具有特殊的作用。由此推测，垂体门静脉中可能含有影响垂体功能的特殊物质（激素）。

（五）神经分泌

下丘脑有许多神经细胞既能产生和传导冲动，又能合成和释放激素，称为神经内分泌细胞（neuroendocrine cell），其产生的激素称为神经激素（neurohormone），可沿轴浆流动运送至末梢而释放入血，这种方式称为神经分泌（neurocrine）。1928年，Scharrer等发现一种鱼的视前神经元内存在类似分泌颗粒的物质，并指出某些神经元可能有分泌功能，第一次提出了神经分泌的概念。之后Scharrer等证实了从无脊椎到脊椎动物普遍存在这一现象。更有力的证据是Bargmens采用果莫里（Gomori）染色法，显示了在下丘脑视上核（supraoptic nucleus，SON）、室旁核（paraventricular nucleus，PVN）神经元内及沿其轴突直到神经垂体内毛细血管周围的终末内外都有被染色的颗粒存在。当动物脱水时，这种颗粒减少或消失，动物饮水后又出现，切断或结扎垂体柄后，颗粒在其中枢侧堆积，末梢侧颗粒消失，凡有此颗粒的部位均证明具有垂体激素活性，这就令人信服地证实神经垂体激素是由下丘脑神经元生成和释放的，这不但回答了一直争论的神经垂体激素从何处生成的问题（因为神经垂体无典型的分泌细胞），而且也使神经分泌概念被广泛接受。

（六）Harris提出神经-体液学说

根据以上内容，可以得到以下结论：

（1）神经系统可以通过下丘脑调节垂体。

（2）未找到下丘脑支配垂体的神经纤维。

（3）垂体门脉系统联系下丘脑和垂体，但并非一般意义上的血供，而是垂体门脉中含有调节腺垂体功能的某种物质。

（4）下丘脑神经元可以分泌激素。

Harris提出了下丘脑调节腺垂体分泌的神经-体液学说，该学说认为各种神经性传入最终将作用于下丘脑的一些具有神经分泌的神经元，这些神经元将神经性传入转变为神经分泌输出，它们分泌的体液因子（促垂体激素或因子）通过正中隆起的末梢释放到垂体门静脉初级毛细血管丛、由门静脉血流带到腺垂体，以调节相应垂体细胞的分泌。

Harris这一假说第一次将神经和内分泌两大系统结合起来，合乎逻辑而又有充分根据的完整机制，因此立即受到世人瞩目。但是很明显，要使这一设想从假说成为科学理论，最关键的是获得由下丘脑神经元分泌的促垂体因子，从20世纪50年代开始，许多科学家投身这一探索中来。研究下丘脑促垂体因子的困难：下丘脑促垂体因子在下丘脑中的含量极微；下丘脑本身的体积也很小，又是很多生物活性物质集中的部位，分离困难；人们对这些物质的性质一无所知，是一种开创性的研究；生物检测系统、实验手段不完善，其困难是可想而知的。美国Schally和Guillemin两个实验室克服无数艰难困苦，经过近20年的努力，前后用了近几百万只羊和猪的下丘脑（总重量以吨计），终于在20世纪60年代末分离、纯化了第一个下丘脑促垂体因子即TRF。进而又阐明了它的结构，正式命名为促甲状腺素释放激素（TRH）。这一获得诺贝尔奖的辉煌成果不仅标志着学说从假说变成了科学理论，确立了神经和内分泌两大调节系统的联系环节，神经内分泌是作为一切生命活动的统一整合系统，也宣告了神经内分泌学作为一门独立的学科正式诞生。它的诞生充分体现了人类在科学探索中所表现出的创造性思维、艰苦努力和曲折的经历。随后人们又相继发现了一些促垂体激素释放激素，见表10-1。

表10-1　下丘脑促垂体因子

因子名称	首次发现者
促肾上腺皮质激素释放因子（CRF）	Saffran & Schally; Cuillemin & Rosenberg
黄体生成素释放因子（LHRF）	McCann, et al; Harris et al
催乳素释放因子（PRF）	Meites, et al
催乳素释放抑制因子（PIF）	Talwalker, et al; Pasteels
促甲状腺素释放因子（TRF）	Schreiber & Kmentova; Guillemin, el al
生长激素释放因子（CRF）	Deuben & Meites
促卵泡素释放因子（FRF）	Lgarashi & McCann; Mittler & Meites
促黑素细胞激素释放因子（MRF）	Taleisnik & Orias; Kastin, et al
生长激素释放抑制因子（CIF）	Krulich & McCann

第二节　下丘脑促垂体激素

一、促甲状腺激素释放激素

在下丘脑中已分离出近十种影响垂体激素分泌的激素或因子，就其化学本质来说，它们大都是分子量不大的肽类。虽然许多研究工作者努力探索它们的化学结构，但除少数几种外，其他大部分还没有搞清其化学本质，有待进一步研究。下丘脑激素或因子的命名大多数是根据其初始分离时所知道的生理作用。但根据目前的研究，这种命名对某些激素或因子来说并不是十分确切的。

（一）分离提取及化学结构

早在20世纪40年代即已证明下丘脑提取物具有影响垂体促甲状腺素分泌的作用。1950年，人们就已经认识到下丘脑对哺乳动物的垂体-甲状腺轴具有重要的影响。Schally发现TRH只含有三种氨基酸，即谷氨酸、组氨酸和脯氨酸，其分子量为362.4，分子中这三种氨基酸的比为1∶1∶1。进一步研究证明，TRH三肽分子的一端为谷氨酸环化形成的焦谷氨酸，另一端则为脯氨酰胺。用红外分光光度计和质谱分析最后确定了羊的TRH的结构为焦谷氨酰-组氨酰-脯氨酰胺。

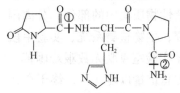

图10-2　TRH分子结构
①②为代谢酶解部位

TRH分子结构的突出特点是具有三个环状结构，这种环状结构将肽键包围，构成了对体内肽酶和蛋白水解酶降解作用的空间障碍。因此，在体内TRH具有抗酶解作用，但TRH在血中半衰期仍很短。实验证明维持TRH的生物活性要求严格的空间结构，分子中任何一个氨基酸的改变都明显降低其生物活性。TRH的分子结构如图10-2所示。

（二）TRH在体内的分布

1. TRH在中枢神经系统及垂体的分布　采用放射免疫法测定组织提取物及用免疫组化法研究下丘脑中TRH的分布，发现正中隆起富含TRH神经末梢，TRH浓度也非常高。另外，下丘脑背内侧核和视交叉上核的细胞体也含有免疫反应阳性TRH。腹内侧核、前部下丘脑和视前区、室周区、室旁核测定结果证明TRH浓度相当高。动物实验研究发现离断大鼠双侧视交叉后外侧区后，动物正中隆起TRH水平下降，表明下丘脑中TRH有相当部分来自下丘脑外神经元的胞体，通过轴突转运到基底下丘脑、结节漏斗和正中隆起。

虽然下丘脑内所含TRH浓度最高，可是中枢神经系统中70%以上的TRH分布在下丘脑以外的脑区。免疫组化研究也证明TRH存在于全脑，脑干、丘脑、隔区和伏隔核含有一定量的TRH，而大脑皮质和小脑含量相对较少。脊髓富含TRH，而且腹侧（前角）和中央管区浓度最高。某些动物研究发现大鼠、猴和羊的下丘脑、大脑皮质、海马、丘脑、中脑、嗅球、脑干、纹状体和脊髓腹侧含有高亲和力TRH受体。到目前为止，关于TRH的神经通路还不确定。但有研究资料指出，TRH具有神经递质或神经调制物的作用，而且下丘脑外的中枢神经系统的TRH看来大部分并非来自下丘脑。因此，无论手术隔离内侧基底下丘脑（下丘脑"岛"），还是损伤下丘脑促甲状腺区，均使下丘脑TRH耗竭，但是下丘脑外TRH含量没有变化。此时，TSH近日节律消失，平均TSH水平降低。

下丘脑内的TRH存在于神经元胞体和神经末梢中，释放前储存于分泌颗粒，分泌时由神经末梢释出。含TRH的神经末梢在正中隆起外层中间部、背内侧核最丰富。

在大鼠的垂体后叶发现有TRH，研究表明损伤下丘脑导致垂体后叶中TRH几乎全部消失。体外研究也证明位于垂体后叶神经末梢的TRH通过钙依存性的K^+去极化刺激可以使其释放。在这个区域的TRH的作用之一是影响血管升压素的分泌。另外，垂体后叶的TRH通过血管到达垂体前叶，影响垂体前叶激素的分泌。

近期研究结果证明人的下丘脑及下丘脑外中枢神经系统内的TRH分布与所研究过的某些动物相似。

2. 中枢神经系统外的TRH分布

（1）胰腺和胃肠道：大鼠的胃肠道和胰腺中含有TRH。个体发生的研究发现在刚出生的大鼠胰腺TRH水平高于下丘脑，以后随年龄增长胰腺和胃肠道中TRH水平下降，而下丘脑和全脑中TRH浓度逐渐上升。

目前关于新生儿时胰腺中TRH的作用还不清楚。但在成熟犬，TRH增加精氨酸诱导的胰高血糖素的释放，用链脲佐菌素破坏胰腺的胰岛素分泌细胞则胰岛中TRH明显减少，但生长抑素水平升高。用新出生鼠研究发现，胰腺TRH免疫组化染色存在于腺泡腔的表面，因此认为TRH可能参与外分泌的调节作用。

（2）在体液中的TRH：人们试图用测定血液循环中TRH和其他下丘脑释放激素作为下丘脑功能的直接指标，但是由于TRH在体内的广泛分布以及垂体门脉血在体循环中被稀释，因此测定血循环中TRH水平并不能准确反映下丘脑功能情况，除非直接测定垂体门脉血中的TRH含量。血液循环中TRH由于肽酶的降解作用很难测出。

在人和大鼠的尿中以及正常人的脑脊液中测出TRH免疫阳性物质存在。脑脊液中的TRH是来自下丘脑、大脑还是脊髓，目前还不清楚。

（3）在其他组织中的分布：在雄性大鼠的生殖系统，包括前列腺、睾丸、附睾和精囊中发现了TRH。在人类胎盘中也发现了TRH，其作用尚不清楚，但已经证明TRH对胎盘催乳素和人绒毛膜促性腺激素（hCG）的释放没有明显的调节作用。

在动物视网膜也发现有TRH，视网膜内TRH含量受光照的影响，其作用尚不肯定。

（三）TRH的生理作用及其机制

1. 对垂体功能的调节作用

（1）促进TSH分泌：用纯化的分离细胞体外研究，研究结果证明，TRH作用于垂体促甲状腺细胞引起TSH分泌。给动物体内注射TRH导致TSH分泌增加，大鼠在注射后2 min血中TSH明显升高。正常人给予TRH注射，大约15 min后血中TSH升高。进一步证明，引起TSH升高所需TRH最小剂量为15 μg，在400 μg以内TSH升高与TRH存在剂量反应关系。TSH细胞对TRH的反应性受甲状腺素的影响。

下丘脑释放的两种因子多巴胺和生长抑素在促甲状腺细胞水平抑制TSH分泌，它们可能作为促甲状腺激素释放的生理抑制因子，TRH能影响这两种因子对TSH释放的抑制作用。

TRH不仅促进TSH的释放，对TSH的合成也有促进作用。对这一作用在调节垂体反应中的重要性，尚未十分了解。

（2）TRH对PRL分泌的调节：哺乳动物实验证明TRH通过作用于催乳素细胞引起PRL分泌。其作用可能是通过腺苷酸环化酶系统而发挥。在人类，一般给予TRH后15～30 min，已能引起PRL释放高峰。TRH仅对PRL细胞有刺激作用，对PRL分泌的生理调控没有重要作用。

在临床上原发甲状腺功能低下的患者可伴有高催乳素血症。

外源性给予TRH发现与血中PRL升高存在剂量关系，血中PRL与TSH水平平行改变。但在哺乳期妇女和动物中的实验研究均证明吸吮引起PRL释放，同时并不伴随血浆TSH的改变，可能在吸吮引起的PRL释放中不涉及TRH的调节作用。

给大鼠注射TRH抗血清对血中PRL水平没有影响，因此有人分析认为，在正常情况下，TRH并不参与对PRL释放的调节，可能在甲状腺功能低下时，TRH才对PRL的释放起作用。

（3）对生长激素分泌的作用：TRH对生长激素释放的调节，体内外研究结果迥异。在体内，TRH对正常大鼠垂体生长激素（growth hormone，GH）释放没有刺激作用，但体外实验TRH刺激GH释放。手术离断大鼠垂体前叶与下丘脑的联系，发现TRH对GH释放有一定影响。某些肢端肥大症患者其TRH能促进生长激素释放。

在某些情况下，TRH对GH分泌具有抑制作用。TRH能阻止正常人睡觉时血液中GH的升高。用苯巴比妥刺激GH释放的大鼠，静脉注射TRH也能引起GH降低。对这些实验的综合分析提示TRH的主要作用是抑制GH的垂体释放。只有当中枢神经系统胺类和（或）肽能神经通路受到干扰时，在正常情况下比较微弱的TRH对GH的刺激性作用才明显地表现出来。

2. TRH对中枢神经系统的作用　通过外周给予TRH已经发现其对中枢的作用。TRH可以使巴比妥麻醉小鼠的麻醉抑制作用逆转，对TRH的这种生物学效应的神经生理研究提示TRH直接影响单一神经元的电活动，或者通过去甲肾上腺素和乙酰胆碱这些神经递质影响兴奋反应或抑制反应。

近来的研究工作强调，神经肽在调节中枢神经系统中的作用是通过影响交感和副交感的传出来调节内脏功能。给大鼠脑室注射TRH可引起心跳加快，血压升高（可能增加肾上腺儿茶酚胺释出），胃酸分泌和结肠的运动增加。在大鼠静脉注射TRH以后常发生血压一过性升高，这可能是TRH直接对中枢神经系统产生影响的结果。

神经生理和神经药理学研究结果提出TRH构成脑的非特异性兴奋系统。TRH与内啡肽相互作用拮抗阿片肽的某些行为效应。特异的阿片肽拮抗剂纳洛酮在实验性内毒素、出血和脊髓休克的动物能够改善血压和存活率。在脊髓休克时，TRH能改善血流动力学，可能是通过TRH对自主神经系统的效应。还有人报道，TRH在猫脊髓外伤后能够促进神经活动的恢复。这些动物研究指出，在人的休克和脊髓外伤情况下，TRH可能具有重要的治疗作用。

3. TRH的作用机制　用匀散细胞进行研究证明，TRH作用于垂体促甲状腺细胞和催乳素细胞，并以高亲和力结合于细胞膜受体，其亲和常数为（0.25～1.0）×10⁻⁸ mol/L。TRH结合于这些受体后引起细胞外的钙离子通过TRH依存性的钙通道迅速进入细胞内，使胞质Ca^{2+}浓度升高。随着胞质Ca^{2+}浓度升高，Ca^{2+}钙调素复合物形成引起一系列关键的特异催化酶的磷酸化，刺激促甲状腺细胞和催乳素细胞的分泌和生物合成等生物过程。

关于TRH是否通过cAMP为第二信使的作用机制，目前还有争论。有人认为TRH刺激促甲状腺细胞分泌TSH是通过cGMP介导的，而TRH刺激催乳素细胞分泌PRL则为cAMP所介导。

（四）TRH的生物合成、分泌和代谢

1. TRH的生物合成　TRH在神经分泌性神经元中产生和进行生物合成的机制尚不清楚。用豚鼠下丘脑和蝾螈前脑进行器官培养的早期研究，曾认为TRH的生物合成是非核糖体的酶促合成，但目前认为尚不能肯定。Rupnow等认为生成的是大分子的TRH前体，TRH前体分子经翻译后加工成TRH，并认为这种TRH前体分子可能是在核糖体中合成的。此种理论也需要进一步研究证实。近来研究发现，大鼠中枢神经系统所有含人的GH样物质的神经元均含有TRH，研究提出生长激素样物构成了TRH前体部分，前体可以转变为TRH。

2. TRH的释放　下丘脑合成的TRH经神经末梢释放到垂体门脉系统，运抵垂体储存。此外，下丘脑可以把TRH和其他肽类激素一起分泌到第三脑室脑脊液中，脑脊液中的TRH通过室管膜细胞运送到垂体门脉血管。体外用下丘脑碎片、脑切片和分离的神经末梢（突触体）进行TRH释放的研究发现，高质量摩尔浓度的钾和电刺激的去极化作用可刺激TRH释放，TRH释放依存于钙离子的存在。

3. TRH的降解　组织和体液中的TRH可被迅速酶解，天然的猪、牛、羊和人的TRH以及人工合成的TRH在数分钟内即被降解，血浆中的TRH的半衰期仅为5min。

TRH在血液和组织中迅速发生脱酰胺作用，形成酸性TRH的失活产物。在脑和垂体通过除去N端的焦谷氨酸形成另外一种重要代谢产物，这个初始的二肽酰胺不稳定，很容易环化形成具有生物活性的组氨酰-脯氨酸二酮哌嗪（环化组-脯）。该环化组-脯在大鼠下丘脑分布广泛，而且其浓度高于TRH。有人报道它具有PRL抑制因子活性，并引起体温降低。由于环化组-脯在脑内分布广泛，因此有人提出，在某些情况下，TRH降解为环化组-脯调节TSH对下丘脑的反馈。

用地鼠进行实验研究表明，TRH降解能力最高的部位是下丘脑、血液、肝和肾，其他组织也有降解TRH能力，如心脏和骨骼肌。

（五）TRH类似物

对于TRH类似物的生理学和药理学研究已成为非常活跃的研究领域。在大多数人工合成的TRH类似物中，3-甲基-TRH是目前体内外研究中唯一具有很高的TSH释放活性的TRH类似物。迄今尚未合成具有TRH拮抗物活性的类似物。放射免疫测定3-甲基-TRH具有交叉反应，在大鼠下丘脑中3-甲基-TRH的含量低于内源性TRH的1%。

3-甲基-TRH中间组氨酸的3-位甲基阻碍了TRH降解酶的作用，TRH甲基化增加了其分子本身的疏水性，加之其咪唑环的质子化使其pK_a值低于TRH。由于以上特点，3-甲基-TRH较TRH具有更强的生物活性。3-甲基-TRH的抗降解酶作用可以延长其在血循环和组织中的存留时间，对增加其生物活性也有作用。

二、促性腺激素释放激素

（一）分离提取、化学结构、生物合成及其降解

黄体生成素释放激素（LHRH）是第二个被分离、鉴定的下丘脑促垂体激素。对促性腺激素释放激素（gonadotropin releasing hormone，GnRH）的研究始于20世纪60年代初，当时Harris等发现将动物及人的下丘脑提取物注入家兔或大鼠的腺垂体时，可以引起排卵，注入血循环中可引起LH释放。体外垂体培养也证明，下丘脑提取物可使释放入基质中的LH增加，如给去卵巢雌激素处理鼠注射，则使血浆卵泡刺激素（FSH）增加，这表明下丘脑提取液中有黄体生成素和促卵泡激素的释放因子。

最初发现，提取的GnRH具有促进LH分泌的作用，故命名为黄体生成素释放激素（LHRH）。进一步研究证明LHRH还有促进FSH释放的作用。之后，有人提出下丘脑中理应存在不同于LHRH的FSH释放因子，其依据是在不同情况下LH和FSH的分泌可以被分离。但迄今为止没有分离到FSH释放因子，LHRH既促进LH释放，也促进FSH释放的一元论观点仍被广泛接受，而且认为LHRH的命名应改为促性腺激素释放激素（GnRH）更为贴切。但也有人仍然认为有FSH释放因子存在，只是目前还没有分离得到而已。

关于GnRH的生物合成，目前所知甚少。1972年向体外培养下丘脑碎片中加入具有放射活性的脯氨酸和酪氨酸，在培养基质中发现有合成的放射性GnRH性质的物质。进一步向阉割动物的下丘脑组织培养液中加入睾酮，则放射性氨基酸掺入GnRH减少。关于GnRH的体内合成，有些研究结果表明GnRH的合成方式与其他多肽类激素极其相似，GnRH首先是被合成较大分子的前体，然后被下丘脑中的肽酶降解为具有生物活性的激素。用嘌呤霉素、环己亚胺或核糖核酸酶可以阻断GnRH的合成，因此，证明GnRH的细胞内合成部位是核糖体。

GnRH的体内降解过程是在组织和血浆的肽酶作用下在分子不同部位的肽键断裂而被降解失活。肽键断裂的部位取决于识别特定氨基酸连接的酶，酶对一切有这种连接的肽键均有裂解作用。例如，GnRH分子中pyroGlu-His肽键的裂解酶对TRH分子中同样的结构亦有裂解作用。GnRH降解作用主要来自下丘脑和垂体的研究。研究资料表明，GnRH分子被内切酶从分子内断裂为GnRH-6和GnRH7-10两个片段，这可能是GnRH的主要灭活机制。最近的研究提示脯9-甘10也是肽酶的降解部位。这些降解酶有些已搞清楚，但是还不能阐明这些GnRH降解的生物化学与GnRH灭活的生理机制的关系。有些研究表明肽酶降解GnRH可能调节下丘脑内可释放的GnRH量；也有人认为性类固醇的反馈作用机制之一就是调节下丘脑内GnRH降解酶的活性，这些都有待进一步研究。

血浆中也有降解GnRH的肽酶，GnRH主要裂解的部位是Trp3-Ser4和Tyr5-Gly6处。目前关于血浆肽酶降解GnRH的意义尚不明了，因为在生物体内肾脏可能是其主要降解部位，而且在血循环中，GnRH的半衰期只有5～8 min，离体血浆中GnRH半衰期则长得多，可达数小时。这一结果表明血浆中肽酶对GnRH降解并无重要的生理意义。

（二）GnRH神经元的定位和神经传入

早在1973年，Barry等就用豚鼠脑切片第一次用免疫细胞化学方法研究了GnRH的神

经元定位。之后进一步研究不同种属的GnRH神经元分布，发现几乎所有种属GnRH的核周体定位是相同的。大量的体内外实验研究证明，分泌GnRH的细胞分布于下丘脑内侧视前区和视交叉上区，而紧张性分泌中枢是在弓状核、腹内侧区，尤其是处于动情前期的动物下丘脑弓状核及正中隆起GnRH含量明显升高。用免疫学方法研究证实内侧基底下丘脑和GnRH分泌密切相关，GnRH主要存在于弓状核核周体，并沿着正中隆起定向分布，但弓状核的轴突中少见，因此认为GnRH在弓状核中合成，经正中隆起和第三脑室室管膜细胞（tanycyte）运送到垂体门脉。

用更精确的放射免疫分析研究表明，在视前区有一组GnRH神经元的胞体有突触伸入正中隆起；而另一组的细胞体则位于弓状核，发出纤维终止于器官血管终板（organum vasculosum lamina terminalis，OVLT），经第三脑室进入室管膜细胞，最后进入垂体门脉。GnRH的胞体和神经纤维还在小鼠和大鼠的嗅结节中发现。此外，在杏仁核中也发现有GnRH神经元。

含有GnRH免疫反应物质的脑区，其神经传入是广泛的。这表明了神经信息高度复杂的整合性。这种神经信息不仅来自性激素的反馈调节机制，还来自环境因素和非特异刺激（如情绪刺激）。下丘脑多巴胺能神经元在调节GnRH分泌上具有重要作用。现已证明在正中隆起这些多巴胺能神经末梢和含GnRH神经末梢间存在着轴-轴联系。目前的研究清楚地证明了多巴胺对GnRH的释放和促性腺激素分泌具有复杂的效应，一般认为支配下丘脑GnRH的神经发自脑干蓝斑的去甲肾上腺素能神经元，而中脑5-羟色胺能神经元（有相当多的投射到视交叉上核）则发出LH高潮的神经信号。中脑、前脑和边缘系统有相当多的神经纤维传入下丘脑，这些神经纤维把外部（视、听、嗅）和内部因素的作用传向下丘脑，调节GnRH的释出。边缘系统主要传递嗅信号。这种作用在低等动物的生殖行为中尤为重要。光信号则通过视网膜-下丘脑通路直接影响促性腺激素的分泌。

大鼠的刺激和损毁研究证明，吻侧下丘脑和视前区向内侧基底下丘脑的神经传入对雌激素的正反馈效应以及发动排卵前LH高潮是必不可少的，而孤立的下丘脑（下丘脑"岛"）本身可以维持正常低水平的促性腺激素分泌。这说明了以上部位在引起LH高潮上的重要作用。对此，不同的研究室所获的结果并不完全一致。

（三）GnRH的生理作用

1. GnRH对垂体的作用　一般认为GnRH从神经末梢释出是神经分泌过程，放射免疫法已测定垂体门脉血中GnRH的水平。这些研究已经肯定分泌到垂体门脉血中的GnRH足以改变LH和FSH的分泌，甚至可以选择性地释放一种激素。

GnRH在垂体门脉中的放射免疫测定结果显示，其释放为脉冲式。体内研究证明GnRH分泌的脉冲幅度和频率对垂体反应的大小至关重要，如给雌猴连续输注GnRH可以引起垂体反应消失，如果以大约每小时一个脉冲的GnRH间歇输注则可重建正常垂体功能。更高频率输注可抑制促性腺激素分泌，提示GnRH释放方式在决定垂体反应性上是极其重要的。GnRH对垂体作用的生物反应是使LH和FSH释出增加，但在某些生理情况下（如青春期或月经周期时）血循环中LH：FSH比值有所改变，对此多数人不认为另有FSH释放因子，而是由于类固醇的反馈机制改变了GnRH分泌率和垂体促性腺细胞的反应性，或者是来自性腺的抑制素（inhibin）使FSH分泌降低。此外，GnRH对垂体有"自身预备作用"，即反复注入GnRH时，LH反应的幅度越来越高，但对FSH则无此作用。GnRH不仅促进促性腺激素的释放，而且还能增加促性腺激素的合成。有实验证明，下丘脑释放的GnRH调节垂体中LH和FSH的含量，从而决定其垂体释出量。

2. GnRH对行为的影响　　GnRH对下丘脑和下丘脑外的一些神经元有兴奋和抑制两种效应。被GnRH刺激或抑制的神经元广泛分布于中枢神经系统，尤其是下丘脑和视前区，也发现存在于隔、中脑中央灰质区和大脑皮质。视前区和下丘脑的神经元大多被GnRH兴奋，这些区域含有的GnRH神经元终止于正中隆起，有侧支到下丘脑和下丘脑外其他区域，可能参与各种行为的启动或调节。GnRH是性行为的重要介导者，此种作用在动物实验研究中已得到证明，如给去垂体、去肾上腺、去性腺雌激素处理雌性大鼠静脉注射GnRH能增强其交配行为（脊柱前凸），在雄性动物的实验中也证明有同样的效应，如射精加速作用。GnRH诱发交配行为雄性必须有睾酮，雌性则需有雌激素存在。类似研究指出TRH对交配行为具有抑制作用，TRH和GnRH影响性行为的敏感部位限于内侧视前区、弓状核以及中脑中央灰质。在雌性大鼠的中脑中央灰质GnRH活性特别强，此处是下行轴突引起脊柱前凸反应的脑区。中脑中央灰质内注射GnRH抗血清能抑制雌鼠的性行为。损伤雌性大鼠下丘脑、视前区后性行为消失。

GnRH促进大鼠的交配行为的观察研究，使人们对于采用GnRH治疗人类性功能障碍的可能性产生了兴趣。对正常人和性功能丧失的患者（主要是男性）的临床试验和治疗，有人报道在性欲方面有改善，也有报道称无此作用。

（四）GnRH的作用机制

GnRH激活促性腺激素分泌亦为受体机制，但目前研究认为似乎不涉及腺苷酸环化酶。GnRH与受体结合后通过磷脂酰肌醇二磷酸影响细胞内蛋白激酶C活性而促进促性腺激素的释放（图10-3）。也有人报道GnRH与受体结合后动员细胞内Ca^{2+}而促进激素释放。

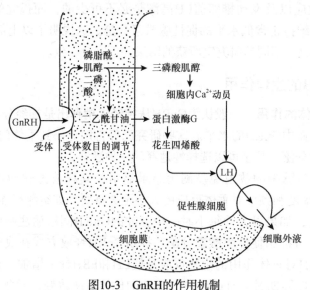

图10-3　GnRH的作用机制

（五）GnRH类似物

用GnRH裂解后的分子片断的实验研究结果表明，要使FSH和LH分泌，就要有完整的GnRH分子。去掉分子中任何一个氨基酸均不能引起LH和FSH释出；反之，取代GnRH分子中一个或多个氨基酸的GnRH类似物，则表现为激动剂的作用或拮抗剂的作用。迄今为止已合成了几百种GnRH类似物，并试图从中找到促进或抑制受孕的药物。具有GnRH拮抗作用的类似物，对GnRH受体高亲和力结合，长时间占据受体，排斥内源性GnRH的作用，使GnRH的生物作用降低或丧失。

在组氨酸^2、色氨酸^{3}和甘氨酸^{6}位置上取代后的类似物具有拮抗剂作用。目前研究旨在寻找更有效的拮抗剂，发现上述三个部位的取代物能抑制大鼠排卵，但需要毫克剂量，在组氨酸^2、色氨酸^3、甘氨酸^{6}和亮氨酸^{7}取代的类似物以微克剂量能抑制大鼠排卵。

具有强有力的GnRH激动剂作用的类似物取代部位是在甘氨酸^{6}和亮氨酸^7，激动剂作用为增加受体亲和力及调节酶的活性、降低类似物降解等。非常有调节生育意义的是缓慢摄入GnRH激动剂，可提供避孕的可能。

三、促肾上腺皮质激素释放激素

（一）研究历史及分离提取

早在1955年Guillemin与Saffran和Schally两个研究小组就分别在体外研究证明，下丘脑中存在一种刺激垂体前叶分泌ACTH的因子。这种物质当时被命名为促肾上腺皮质激素释放因子（corticotropin releasing factor, CRF）。但是进一步研究发现，几种已知的物质对ACTH分泌都具有刺激作用，如加压素、催产素、去甲肾上腺素、肾上腺素和血管紧张素Ⅱ。许多研究报道，在下丘脑和神经垂体中含有一种具有ACTH释放活性的肽，并对其进行了进一步的研究，但是由于诸多原因，尚没有一种被肯定为CRF。

1981年，Vale等报道了从羊的下丘脑中分离出调节ACTH分泌的含41个氨基酸的肽，并鉴定其氨基酸顺序，后来又进行了合成，鉴定其生物学性质，称之为CRF。对CRF的研究，从它的提出到分离鉴定，历时长达25年之久，其原因是在体内研究生物检定法不够灵敏，后来体外垂体细胞培养方法的建立以及对ACTH放射免疫法的应用，大大促进了CRF的研究。初步确定CRF是促进ACTH释放的主要物质。

近年来，研究证明ACTH的释放是受多因素调节的，这些因素包括CRF、加压素、催产素、肾上腺素及去甲肾上腺素等。体外研究证明加压素本身对ACTH的释放作用很弱，而与CRF一起则有累加作用。催产素的作用类似加压素。去甲肾上腺素和肾上腺素在应激情况下能增加CRF的反应。

（二）化学结构及测定

Burgus等用50万只羊的下丘脑经过精心设计的生化学提取方法最后得到约90mg、纯度为80%的CRH。对这种提取物采用Edman降解测定，发现其一级结构为41个氨基酸组成的直链结构，具有游离的N端和氨基化的C端。

羊的CRF与几种已知的肽具有同源性，如钙调素、血管紧张素原等。进一步研究证明人和大鼠的CRF结构与羊的一致。目前多数研究者认为肽链的C端对CRF活性更重要。

用CRF免疫家兔得到的抗体可作为抗血清，用放射免疫法已测定羊、犬、大鼠、猴和人的下丘脑、正中隆起和垂体中CRF样免疫活性物质。

（三）CRH在体内的分布

放射免疫法测定CRH的免疫反应性，发现在几个种属中CRH存在于正中隆起。已证明在羊、猪和猴体内CRH存在于室旁核；也有人证明室旁核的20%的细胞含CRH，在含有催产素的某些区域也含有一定数量的CRH。

除正中隆起外，在垂体后叶和其他下丘脑区发现含有CRH纤维。另外，在杏仁中央核、大脑皮质、边缘区和脑干中用免疫组化法也证明有CRH存在。

（四）CRH的生理作用及其机制

CRH的主要生理作用是促进垂体前叶促肾上腺皮质细胞分泌及合成ACTH。腺垂体体外培养液中加入CRH，促进^{11}C-苯丙氨酸掺入的ACTH，其速度约为不加入CRH的15～26倍。CRH还对ACTH释放具有促进作用。

在不同脑区均有CRH分布，提示CRH在中枢神经系统内可能也具有某种作用。在培养的大鼠下丘脑和大脑皮质细胞CRH刺激生长抑素的分泌。

除了垂体-肾上腺轴作用以外，CRH还有另外的调节作用，如动物对应激的反应，给大鼠或犬脑室注射CRH可引起交感神经系统的活动。脑内注射CRH可发现在几分钟内，血中肾上腺素和去甲肾上腺素升高，继而血浆胰高血糖素、葡萄糖水平、平均动脉血压及心率均上升。

CRH还对某些行为产生影响，如脑室注射CRH后大鼠行为活动增加，但对行为活动的影响是复杂的，常常受环境因素的影响。

CRH的作用机制也是通过细胞膜受体发挥作用，其细胞内机制包括两方面：一是通过cAMP系统；二是CRH与受体结合后引起细胞外Ca^{2+}内流，使细胞内Ca^{2+}浓度升高。用分子杂交技术证明CRH能增加促肾上腺皮质细胞内POMC的mRNA水平和ACTH含量。

四、生长激素释放因子

（一）研究的历史及化学结构

早在1960年，Reichlin用损伤大鼠下丘脑引起了GH分泌不足而导致大鼠生长停止，他认为下丘脑中含有促进GH分泌的生长激素释放因子（growth hormone releasing factor，GHRF）。他还发现麻醉的动物，包括灵长类和人，可出现明显的GH释放高潮，血中GH水平可升高10～100倍。电刺激猫的室旁核、大鼠腹内侧核及正中隆起可增高血中GH水平。向体外垂体培养的介质中加入下丘脑提取液可促进GH释放。这些研究均表明下丘脑中存在GHRF，但一直没有分离到这种释放因子。1971年，Schally认为分离到了GHRF，后来证明只是血红蛋白的一个片段。

1973年，Burger从肢端肥大症患者的胰腺肿瘤中提取到对GH分泌具有刺激作用的提取物。1980年，Frohman等从肢端肥大症患者的垂体外肿瘤分离到部分纯化的GHRF。

Thorner对伴有Turner综合征的肢端肥大患者手术摘除垂体肿瘤并未治愈，进一步检查证明胰腺有肿瘤，切除胰腺肿瘤后血中GH水平迅速从70 ng/ml降至2 ng/ml。Guillemin和Vale从瘤组织进一步的体外培养及分析中分别获得具有GH释放作用的由44个氨基酸和40个氨基酸组成的两种肽。其中，44肽被称为人胰腺生长激素释放因子（human pancreatic growth hormone releasing factor，hpGRF）。Vale则报道为40个氨基酸和37个氨基酸的两种肽。这几种肽的体内外研究均证明它们具有明显的生物活性，其中以GHRF40活性最高。Guillemin认为GHRF37和GHRF40是GHRF44的降解物。

有人从数千个人的下丘脑中分离出两种具有GHRF活性的组分。1984年，Guillemin证明下丘脑中的GHRF与来自胰腺肿瘤的相同。大鼠的GHRF与人的GHRF具有明显差异（其中有15个氨基酸不同）。大鼠的GHRF为43肽，并有一游离的C端。牛和猪的下丘脑的GHRF为44肽，羧端被酰胺化。目前研究看来，GHRF存在种属差异。

（二）GHRF的分布

1. 中枢神经系统 用免疫组化研究发现GHRF胞体位于弓状核。对人、猴、猪和大鼠的研究表明，在弓状核中GHRF胞体非常密集。电生理研究证明电刺激腹内侧核引起GH分泌。

除弓状核、腹内侧核外，在猫的海马、杏仁核、壳核；以及大鼠的内侧前脑束、背内侧核及室周核和穹隆附近也有GHRF胞体分布。

GHRF在中枢神经系统中有着较为广泛的分布，其中以下丘脑中浓度最高。人和猫的GHRF神经末梢对称分布在正中隆起外侧，平行于毛细血管走行，终止于垂体门脉血管。大鼠的GHRF纤维则主要分布在正中隆起中央。

2. 中枢神经系统外的分布 对猴的实验研究发现GHRF分布在垂体前叶细胞，GHRF样活性在人的胎盘、胰腺中存在，用放射免疫法测得hGHRF存在于人的空肠、十二指肠和胃的提取物中。

（三）生理作用及可能机制

生长激素分泌受生长抑素和生长激素释放因子的双重调节。正常情况下，GH分泌是每天以一定的时间间隔的脉冲式释出，给清醒大鼠注射GHRF发现在生长激素释放的谷期只有极小的刺激作用，而在峰期则明显刺激GH释放。如果用生长抑素抗血清处理大鼠，则在GH释放的谷期即有很强的类似GH释放高峰的GH释出。以上研究说明。在生长激素的释放中生长抑素起着关键作用。GHRF对GH的释出脉冲则是必要的。体外研究结果也证明了GHRF对GH释放具有刺激作用。向垂体培养液中加入GHRF，立即诱发GH释放，而且释放脉冲时间延长。

有关GHRF还有许多方面有待进一步研究。

五、生长抑素

（一）生长抑素的研究历史及化学结构

1968年，Krulich等在研究测定下丘脑GHRF的过程中发现，下丘脑提取物中含有GH释放和抑制两种成分。由此提出，GH分泌是由刺激因子（如GHRF）和抑制因子（如

SS）调节的。随后，Schally和Guillemin分别从猪和羊的下丘脑中发现GH释放抑制因子。1973年，Brazeau研究确定其化学结构为14肽分子，进一步研究发现还包括此种14肽氨基端延长的生长抑素28（SS-28）。现已证明SS和SS-28均为其主要生物活性型。1980年，Goodman和Hobart首次从鲛鳒鱼胰内分泌腺克隆并测定了SS的cDNA。1982年，研究证明了人和大鼠的SS cDNA。目前有人认为SS及SS-28的生理作用不同，前者主要起神经递质作用，后者则主要参与神经-体液调节，但仍有待进一步深入研究。

SS为一环状14肽，在第3位和第14位半胱氨酸间形成一双硫键，还原型线状结构与环状结构具有相同的生物活性，且无种属差异。

（二）生长抑素的生物合成、分泌和降解

生长抑素的生物合成与一些其他肽类激素一样，首先合成大分子的前体，然后降解为小分子的生长抑素，在细胞的高尔基复合体加工为分泌颗粒，经内质网转运到细胞膜，通过胞吐作用分泌到细胞外。

生长抑素在血中半衰期很短，大约为4min。生长抑素在某些肽酶的作用下裂解。现已证明在血浆、中枢神经系统及外周组织细胞质和溶酶体中的多种肽酶都有降解生长抑素活力，主要降解部位是色氨酸^8-赖氨酸^9。体内生长抑素的生物活性受有关降解酶活力的影响。肝肾患者血浆生长抑素半衰期延长，说明其可能在肝、肾清除。

（三）体内分布

1. 神经系统中的分布　用放射免疫法和免疫组化法研究证明生长抑素广泛分布于中枢神经系统。脑内以正中隆起富含生长抑素神经末梢，细胞体分布于下丘脑各部，还包括视前区和室周核，弓状核和腹内侧核也含有相当丰富的生长抑素。经正中隆起进入垂体门脉的生长抑素对垂体前叶GH等分泌起着重要的调节作用。生长抑素神经元还终止于垂体后叶，调节血管升压素和催产素的分泌。此外，大脑皮质也含有相当丰富的生长抑素。有人研究分析大脑皮质内所含生长抑素约为全脑的22%，杏仁核的生长抑素含量高于海马，脑内生长抑素的11%在脑干和中脑，在脊髓中也发现有生长抑素。

2. 胃肠道及胰腺中的分布

（1）胰腺中的分布：研究证明生长抑素抑制胰高血糖素和胰岛素的分泌后，有人试图确定生长抑素在胰腺局部的调节机制，现已证明生长抑素在大多数种属中存在于胰腺的"D"细胞。这种"D"细胞不同于胰岛的A（α）细胞和B（β）细胞，"D"细胞通过其指状突起与其他胰岛细胞保持交错位置，通过激素系统将生长抑素分泌到其他胰岛细胞。

（2）胃肠道中的分布：在所有种属动物的消化道均存在含生长抑素的上皮细胞。在人类从胃到低位结肠，其含量逐渐降低，在胃窦部则含有大量生长抑素细胞。

分泌生长抑素的细胞存在于胃和小肠的隐窝，并通过小的突起直接开口于胃和肠腔。氢离子和某些营养物调节生长抑素的分泌。释放于人小肠的生长抑素与位于小肠的胃泌素等与细胞膜受体结合。

一般来说，脑中生长抑素对中枢神经系统外的生长抑素没有直接影响，损伤下丘脑对胰腺的生长抑素没有影响。

3. 其他内脏器官的分布　唾液腺中含有生长抑素细胞，静脉给予生长抑素，能减少

唾液的分泌。

人的甲状旁腺的滤泡细胞含有生长抑素。一些研究证明甲状腺髓质肿瘤细胞也能合成生长抑素，有的研究指出生长抑素抑制降钙素的分泌。

免疫反应性生长抑素在蟾蜍肾脏收集管中存在已得到证实，但在哺乳动物中没有发现。有人报道在人的肾脏中发现含有免疫反应性生长抑素，其分子量与下丘脑中发现的相同。在尿中也发现有生长抑素，对肾素的分泌有抑制作用。

（四）生理作用

1. 对垂体的作用

（1）对GH的影响：有几方面的研究证明生长抑素调节GH的分泌。损伤生长抑素结节漏斗束导致正中隆起生长抑素耗竭，GH基础水平升高。电刺激前部室周区引起GH分泌抑制和增加生长抑素释放到垂体门脉血中。给予动物生长抑素抗血清可以中和内源性生长抑素，因而调节GH的分泌。

当GH分泌不足时，正中隆起中生长抑素降低，给予GH则生长抑素发生逆转。

生长抑素对GH分泌的影响，可能是与GH释放因子相互作用，调节了GH基础和刺激情况下的分泌。

（2）调节TSH分泌：大鼠的垂体制备物的体外研究证明，生长抑素抑制TSH的释放及降低人和大鼠基础TSH水平，此种抑制作用在甲状腺功能低下时和给予TRH刺激后均可见到。给予生长抑素抗血清能够增强TSH对寒冷刺激的反应。以上研究结果指出，在垂体水平TSH的分泌是受TRH和生长抑素相互作用的调节。甲状腺素可能通过下丘脑调节生长抑素的分泌。Berelowitz等报道甲状腺功能低下，则大鼠下丘脑生长抑素降低。体外研究给正常大鼠下丘脑加入三碘酪氨酸能刺激生长抑素分泌。甲状腺功能低下时，大鼠垂体门脉血中生长抑素低于正常。

2. 对胰、肠道的作用

（1）对胰岛功能的调节：关于生长抑素对胰腺功能的作用已有不少论述，所有脊椎动物静脉给予生长抑素可抑制胰岛素和胰高血糖素分泌，经静脉给予生长抑素抗血清对胰岛素和胰高血糖素的分泌没有调节作用，但是如果向分离的胰岛加入生长抑素抗体，则胰高血糖素和胰岛素分泌增加。以上研究说明生长抑素对胰岛素和胰高血糖素的紧张性和刺激性分泌起调节作用。这种作用是通过局部的旁分泌作用影响胰岛细胞，而不是来自体循环的生长抑素的作用。但目前关于胰腺中生长抑素与其他胰岛细胞相互作用控制胰岛功能的问题仍不清楚。生长抑素和两种胰岛激素的负反馈调节有关，胰高血糖素刺激生长抑素分泌，生长抑素反过来作为胰高血糖素的释放抑制因子，又抑制了后者的分泌。

（2）对胃肠道的作用：生长抑素作为激素可以调节胃肠道的功能，分泌入肠腔后作用于脂类消化。生长抑素对胃肠道的大多数生理作用是对细胞的直接影响。有些情况下则是对其他因素的抑制作用，如生长抑素妨碍胃的排空，部分是由于抑制了"胃动素"（促进固体食物自胃排空）的分泌。

生长抑素对所有胃肠外分泌腺的分泌有抑制作用，包括胃、小肠、胰腺，从而影响消化吸收功能。有人研究指出生长抑素可以阻止餐后甘油三酯升高，如果静脉注射生长抑素抗血清则引起餐后甘油三酯异常升高。据此有人提出生长抑素是作为真正的激素起调节作用，而不是通过它的旁分泌发挥作用。

生长抑素也作为调节胃泌素的反馈环的一部分刺激胃酸的分泌。

（3）对胃肠道的保护作用：实验研究证明给予生长抑素能降低胃肠道、肝和胰腺等对某些化学物质的毒性反应。例如，对大鼠给予生长抑素可以阻止硫醇类（如巯乙胺等）引起的十二指肠溃疡的发生及巯乙胺引起的大鼠肾上腺皮质坏死，但其机制尚不明了。

3. 生长抑素对中枢神经递质和行为的影响　生长抑素对神经递质的释放亦具有抑制作用，已经证明其对小肠的乙酰胆碱释放、下丘脑和肾上腺髓质的去甲肾上腺素以及大鼠下丘脑TRH等的释放均有抑制作用。另外，生长抑素对大鼠海马突触体的乙酰胆碱、大脑皮质的去甲肾上腺素及几个其他脑区的5-羟色胺的释放则表现为刺激作用。脑室注射生长抑素可发现几个脑区多巴胺含量增加，边缘系统5-HT升高。

脑室注射生长抑素能引起许多不同的行为改变。在许多情况下，生长抑素引起大脑皮质兴奋性增加，脑室注射生长抑素抗血清能降低马前子碱诱导的激烈的捕食行为，过高的药理剂量可引起"多动症"。

（五）作用机制

关于生长抑素作用的生理生化学机制目前还不了解。对垂体和胰腺的研究表明，生长抑素的作用不像是由环磷腺苷系统介导的。

生长抑素具有降低膜对Ca^{2+}通透性的作用，因此认为生长抑素的作用是关闭Ca^{2+}离子通道，或者是生长抑素阻断Ca^{2+}介导的细胞内反应。

（六）人工合成类似物

由于生长抑素具有广泛的生理作用，人们早已开始研究合成其类似物。目前已经合成了具有选择性增强某一方面作用的类似物，如（D-半胱氨酸14）-GIH。这种类似物对GH、胰岛素和胰高血糖素的分泌均有抑制作用，其抑制效力分别为生长抑素的24%、10%和100%。这表明分泌GH、胰岛素和胰高血糖素的三种细胞，其生长抑素受体识别相应配基的结构部分是不同的。

第三节　腺垂体激素分泌的调节

一、腺垂体激素分泌的反馈调节

（一）控制论与反馈调节

20世纪40年代兴起的控制系统理论，运用数学和物理学原理与方法分析研究各种工程技术的自动控制。自动控制系统中有控制部分和受控部分，两者间通过不同形式的信号进行信息传递。系统有输入和输出，输入不受输出影响的是"开环"系统；输出的一部分又加入（反馈）输入中的是"闭环"系统，即反馈调节系统。在反馈调节系统中有3个要素：监测受控变量（输出）的感知元件、设定控制水平的参比输入和误差信号（即感知量与参比量之差）。当输出（受控变量）增加，超过设定的参比水平时，此信息被感知并反馈（误差信号），控制系统使输出降低，回到设定的水平，这就是负反馈调节。反之，如果输出增加，通过反馈使输出进一步增加，则为正反馈。

人体的各种功能调节与之十分相似，大多数生理性稳态（homeostasis）机制属于闭环负反馈调节机制。内分泌系统的突出特征就是激素生成的反馈调节。激素在外周血中的水平是受控部分的输出变量，参比输入就是所谓"调定点"，感知元件就是相应的感受器。几乎所有的激素都受某种形式的负反馈调节，如甲状旁腺素的分泌受血中钙离子浓度的调节，胰岛素、胰高血糖素受血糖浓度的调节等，从而使各种激素的水平维持在一个狭窄的范围内。在内分泌系统中正反馈调节较少见，因为将导致"爆炸性"结果。例如，排卵前雌激素与促性腺激素间就是这种关系，引发LH高潮，导致排卵。由于存在反馈调节，所以在评估内分泌状态时，必须同时了解激素及其靶腺（靶组织）两个方面。例如，只有同时了解血清甲状腺素的水平，才能理解所测TSH水平的意义。反馈关系也是大多数内分泌功能检测的基础，内分泌功能紊乱时，几乎总是有反馈关系的紊乱。本节主要介绍腺垂体激素分泌的反馈调节。

（二）腺垂体激素分泌反馈调节的形式和作用点

1. 长环反馈、短环反馈和超短环反馈 由下丘脑神经内分泌神经元分泌的促垂体激素（因子）通过垂体门静脉达到腺垂体，调节腺垂体的分泌；垂体分泌的各种激素通过体循环达到各靶腺或靶组织，调节它们的分泌或功能活动。习惯上将靶腺或靶组织生成的激素或化学物质对相应垂体激素分泌的反馈作用称为长环反馈（long-loop feedback）。另一方面,垂体激素本身也能对自身的分泌有反馈作用，称为短环反馈（short-loop feedback）。有人认为，下丘脑的促垂体激素本身似乎也能对其自身的分泌产生反馈作用，又提出了超短环反馈（ultrashort-feedback）的概念（图10-4）。有人将垂体激素通过自身分泌/旁分泌调节自身分泌也作为超短环反馈。

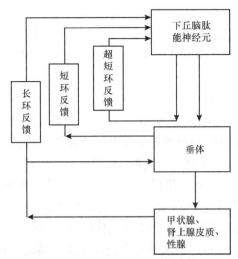

图10-4 神经内分泌反馈调节的3种形式

2. 反馈调节的作用部位 短环反馈（及超短环反馈）的作用点主要是下丘脑，但长环反馈的作用点就存在下丘脑或垂体或两者均有3种可能。早期的研究由于方法不够严密，难以获得肯定的结论。例如，试图通过向下丘脑植入靶腺激素使垂体相应促激素分泌减少，以证明该靶腺激素反馈作用于下丘脑。但植入下丘脑的激素可能从脑室脑脊液及室管膜细胞或直接经垂体门静脉达到垂体起作用，使结果难以分析。用静脉注入标记靶腺激素后，观察它在垂体或下丘脑的分布来证明其作用部位也有问题。因为激素与该部位结合，并不就能证明它的负反馈作用。近年来由于分子生物学研究的进展，特别是对类固醇激素（及甲状腺激素）通过相应核受体（转录因子）调控多肽激素基因表达机制的深入了解，阐明了激素反馈作用的部位。一般说来，如果在垂体细胞证明存在其靶腺激素的受体，向垂体（植入或体外）给予该靶激素，使该垂体激素的基因表达降低或对下丘脑相应促垂体激素的反应降低，表明靶激素的反馈作用点在垂体。同样，如果下丘脑组织存在某激素的受体，向下丘脑（植入或体外）给予该激素，使下丘脑相应促垂体激素（因子）的基因表达降低，则表明该激素反馈作用于下丘脑。

（三）腺垂体激素分泌的反馈调节

1. TSH 下丘脑-垂体-甲状腺之间的相互关系，是负反馈调节的一个最典型的例证。早在半个多世纪以前就已知道，当循环甲状腺素水平升高时，TSH的释出被选择性抑制。这个系统的反馈机制十分敏感。正常人摄入不足以使其血清浓度显著升高的少量甲状腺素，就可使垂体TSH细胞对TRH的敏感性降低，血中甲状腺素水平足够高时，TSH细胞可对TRH完全无反应。摄入碘化钠使血浆甲状腺素极轻微地降低，即足以使垂体对TRH的敏感性升高。损毁下丘脑促垂体区后，切除甲状腺仍可使TSH升高，摄入甲状腺素仍可使TSH分泌减少。腺垂体β亚型的甲状腺素受体，T_3与之结合可使下TSH β亚单位的基因转录降低。甲状腺素使TSH细胞上的TRH受体减少，所以对TRH敏感度降低。以上结果也表明，垂体是甲状腺素反馈作用的部位。但另一方面，下丘脑PVN的小细胞部分也有甲状腺素受体，植入T_3后TRH原的mRNA、前TRH原都减少，故表明下丘脑也参与了反馈作用。

曾有人报道，切除甲状腺大鼠给予外源TSH可增加TSH释放，降低下丘脑TRH储存；将TSH输入猫的前部下丘脑可抑制甲状腺素的释放。提示TSH存在正、负短环反馈的可能性，但是有待进一步探讨。

2. ACTH 对各种动物切除肾上腺都可引起ACTH分泌增加，甚至发生垂体肿瘤。早在20世纪40年代初人们就知道用糖皮质激素（GC）预处理，可阻断肾上腺皮质对应激刺激的反应。现在知道GC对ACTH分泌的负反馈既作用于垂体，也作用于下丘脑。已证明腺垂体存在GC受体，GC与之结合可抑制POMC基因转录，阻断CRH对POMC基因转录的刺激作用，可使POMC mRNA水平降低，ACTH分泌减少。在下丘脑PVN也证明有GC受体，GC在此可抑制CRH和血管升压素（VP）的基因转录。GC抑制ACTH分泌有快速相和延迟相的时程差别，提示其机制有非基因组作用和基因组作用两种可能。快速反馈在数秒至数分钟内发生，与血中GC的水平升高速率相关，可能是对细胞膜的作用，延迟反馈发生在数小时至数日后，与血中GC水平相关，是通过GC核受体的作用，先是CRH和ACTH的分泌降低，以后合成降低。

动物实验发现，切除垂体可使下丘脑CRH含量增加，给予外源ACTH后外周血中CRH

降低。ACTH植入正中隆起，可使血中皮质酮降低，但植入大脑皮质或垂体则无效，特别是切除肾上腺的动物用固定量GC维持，给予外源性ACTH可使内源性ACTH分泌降低，说明了短环反馈的存在。在人类也可能有类似情况，如切除垂体的脂肪萎缩性糖尿病患者，外源性ACTH可使其血中原先较高的CRH水平降低。这种短环负反馈也许有治疗意义。

3. 促性腺激素　促性腺激素分泌的反馈调节颇具代表性。既有负反馈，又有正反馈；既有长环反馈、短环反馈，又可能有超短环反馈。但另一方面，由于存在性别的差异、雌性的性周期及3种性激素（雌激素、孕激素和雄激素），因此反馈调节十分复杂。

（1）长环反馈

1）负反馈：切除性腺或给予抗雌激素或抗雄激素药物，可使LH和FSH分泌增加。反之，外源给予雌激素和雄激素，则抑制LH和FSH分泌。例如，大鼠卵巢切除后，垂体LH和FSH基因表达显著增强，给予雌二醇则可使其降低。性激素对GnRH的负反馈作用在垂体和下丘脑两个水平。正常成年女性摄入生理量雌激素，可使LH和FSH基础分泌受到抑制，最初1～3天垂体对GnRH的反应降低，提示垂体受到抑制。以后尽管LH和FSH水平仍低，但垂体对GnRH已敏感，表明对下丘脑具有作用。男性给予雌激素后LH和FSH水平也降低，但垂体对GnRH的反应始终低下。表明在男性，雌激素的负反馈作用主要在垂体水平。男性给予睾酮可使GnRH基础分泌降低，但垂体对GnRH的反应没有变化，表明睾酮的负反馈作用主要在下丘脑。此作用可被纳洛酮所阻断，可见还有内源性阿片肽的参与。下丘脑的GnRH为脉冲式释放，性激素主要是使其脉冲频率降低，从而使垂体LH的分泌减少，但对FSH影响不大。对FSH的负反馈因子主要是睾丸支持细胞以及卵巢生成的抑制素。FSH可刺激抑制素的生成，而抑制素则选择性抑制FSH基因转录。

2）正反馈：性激素对促性腺激素分泌的反馈调节受性别、性周期等影响。如前所述，一般情况下性激素对促性腺激素分泌起负反馈作用。但在成年女性的排卵前期，发育卵泡不断分泌的雌激素却作为正反馈信号，刺激GnRH的分泌，并增加垂体对GnRH的敏感性，使LH的分泌急剧增加，形成LH高潮，导致排卵。迄今研究过的所有雌性动物都有这种正反馈。但雌激素不能使男性LH分泌增加。男性为何不出现雌激素的正反馈作用，其原因仍未阐明。雌性大鼠如在生后5天内受过雄激素处理，则雌激素对促性腺激素的正反馈作用就不能出现。

（2）短环反馈：去势大鼠（消除靶腺的作用）下丘脑植入LH或FSH可分别降低垂体和血浆LH或FSH水平，同时降低下丘脑LHRH或促卵泡释放因子（FSHRF）含量。垂体切除可使外周血中GnRH增加。一侧性腺切除可引起对侧性腺肥大，将FSH植入正中隆起则可抑制此反应，但植入垂体无效。似提示促性腺激素通过下丘脑对自身分泌有负反馈调节作用。FSH植入未成熟雌鼠下丘脑可使血浆FSH水平增加，并诱发早熟，提示为正反馈作用。此外，有人报道，去势、去垂体大鼠给予含FSH释放因子的下丘脑提取物，可使下丘脑升高的FSH释放因子降低，则又提示了存在超短环反馈作用的可能性。

4. GH　GH的靶组织遍布全身，然而却没有像前述3个激素所有的靶腺。因此过去一直认为GH分泌只存在短环反馈，而没有长环反馈。患异位GH分泌性肿瘤者，血GH水平高，而原位垂体GH含量降低，肿瘤切除后即恢复，提示了上述论点的可能。GH在垂体水平无作用，下丘脑内植入GH则明显降低垂体GH和下丘脑GHRF含量，切除垂体使血浆GHRF活性升高，表明GH短环反馈作用在下丘脑。但GH的大多数生物效应都是通过靶组织生成的IGF-1（一种生长素介质，somatomedin C）介导的。早就有人注意到，有一种蠕虫的裂头蚴能生成一种蠕虫因子，它能刺激生长素介质生成，却不影响GH水平。将这种幼虫植入去垂体鼠可使垂体GH降低。提示了由生长素介质参与的长环反馈的可能性，近年来的研究已证实了这一见解。观察表明，循环IGF-1水平降低时，血GH水平升高，脑室注入IGF-1可抑制GH的脉冲式分泌。IGF-1在体外可抑制GHRF引起垂体细胞GH mRNA增加和GH释出的效应。此外，IGF-1还可刺激下丘脑生成SS，也是其抑制GH分泌的机制之一。

5. PRL　PRL也没有明确的靶腺。外源性PRL或肾包囊下植入异体垂体可引起高催乳素血症，原位垂体PRL含量降低。正中隆起植入PRL可增加下丘脑催乳素抑制因子（PIF），阻断动情前期和吮乳引起的PRL释放，降低垂体和血浆PRL水平。这些都提示存在PRL的短环负反馈。血PRL升高可使下丘脑弓状核DA能神经元DA的更新增强，DA释出增多，抑制垂体PRL的进一步分泌。现在已证明，部分PRL细胞有PRL受体，可能接受垂体局部PRL的自分泌调节，血中PRL是否也能通过这一途径实现负反馈作用尚待确定。因为垂体细胞在体外培养时，不断释出和聚集的PRL似乎并未抑制PRL的继续分泌。

二、腺垂体激素分泌的旁分泌调节

原始的多细胞生物是靠细胞生成的化学物质弥散至邻近细胞、传递细胞间信息而调节这些细胞的活动（即旁分泌调节，paracrine regulation），由此协调整体的功能与活动。随着进化过程，出现了血液循环系统、内分泌系统及神经系统，实现了更加快速、广泛及特异的协调机制（图10-5）。

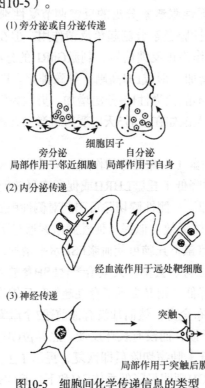

图10-5　细胞间化学传递信息的类型

因此，多年来人们对于旁分泌调节机制已逐渐淡漠。对腺垂体激素分泌调节的研究，一直着重于下丘脑促垂体激素（因子）和靶腺激素的反馈调节两个方面。但近10年来，由于研究的深入和方法学的进步，有关腺垂体内各种细胞间的相互作用，即通过旁分泌因子的调节重新引起人们的极大兴趣，再次成为研究的热点。本节简要介绍腺垂体激素分泌的旁分泌调节的证据以及可能由各种垂体细胞生成的旁分泌因子及其作用。

（一）腺垂体可能存在旁分泌调节的形态学旁证

旁分泌调节是通过细胞产生化学信使并在分泌局部作用于邻近细胞而实现的，因此产生旁分泌因子的源细胞和接受其作用的靶细胞必须在解剖学上相互邻近，甚至直接接触。当然，单纯解剖学的接近只为旁分泌机制的存在提供了有力的旁证，最终证明其存在还需要有生物化学和生理学的证据。

腺垂体至少有6种细胞：ACTH细胞、GH细胞、促性腺激素细胞、PRL细胞、TSH细胞和滤泡星形细胞（FS细胞）。观察表明，它们在垂体内的分布不是随机的。大鼠的GnRH细胞和PRL细胞常常聚在一起，特别是在垂体背侧、头侧的所谓"性区"。一些PRL细胞呈杯形，半包绕或全包绕着促性腺激素细胞。有人描述过PRL细胞和促性腺激素细胞间特殊的黏附连接。因为PRL分泌增强时促性腺激素的分泌受抑制。有人认为PRL细胞能通过旁分泌机制直接抑制促性腺激素细胞是机制之一。ACTH细胞可以由胞质突起包绕GH细胞，TSH细胞也有同样情况。第三脑室的室管膜细胞与垂体结节部的促性腺激素细胞邻接，细胞间的连接很像神经分泌性神经元末梢的突触样连接，这些室管膜细胞含5-HT，促性腺激素细胞可摄取5-HT。又已证明吲哚胺能减弱GnRH诱发的LH释放。这就提示这些室管膜细胞可通过旁分泌机制调节促性腺激素的释放。大鼠垂体的促性腺激素细胞还聚集在垂体背侧表面及中间叶的两侧。这里是短门静脉血管区域，可能不受分泌入长门静脉血管的下丘脑GnRH的控制。但已发现在这个区域内有一些具有明显GnRH免疫活性的非促性腺激素细胞，有人认为它们是通过旁分泌机制调节邻近的促性腺激素细胞的。在非哺乳动物硬骨鱼，其PRL细胞位于垂体的吻侧。在性成熟前，促性腺激素细胞位于垂体的尾侧，与PRL细胞不能接触；但性成熟后，促性腺激素细胞出现在吻侧的PRL细胞之间。

（二）腺垂体旁分泌调节的免疫化学与体外实验证据

细胞间的邻近只为旁分泌调节提供了条件，但远不能证明细胞间的相互作用。从理论上讲，证明细胞间的旁分泌调节必须满足以下条件：①用物理或药理方法消除可能存在旁分泌作用关系的一方（源）细胞或其活性，将导致另一方（靶）细胞活性的改变。当旁分泌因子的靶细胞就是源细胞本身时，即"自分泌调节"时，无法分离源细胞与靶细胞，但不断稀释该细胞，应有同样效果。②通过共培养或再聚合重新加入被消除的细胞，应能反转消除细胞的效应。③作为源细胞应显示生成及分泌旁分泌因子的证据，作为靶细胞应能识别生理浓度的旁分泌因子并呈现反应。④免疫中和或药物阻断旁分泌因子，应能减弱或消除其作用（③与④要求分离、纯化与鉴定该旁分泌因子）。满足上述全部要求相当困难，因为垂体中多种细胞混合存在，如不能分离，实验结果有时很难分析。旁分泌因子的量极少，分离纯化十分困难。近年来在方法学上有了巨大进展，如分离、富集各种垂体细胞的单位重力梯度沉降法，不同垂体细胞组合的再聚体表面灌流，能检测单个细胞分泌的反相溶血斑检测法，分子探针的原位杂交以及PCR等分子生物学技术的应用等，极大地推动了旁分泌机制的研究，这也是近年来旁分泌机制受到重视的一个原因。

（三）腺垂体激素的旁分泌调节

1. ACTH　有人测定雌鼠去卵巢后，垂体分散细胞ACTH的基础分泌减少，补给雌二醇后恢复正常。另外，去卵巢后垂体分散细胞对AT-Ⅱ的结合力和AT-Ⅱ诱发的ACTH分泌也减少，给予雌二醇后可恢复正常。提示了AT-Ⅱ在ACTH基础分泌中的作用。正常垂体细胞在培养时能生成IL-6、cAMP、IL-1、VIP和佛波酯等，增加ACTH分泌时，垂体内IL-6也增加；用地塞米松抑制ACTH分泌时，IL-6也减少。提示了IL-6的旁分泌中介作用。垂体生成EGF，也有EGF受体。EGF可刺激ACTH分泌，并使培养的垂体细胞中呈ACTH免疫反应阳性的细胞数增加。激活素可抑制小鼠垂体瘤AtT-20细胞的ACTH分泌，但对垂体ACTH细胞是否有同样作用尚待研究。

2. GH　激活素抑制GH细胞的基础和GHRF诱发分泌。在垂体细胞重组聚合体实验中，FS细胞分泌的某种因子（不是卵泡抑素）使GH细胞对GHRF的反应性降低。而PRL细胞（或ACTH细胞）分泌的某种因子则使其对VIP的反应增强。在主要是GH细胞的重组聚合体中加入嫌色细胞成分，可使GH对VIP的反应增强。ACTH细胞能分泌Ach，地塞米松可促进其分泌。Ach可抑制GH分泌，IL-1β可促进GH分泌。由于IL-1β能抑制AtT-20细胞的Ach合成，因此它对GH分泌的作用很可能也是通过抑制ACTH细胞的Ach分泌而实现的。IL-6刺激GH细胞的基础及GHRF诱发分泌。AT-Ⅱ既能促进也能抑制GH的分泌，因此垂体内AT-Ⅱ的变化可能对GH分泌有旁分泌调节作用。用未成年鼠垂体细胞做再聚合体实验时，AT-Ⅱ刺激GH分泌的能力随鼠的日龄增加而减少。用成年鼠的垂体细胞，则AT-Ⅱ可降低GH的分泌。令人感兴趣的是，如用分散细胞做实验，AT-Ⅱ无作用，由此明显提示其旁分泌作用。甘丙肽的实验结果相互矛盾，尚待进一步研究。

3. 促性腺激素　促性腺激素细胞能生成激活素、抑制素、AT-Ⅱ、卵泡抑素、GnRH，同时又是这些因子的靶细胞，因此这些因子既可参与旁分泌调节，又可参与自分泌调节。激活素促进垂体细胞FSH mRNA的表达，增加基础和GnRH刺激的FSH分泌以及FSH免疫阳性细胞的数目。激活素B的单克隆抗体可降低培养垂体细胞的FSH分泌和mRNA表达，提示其存在生理作用。改变培养垂体细胞的密度可改变激活素的效应，细胞密度增加时，激活素刺激FSH分泌的能力也降低。表明存在细胞间负性作用因子。但也有人报道，细胞密度增加时，FSH的基础分泌增加，可见还有正性作用因子。加入SS可消除增加细胞密度的影响，提示SS能改变此因子的释出或作用。有迹象显示，此因子可能是卵泡抑素。它可选择性抑制FSH的分泌，但来自垂体和性腺的抑制素各起多大作用尚未能确定。卵泡抑素是腺垂体中的FSH细胞及GH、促性腺激素细胞合成和分泌的一种蛋白质，最初发现于卵巢滤泡液中，可抑制垂体FSH的分泌和基因表达，故也称之为FSH抑制蛋白。卵泡抑素也是激活素结合蛋白，与激活素结合后降低其活性。因此，在垂体内任何与激活素有关的细胞间作用均可受卵泡抑素的调节。IL-6和内皮素3（ET-3）可增加FSH和LH的分泌。甘丙肽刺激LH分泌，并促进LH对GnRH的反应。免疫中和甘丙肽可显著降低雌鼠的LH高潮。

4. PRL 已证明GnRH在体外可刺激PRL分泌，而且与LH同样迅速。用分散的PRL细胞与促性腺激素细胞重组的再聚合体进行的表面灌流实验表明，促性腺激素细胞能生成刺激PRL细胞分泌的物质，GnRH可以促进这种物质的分泌。此物质的化学性质尚未明了，但不是LH或FSH。促性腺激素细胞还释出AT-Ⅱ，AT-Ⅱ也刺激PRL分泌。PRL细胞可以合成及分泌VIP，同时PRL细胞有VIP受体，VIP在体外可刺激PRL分泌，因此VIP在垂体内既起旁分泌调节作用又起自分泌调节作用。抗VIP血清使垂体PRL分泌减少，提示其生理意义。免疫组织化学证明ACTH细胞有胆碱乙酸转移酶，能生成及分泌Ach，体外实验证明，Ach通过M受体抑制PRL分泌。PRL细胞和ACTH细胞重组再聚合体表面灌流时，阿托品可使PRL分泌增加，且有剂量-效应关系，可见ACTH细胞通过旁分泌对PRL的分泌有紧张性抑制。激活素可降低PRL细胞对TRH的分泌反应，再加上卵泡抑素对激活素的结合，可能有更精细的调节。甘丙肽与PRL共存于雌鼠或雌激素处理雄鼠PRL细胞的分泌颗粒中，免疫中和甘丙肽可降低大鼠动情前期PRL的分泌。由于大鼠动情前期外周血中雌激素水平升高是PRL细胞中甘丙肽表达增加的条件，这就提示垂体内甘内肽调节PRL的生理作用的可能性。垂体可合成ET-3，对PRL的基础和TRH诱发分泌有抑制作用。IL-6也有同样作用。IL-1β对PRL分泌的作用可能就是由垂体内IL-6旁分泌作用中介的。最后PRL也可能是调节PRL分泌的自分泌因子。已发现部分 PRL细胞有PRL受体的mRNA，而在体外PRL可抑制PRL的分泌。

5. TSH 垂体细胞中有TRH，在体外培养时仍继续存在，表明是垂体细胞生成的。但正常情况下垂体细胞生成的TRH量甚少，大概只能作用到邻近细胞，对TSH的分泌起旁分泌调节作用。其他可能调节TSH分泌的旁分泌因子还有NT、AT-Ⅱ、ET-3等。

（四）体内的观察

以上结果主要是体外的研究。特别是纯化、分散的垂体细胞重组再聚合体表面灌流的结果，在体内是否有相应的情况发生呢？

1. GnRH和PRL释出 向损毁了下丘脑、去卵巢的猕猴脉冲式给予GnRH，可使PRL与LH同步分泌。绝经期或正常周期的女性给予GnRH也可使PRL分泌增加，男性给予GnRH时也有PRL和LH的分泌增加，在去势或给雌激素时更显著。

2. AT-Ⅱ和PRL释出 静脉注射AT-Ⅱ能引起血浆PRL短时升高（继之降低）。这些虽然不是直接证据，但也表明在体内GnRH、AT-Ⅱ、GTH和PRL细胞间存在相互作用。

总之，垂体不同细胞间解剖学分布上的邻近或密切接触，细胞生成多种化学物质（递质、多肽、生长因子、细胞因子等）以及这些物质在体外对垂体激素分泌的影响，提示垂体激素分泌的旁分泌或自分泌调节机制存在的可能性。由于近年来方法学的突破，特别是分子生物学方法的应用，使极微量调节因子的分离和鉴定成为可能。纯化垂体细胞及不同细胞的重组再聚合体的构建及其表面灌流研究，为证明旁分泌机制提供了直接证据。抗血清免疫中和及拮抗剂的实验为这种机制的生理意义提供了资料。有些情况也可找到体内的相应观察。但从总体上看，关于垂体激素分泌的旁分泌调节机制的研究还处于初期阶段，许多问题仍有待深入研究。

第四节　神经–内分泌–免疫调节网络

生物体具有识别内外环境并对其做出适当反应的防御体系。构成这一体系的中心是神经系统、内分泌系统和免疫系统，神经系统通过其外周传出纤维释放的神经递质及通过调节内分泌系统的激素释放，协调全身器官的功能活动。免疫系统在维持机体的稳态和健康方面也起着重要作用。它感受外来细菌、病毒的刺激和体内组织畸变的信息，因而被称为"第六感官"。免疫系统通过自身复杂的调节网络，以多种形式对内外"抗原"刺激进行适当的应答，因而又被称为"游动脑"。很早就有学者发现，免疫系统的活动并非"自主"，也和其他系统一样，受神经内分泌系统的调控，其实验依据是同一抗原在不同神经类型动物体内产生的抗体效价水平不同；强烈应激可通过神经和内分泌系统功能的急剧变化而使免疫功能受到抑制。所以，免疫系统在体内也不是一个孤立、自主或独立的系统。它也像其他系统一样，受神经系统和内分泌系统的调控。

20世纪50年代以来，神经、内分泌、免疫三大系统间关系的研究受到重视，一系列实验研究为它们之间存在相互作用的临床现象提供了依据。Besdovsky发现，用绵羊红细胞（SRBC）免疫大鼠，大鼠血中的皮质酮浓度与抗体生成水平呈平行升高。他根据这个现象并结合前人的研究结果，在1977年首次提出体内存在免疫-神经-内分泌网络（immuno-neuro-endocrine network）的假说，1979年Spector将神经内分泌与免疫系统的相互作用称为神经免疫调节（neuro-immuno-modulation），随后相继又提出了精神神经免疫学（psychoneuroimmunology）、心理免疫学（psychoimmunology）、行为免疫学（behavioral immunology）、免疫精神病学（immunopsychiatry）、思维与免疫力（mind and immunity）等新名词概念，从不同角度探讨了神经-内分泌-免疫之间的相互关系，从而出现了一个崭新的边缘学科。1982年，Blalock将该学科命名为神经免疫内分泌学（neuroimmunoendocrinology），该学科已成为生物医学研究中发展最快的领域之一。目前形成的共识是神经系统和内分泌激素具有重要的免疫调节功能；而免疫活性物质也对神经和内分泌系统的功能状态产生影响。神经内分泌和免疫系统之间的相互作用，对机体在不同条件下稳态的维持起着决定性的作用，这两大系统之间的相互关系的研究目前已成为免疫学界和神经科学界研究的重要热点之一。

神经-内分泌-免疫调节网络主要研究神经内分泌及免疫之间的复杂联系及其相互影响。其研究成果可以归类为以下几方面：①免疫器官具有丰富的神经支配；②免疫器官及免疫活性细胞能表达多种激素、递质、神经肽和它们的受体；③内分泌细胞可表达各种细胞因子受体，又能生成和分泌各种细胞因子；④神经肽及激素能调节免疫功能，免疫因子也调控神经内分泌系统功能。

一、神经内分泌系统和免疫系统的共性

越来越多的研究提示，三个系统在细胞构成、活性物质、功能活动模式方面存在许多共性。经典的神经递质可在免疫细胞中合成，而免疫信息物质也可以产生于神经系统。

（一）神经系统和免疫系统的功能表达模式与细胞组成

神经系统和免疫系统表达功能的模式是相似的，都可识别内外环境变化并发生调节性反应。虽识别的信息种类不同，但都是识别自己或非己。神经系统和免疫系统在信息处理上都有感受、中枢处理和传出效应几个环节，都有记忆环境因素、为未来相同刺激做准备的功能。此外，神经系统的活性物质神经递质与调质、内分泌系统的活性物质激素和免疫系统生成的细胞因子的作用方式，都是通过与相应受体接触，引起膜内外离子的移动，进而触发细胞内的级联事件。

在细胞构成上，神经系统和免疫系统都由主要功能细胞和辅助支持细胞组成。神经系统的主要功能单位是神经元，支持细胞是神经胶质细胞；免疫器官中的主要功能细胞是淋巴细胞，支持细胞是上皮性网状细胞（胸腺）。另外，某些类型的细胞是免疫和神经内分泌系统共有的，如在脾、淋巴结、胸腺和肝脏中都发现有含嗜铬颗粒蛋白的细胞，而这些蛋白是神经内分泌细胞的分泌性蛋白标记物之一。另外，神经组织和淋巴组织中的一些细胞有共同的胚胎起源及平行的发育过程。

（二）神经-内分泌-免疫作用的物质基础

1. 受体　神经-内分泌系统表达免疫系统分泌的细胞因子的受体，免疫系统同样也表达神经内分泌系统的受体。

（1）免疫组织中激素、神经肽和神经递质的受体

1）胸腺具有肽类激素和神经肽受体：1969年首先发现了胸腺细胞上有GH受体存在。1983年Grossman等发现了胸腺细胞上存在雌激素受体。1986年Dardenne证明了胸腺细胞具有糖皮质激素受体，进一步发现了胸腺细胞上存在肾上腺素受体。近年来，由于实验手段的进步，现已证明胸腺上皮细胞及胸腺细胞存在多种肽类激素或神经肽特异性受体（表10-2）。

表10-2　胸腺内肽类激素和神经肽受体

激素	缩写	胸腺细胞	胸腺上皮细胞
催乳素	PRL	+	+
三碘甲状腺原氨酸	T_3	+	+
促肾上腺皮质激素	ACTH	+	不确定
缩宫素	OT	+	–
抗利尿激素/血管升压素	ADH/VP	+	–
神经生长因子	NGF	+	+
促性腺激素释放激素	LHRH	不确定	–
β-内啡肽	β-END	+	+
生长激素	GH	+	+

2）免疫细胞具有激素和神经肽受体：免疫细胞，尤其淋巴细胞和巨噬细胞上存在神

经内分泌肽相应的受体。几乎所有的免疫细胞上都有不同的激素及神经肽受体存在，特别是活化的免疫细胞，表10-3列出了免疫细胞上主要的激素和神经肽受体。

表10-3　免疫细胞上激素和神经肽受体

肽类	缩写	影响细胞反应浓度（mol/L）	表达受体的细胞
脑啡肽	ENK	6×10^{-10}	T细胞和B细胞
内啡肽	END	$5 \times 10^{-9} \sim 5 \times 10^{-8}$	T细胞和B细胞
促肾上腺皮质激素	ACTH	2×10^{-7}	T细胞和B细胞
促甲状腺激素	TSH	1×10^{-12}	T细胞
促甲状腺激素释放激素	TRH	1×10^{-11}	单个核白细胞
催乳素	PRL	1×10^{-9}	T细胞、B细胞、巨噬细胞
促肾上腺皮质激素释放因子	CRF	7×10^{-10}	单个核白细胞
生长激素释放激素	GHRH	1×10^{-9}	单个核白细胞
生长抑素	SS	$1 \times 10^{-11} \sim 1 \times 10^{-8}$	T细胞和B细胞
血管升压素	VP	$1 \times 10^{-11} \sim 1 \times 10^{-8}$	单个核白细胞
血管活性肠肽	VIP	$1 \times 10^{-10} \sim 1 \times 10^{-8}$	T细胞
P物质	SP	$1 \times 10^{-11} \sim 1 \times 10^{-8}$	T细胞
生长激素	GH	1×10^{-8}	单个核白细胞

尽管免疫细胞上有神经肽、激素、神经递质的受体，但它们的受体表达有如下特点。①不同免疫细胞表达不同神经肽类等的受体；②同一免疫细胞在不同状态下表达的神经肽类等受体也不尽相同；③对于某一特定神经内分泌介质而言，它所产生的效应大小并不一定与免疫细胞上所表达的受体数目呈正相关。

（2）神经内分泌系统中的细胞因子受体：目前已证实，在神经内分泌组织中存在多种细胞因子受体，其中最主要的是细胞因子IL-1的受体。在下丘脑神经元，腺垂体、甲状腺、胰岛、睾丸和卵巢等内分泌组织中发现存在IL-1受体，同时在垂体还发现了IL-2、IL-6的受体或结合部位。另外，在脑组织中还发现存在IL-2、IL-4、IL-6、TNF-α、IFN-γ、单核细胞集落刺激因子（M-CSF）、干细胞因子（SCF）受体。

2. 免疫系统、神经系统和神经内分泌组织中的免疫和神经内分泌产物

（1）免疫细胞产生神经内分泌肽：以往的研究认为，神经内分泌肽只有神经内分泌系统才能分泌，近来的研究发现免疫细胞可直接分泌肽类激素，这类激素被称为免疫反应性激素（immunoreaction hormone）。在淋巴细胞中已发现的激素多达20多种，包括ACTH、GH、PRL、hCG、FSH、TSH、LH等。淋巴细胞生成的内分泌激素多在病毒感染或毒素刺激下才产生和释放出来。Blalock等发现，病毒可以刺激淋巴细胞产生内啡肽和ACTH，而葡萄球菌肠毒素A可引起TSH释放。这些结果表明，免疫细胞对不同的刺激可产生不同的反应。并已证实免疫反应性激素与神经内分泌细胞分泌的激素具有相似的结构和功能。表10-4所列为免疫细胞产生的神经内分泌肽。

表10-4 免疫细胞产生的神经内分泌肽

激素	缩写	产生部位
生长激素	GH	淋巴细胞
催乳素	PRL	淋巴细胞
内啡肽	END	淋巴细胞和巨噬细胞
促甲状腺激素	TSH	T细胞
人绒毛膜促性腺激素	hCG	T细胞
血管活性肠肽	VIP	单核细胞、肥大细胞、多形核白细胞
生长抑素	SS	单核细胞、肥大细胞、多形核白细胞
催产素	OT	胸腺
促肾上腺皮质激素	ACTH	淋巴细胞和巨噬细胞
脑啡肽	ENK	辅助性T细胞

这些由免疫细胞生成的肽类激素在免疫系统内部具有多种重要的调节作用。Weigent等证明由淋巴细胞产生的生长激素可以促进淋巴细胞的分裂。而催乳素可能作为IL-2刺激淋巴细胞分裂的中间信使。Carr等的实验证明，肾上腺皮质激素释放激素（CRH）可使自然杀伤（NK）细胞的活性升高，其机制可能是CRH首先作用于B淋巴细胞，由B淋巴细胞产生β-内啡肽，再作用于NK细胞而加强其功能。Kruger等的研究表明，促甲状腺素释放激素（TRH）可作用于T细胞，促使其合成和释放促甲状腺激素（TSH），TSH再作用于B细胞使抗体的产生增加。这些研究从不同角度证明免疫细胞所产生的激素可对免疫细胞的自身功能进行调节。由免疫细胞产生的β-内啡肽也可以作用于外周神经产生镇痛作用，因此免疫系统也参与镇痛的调节。

（2）免疫细胞产生神经递质或调质样物质：1981年Lolait等用免疫荧光法在小鼠部分脾巨噬细胞观察到β-内啡肽免疫反应性，后来他们将小鼠脾巨噬细胞在液氮中经冻溶处理，再经HPLC分离、放射免疫法测定，发现有β-内啡肽前体阿黑皮素（POMC）的存在，从而证实脾脏中的巨噬细胞可以合成β-内啡肽。Zurawski等亦在刀豆蛋白A（ConA）刺激的小鼠T辅助细胞株中观察到脑啡肽前体mRNA的表达，在免疫细胞已发现的其他神经递质/调质还有γ-内啡肽、血管活性多肽、生长抑素、精氨酸加压素、催产素等。

（3）神经组织产生免疫性细胞因子：近几十年来，应用分子生物学和免疫细胞化学技术发现，中枢神经系统许多部位的胶质细胞或神经元在正常或是病理情况下可生成"免疫性"细胞因子（cytokine）。1986年，Glulian等在神经胶质细胞中发现了白细胞介素-1（IL-1）；1988年Breder等在下丘脑室旁核和背内侧核神经元也染出了IL-1β免疫反应阳性细胞。现已证明IL-1免疫活性物质亦见于丘脑、海马、嗅球、下丘脑弓状核等处。目前可在中枢神经系统检出的细胞因子有IL-1、IL-2、IL-3、IL-4、IL-5、1L-6、IL-8、肿瘤坏死因子（TNF）和干扰素（IFN）等。

中枢神经系统内的细胞因子可在局部合成，也可来自外周血液循环。例如，脂多糖（LPS）和嗜神经病毒可刺激星形细胞产生IL-1、IL-6、TNF和IFN-γ，而外周病变也可使脑脊液内细胞因子浓度有所增高。由中枢神经系统合成的IL-1可以激活穿过血脑屏障进入中枢神经系统的T细胞。活化的T细胞能与脑细胞相互作用产生并释放细胞因子。

（4）神经内分泌产生细胞因子：神经内分泌细胞能够分泌一些细胞因子，如小鼠和大鼠腺垂体细胞能够自发地分泌IL-6，而且在体内、体外条件下LPS、IL-1β、IFN-γ等均可诱导其合成增多。在正常情况下中枢神经系统存在IL-1、IL-2、IL-3、IL-6、IL-8、IL-12和IFN-γ等多种细胞因子。

二、神经-内分泌-免疫调节

（一）下丘脑-垂体-肾上腺轴与免疫系统

20世纪70年代人们就提出了下丘脑-垂体-肾上腺轴（HPA）与免疫系统联系，尽管当时对其作用机制还不甚了解。以后人们首先在淋巴细胞和巨噬细胞中发现了神经内分泌肽ACTH和内啡肽，并可影响自身及内分泌功能，表明下丘脑-免疫系统之间存在环路联系。淋巴源性ACTH与垂体源性ACTH比较相同之处：①相似的抗原性；②相似的分子量；③氨基酸序列一致；④生物活性一致（均可使肾上腺细胞分泌皮质醇）。不同之处是ACTH分泌受到的调节方式不同：垂体源性ACTH受下丘脑分泌的CRH调节；淋巴源性ACTH则受CRH及GC调节。CRH可使巨噬细胞分泌IL-1增多，IL-1使B淋巴细胞分泌POMC增多，进而使ACTH增多；GC使巨噬细胞分泌IL-1减少，IL-1使B淋巴细胞分泌POMC减少，进而使ACTH减少。

1. HPA的免疫调节作用

（1）ACTH：作为垂体分泌的免疫抑制类激素，ACTH影响多种免疫功能。①使抗体产生减少；②抑制T细胞分泌IFN；③拮抗IFN活化巨噬细胞作用；④ACTH作用减弱易发生自身免疫病；⑤迅速促进胸腺素释放。ACTH的作用可能是通过刺激肾上腺皮质激素的分泌而实现的，ACTH本身也可直接发挥一部分免疫抑制功能。

（2）糖皮质激素（GC）：表现为免疫抑制效应。①抑制血细胞、单核细胞、巨噬细胞向炎症区聚集，抑制细胞因子生成；②干扰体液免疫，使抗体生成减少；③促进淋巴细胞的凋亡；④使巨噬细胞吞噬能力减弱；⑤干扰淋巴细胞的识别及抑制其增殖；⑥加速致敏淋巴细胞的破坏和解体。糖皮质激素免疫调节作用的机制：①通过染色体缺失，GC可阻滞特异性淋巴细胞功能，导致淋巴细胞凋亡；②GC影响细胞代谢导致淋巴细胞功能丧失；③GC可增强并维持免疫抑制环路；④阻滞非特异性炎症反应。

2. 细胞因子对HPA的作用

目前认为，细胞因子可从下丘脑、垂体、肾上腺3个水平作用于HPA，构成了免疫系统对神经内分泌系统的调节。

（1）细胞因子对下丘脑的作用：①IL-1：对HPA的主要作用部位在下丘脑CRH神经元，通过激活CRH神经元，进一步激活HPA，引起CRH、ACTH、皮质醇升高。IL-1分子量为$15\sim19\,kDa$，很难通过血脑屏障，可能是从下丘脑终板血管器（OVLT）部位进入中枢。②TNF-α：生物活性与IL-1相似，多数研究结果表明TNF-α作用点在下丘脑，通过释放CRH而激活HPA。③IL-6：外周注射IL-6可激活HPA，作用部位在下丘脑。

（2）细胞因子对垂体的作用：IL-1对垂体的作用目前尚有争论，但多数学者认为IL-1可直接作用于垂体，增加ACTH释放。

（3）细胞因子对肾上腺的作用：有关细胞因子对肾上腺直接作用的研究结果存在差异，但多数学者认为IL-1可直接作用于肾上腺皮质细胞，引起皮质醇分泌增高。

总之，细胞因子在不同水平对HPA起到调节作用，在免疫应答早期，激活HPA的细胞因子起主导作用，作用快速，作用点多在下丘脑、垂体水平，最终导致GC增加，GC增加后反馈抑制免疫细胞活化，导致细胞因子产生减少；而在免疫应答晚期，抑制HPA的细胞因子起主导作用，作用缓慢、持久，作用部位多在肾上腺皮质水平，最终导致GC减少，终止对免疫应答的限制。

（二）下丘脑-垂体-催乳素轴、下丘脑-垂体-生长激素轴与免疫系统

催乳素（PRL）、生长激素（GH）具有广泛的免疫增强作用，它们对免疫器官发育、免疫系统的功能调节均是不可缺少的，而且与移植排斥反应、自身免疫病等特殊免疫现象密切相关。

1. PRL、GH的免疫调节作用 20世纪30年代，就有人报道去垂体大鼠出现胸腺萎缩、脾萎缩，体液免疫和细胞免疫都出现严重缺陷，给予PRL和GH可使上述现象逆转，而其他垂体激素不能恢复这些功能。给动物注射溴隐亭（DA受体激动剂，抑制PRL释放），也能发生类似去垂体大鼠的免疫缺陷，给予PRL或GH也能使上述现象逆转。

（1）PRL对免疫器官的影响：①胸腺：PRL可以刺激胸腺上皮细胞生长及胸腺激素的分泌，刺激胸腺细胞的增殖；促进脾和胸腺的RNA和DNA合成，促进胸腺素的合成。依据为大鼠切除垂体出现脾和胸腺萎缩，补充PRL可使脾和胸腺重量增加。②骨髓：PRL可以提高红细胞（RBC）、白细胞（WBC）和血小板生成以及骨髓DNA和RNA合成。依据为去垂体大鼠的RBC、WBC和血小板生成下降，DNA和RNA合成下降，而垂体移植可反转这些变化。

（2）PRL对免疫细胞的影响：①促进免疫细胞增殖，PRL和免疫细胞上的受体作用，使免疫细胞生长、增殖；②促进IL-2分泌及其受体表达；③提高巨噬细胞的吞噬能力；④促进B细胞分化及分泌IgM、IgG；⑤拮抗GC加速的促凋亡作用。

（3）GH对免疫功能的影响：①促进胸腺发育；②刺激胸腺上皮细胞分泌胸腺素；③刺激T细胞、NK细胞活化；④逆转应激、外源性GC引起的体液和细胞免疫功能的抑制；⑤部分纠正去垂体动物或先天性侏儒的免疫功能低下和胸腺萎缩。

2. 细胞因子对下丘脑-垂体-催乳素轴、下丘脑-垂体-生长激素轴的调节

（1）IL-1使PRL分泌减少。

（2）IFN-γ拮抗下丘脑释放因子诱导的PRL、GH释放，直接刺激垂体细胞促使PRL的分泌。

（3）TNF-α使PRL和GH的分泌增加。

（4）IL-2和IL-6刺激垂体细胞释放PRL、GH，IL-6可刺激GHRH释放。

（三）下丘脑-垂体-甲状腺轴与免疫系统

1. 下丘脑-垂体-甲状腺轴的免疫调节作用 TSH是最早被发现的具有免疫调节作用的激素。TRH可作用于T细胞，促进其合成和释放出TSH，TSH再作用于B细胞使抗体的产生增加。甲状腺素即T_3和T_4使免疫球蛋白合成增加，通过自分泌或旁分泌促进免疫反应。

2. 细胞因子对下丘脑-垂体-甲状腺轴的调节 IL-1对甲状腺功能的调节表现为双向，小剂量IL-1可加强TSH的作用，使甲状腺球蛋白mRNA合成、甲状腺球蛋白的分泌、球蛋

白的碘化及甲状腺激素的释放都增加；而大剂量IL-1则起抑制作用。IL-1还能抑制TSH刺激甲状腺细胞生长的作用。TNF-α对甲状腺激素的释放和甲状腺细胞的生长有抑制作用，将TNF-α注入动物体内后，血清T_3、T_4均下降，TSH刺激的T_3和T_4的分泌减少，甲状腺碘吸收率减少。IFN-γ通过影响微丝的活化，使微绒毛和伪足形成障碍，从而影响甲状腺的分泌，拮抗TSH刺激人甲状腺细胞表面TSH受体的表达，使角质层细胞对^{125}I的摄取减少及碘化甲状腺原氨酸释放也减少。

（四）下丘脑-垂体-性腺轴与免疫系统

1. 下丘脑-垂体-性腺轴的免疫调节　人绒毛膜促性腺激素是胎盘滋养层细胞分泌的激素，它是维持妊娠的激素，具有重要的免疫调节功能，如妊娠早期自身免疫病的发病率增加即与人绒毛膜促性腺激素的刺激有关。它又是一种免疫抑制因子，可抑制细胞毒性T细胞及自然杀伤细胞的杀伤功能、T细胞对分裂-刺激的增殖反应、混合淋巴细胞反应及IL-2的合成。

性激素包括雌激素、孕激素、雄激素。孕激素同糖皮质激素一样能够抑制免疫反应，而雌激素则既能抑制免疫反应，又能刺激免疫功能。一方面，雌激素抑制辅助性T细胞1（Th1）介导的免疫反应，刺激辅助性T细胞2（Th2）介导的免疫反应，即最终为抑制细胞免疫功能而增强体液免疫功能；另一方面，雌二醇可以抑制外周免疫器官的功能，而增强中枢免疫器官的功能。脱氢表雄酮能够抑制IL-6的产生，恢复T细胞IL-2的分泌功能。脱氢表雄酮尚能拮抗糖皮质激素诱导的胸腺萎缩，而且它能抑制小鼠体内自身抗体的形成。

2. 细胞因子对下丘脑-垂体-性腺轴的影响

（1）IL-1体外试验时抑制下丘脑释放促性腺激素释放激素（GnRH）。

（2）IL-2抑制垂体释放FSH和LH。

（3）对性腺的影响：抑制性腺内类固醇激素的合成，影响性腺细胞分化。①TNF-α抑制雌激素和孕激素合成释放，使卵巢的LH受体数目减少；②IFN-γ抑制睾丸间质细胞产生睾酮；③IL-1抑制FSH促卵泡分化，抑制LH促黄体作用。

（五）其他神经内分泌肽的免疫调节作用

一些神经内分泌肽的免疫调节作用见表10-5。

表10-5　一些神经内分泌肽的免疫调节作用

肽类	免疫功能
血管活性肠肽	抑制T细胞增殖，使ConA刺激淋巴细胞IL-2生成减少，促进B细胞产生抗体
β-内啡肽	增加免疫球蛋白（Ig）和IFN-γ合成，调节T细胞增殖，增加细胞毒性T细胞的产生，增加NK细胞活性，增加单核细胞和白细胞趋化性
α-内啡肽	抑制Ig合成和分泌，抑制抗原特异性T细胞辅助因子的产生
P物质	促进T细胞增殖，促进巨噬细胞吞噬作用。促进肥大细胞和嗜酸性细胞脱颗粒

上述3个系统尽管存在着相互调控组成的完整而精密的调节环路，但平时仍各自分别以其"特色"而坚守岗位。3个系统中的任何一个不能取代另外两个，如神经-内分泌系统

不能取代免疫系统的特异性，反之，免疫系统不能取代神经-内分泌系统的应激性。

（六）神经内分泌对胸腺功能的调节作用

越来越多的研究证明激素、神经肽、神经递质作为有力的免疫调节物，无论在生理状态还是病理条件下都参与了多方面的免疫功能调控，其中包括通过内分泌、旁分泌、自分泌形式调节胸腺的功能。

1. 影响胸腺内T细胞分化和胸腺微环境 胸腺实质主要是由胸腺细胞、胸腺上皮细胞和少量的巨噬细胞组成。上皮细胞对胸腺淋巴细胞的增殖、分化和选择性发育起主要作用。已知上皮细胞分泌的多种激素样物质如胸腺素（thymosin）、胸腺生成素（thymopoietin）、胸腺刺激素（thymulin）等均与胸腺细胞分化成熟有关。胸腺是T细胞分化成熟的场所，经血流来自骨髓的部分淋巴干细胞在胸腺微环境中经过复杂的分化过程发育成熟，这种分化过程包括各种膜标志表达及T细胞受体基因的排列，然后经阳性选择存活的淋巴细胞成为具有免疫活性的T细胞。胸腺内T细胞分化的关键问题是胸腺微环境的作用，胸腺上皮细胞是胸腺微环境的重要组成，对T细胞分化过程具有多种影响。其影响途径：①分泌各种多肽，包括胸腺激素和巨噬细胞因子；②形成细胞与细胞间接触。例如，通过典型的黏附分子引起相互作用，包括胸腺上皮细胞表达的主要组织相容性复合物（MHC）Ⅰ型和Ⅱ型蛋白及CD_8或CD_4淋巴细胞受体分子之间的相互作用。胸腺上皮细胞与成熟淋巴细胞也能通过细胞外基质与各自受体连接使两者结合并相互作用，调节胸腺内T细胞游走和分化，而胸腺上皮细胞和胸腺细胞的作用是双向的，它代表胸腺内部的生物学环路，但从整体功能观点看，神经内分泌控制胸腺的生理功能。

2. 对胸腺激素的影响 广泛研究显示胸腺激素是T细胞分化的调节者，包括胸腺刺激素、胸腺素α_1和β_4、胸腺生成素、胸腺体液因子（thymic humoral factor γ_2, THF-γ_2）。这些激素除激发成熟胸腺细胞末端脱氧核苷酸转移酶活化及表达膜标志外，胸腺肽也可诱发几种T细胞活化（包括辅助性T细胞），还有细胞毒作用和促进细胞增殖。然而，胸腺激素，尤其胸腺刺激素无论在自然状态还是在实验条件下均能被调节，体内外研究均表明，胸腺上皮细胞分泌胸腺刺激素是在肽类激素和神经肽影响下产生的。甲状腺激素引起胸腺激素上调，甚至在老年个体也如此。典型的垂体激素如PRL和GH在不同种属均可引起胸腺激素分泌的增加。在人类，垂体高活动状态下（如催乳素瘤、肢端肥大），血清胸腺刺激素平行增高，相反，在GH分泌不足的儿童亦伴有一个低胸腺激素水平，继续给予GH可恢复胸腺的内分泌功能。GH对胸腺刺激素的调控显然是通过IGF-1介导的，体外胸腺上皮细胞培养时，IGF-1或其受体的特异性抗体可阻止GH诱发的胸腺刺激素分泌；IGF-1则刺激胸腺上皮细胞胸腺刺激素的分泌；肢端肥大患者血清胸腺刺激素和IGF-1水平正相关。此外，ACTH和内源性阿片样物质（β-内啡肽和甲脑啡肽）亦可调节胸腺刺激素的产生。

3. 对胸腺上皮细胞的影响 激素和神经肽除影响胸腺内分泌功能外，还可调整胸腺上皮细胞的生理功能，如甲状腺激素和垂体激素可增加细胞外基质配体和受体。体外实验显示PRL和GH促进胸腺上皮细胞生长。与体外实验结果相一致，体内实验亦表明，DA受体拮抗剂甲氧氯普胺（metoclopramide，刺激PRL分泌）也能刺激胸腺上皮细胞的生长。

4. 对胸腺上皮细胞与胸腺细胞相互作用的调节 胸腺内T细胞分化与胸腺上皮细胞和

淋巴细胞之间的相互作用直接相关。T_3可增加胸腺细胞黏附到胸腺上皮细胞上，用T_3处理的抚育细胞（nurse cell）和从T_3处理的动物分离的胸腺上皮细胞促进淋巴细胞分裂增殖。用PRL和GH处理抚育细胞或胸腺上皮细胞也可观察到同样的结果。GH作用同样依赖于IGF-1，因为抗GH抗体、抗IGF-1受体抗体可阻碍上述作用。

5. 对胸腺细胞分化的作用   激素和神经肽能够影响与胸腺细胞分化密切相关的胸腺上皮细胞，因此胸腺细胞的分化显然是在神经内分泌的调控下进行的，这种作用除通过影响胸腺微环境而间接作用外，激素、神经肽的直接作用也已有很多报道，如PRL通过增加IL-2产生及IL-2受体表达而刺激胸腺细胞的分化，进一步发现胸腺细胞膜上具有代谢催产素和血管升压素等的酶，而且内源性阿片肽如甲脑啡肽直接作用于胸腺细胞、增加细胞膜thy-1抗原的表达。一系列体内实验也证明在神经内分泌影响下，胸腺细胞分化有重要变化，最初证明是通过切除垂体引起胸腺的显著萎缩；注入抗PRL抗体的小鼠胸腺细胞数量显著改变，注入DA激动剂溴隐亭，胸腺细胞及各种T细胞均发生改变。GH注入老年小鼠可使其胸腺淋巴细胞总数和CD_3^+细胞百分比增加，促进ConA诱发的促有丝分裂反应和胸腺淋巴细胞的IL-6的产生，给予IGF-1的老年动物也可观察到类似的作用，而且体内研究证明GH和IGF-1能够阻止环孢素A诱发的胸腺萎缩，IGF-1使糖尿病的大鼠萎缩的胸腺恢复。GH对胸腺发育的影响作用是通过对GH分泌不足的侏儒小鼠的研究证实的，这些鼠除了血清胸腺刺激素水平过早下降外，还出现进行性的胸腺发育不全并伴有CD_4^+、CD_8^+胸腺细胞数目降低。这些功能不全可通过长期给予GH而得到纠正。另外，由松果体分泌的褪黑素（melatonin，MLT），对胸腺细胞似乎也具有调节作用，因为去松果体动物较对照组出现明显的胸腺细胞数目降低；并且褪黑素还可刺激胸腺淋巴细胞产生β-内啡肽和甲脑啡肽。以上的事实有力证明了在神经内分泌调控下，循环中不同肽类激素和神经肽水平对于维持胸腺内环境及胸腺细胞相关的一系列生化功能是必要的。

三、神经递质和内分泌激素的免疫调节作用

（一）儿茶酚胺类递质

去甲肾上腺素（NA）对免疫功能有双向调节作用。在含SRBC和小鼠脾细胞悬液中分别加入NA能α或β受体激动剂或拮抗剂的研究发现，α_1、β_1和β_2受体激动剂都能增强免疫应答，促进单核/巨噬细胞Ia抗原表达及增强其抗原提呈作用，但主要是β_2受体起作用。现已证明，淋巴细胞上的肾上腺素能受体与低剂量（10^{-8}mol/L）的NA特异结合可导致免疫增强。与高剂量（10^{-1}mol/L）的NA结合则发生免疫抑制，抑制淋巴细胞对有丝分裂原（PHA、PWM等）的增殖反应。后一种作用可被α肾上腺素能受体阻滞剂所阻断。DA是另一种被认为在免疫反应过程中起作用的中枢儿茶酚胺能递质，然而只发现一些间接的免疫指标与DA系统的作用有关，这些实验支持DA能增强免疫作用的观点。

（二）乙酰胆碱

T细胞和单核/巨噬细胞表面有毒蕈碱型受体（M型受体）而无烟碱型受体（N型受体）。一定量的Ach在体外作用于大鼠腹腔巨噬细胞时，细胞表面I-A和I-E抗原的表达显著增加。将胆碱能激动剂卡巴胆碱（carbachol）加入人外周血T细胞悬液后，活性E花环

形成细胞明显增多；M型受体拮抗剂阿托品可完全抑制该效应。卡巴胆碱能增强CTL杀伤肿瘤细胞，M型受体拮抗剂可阻断此作用。大鼠胸腺细胞表面有M型受体，卡巴胆碱与此受体结合后，能促进细胞内cAMP的合成。上述结果表明，胆碱能受体激动剂主要影响细胞免疫功能，可增加淋巴细胞和巨噬细胞的数量。

（三）5-羟色胺

5-羟色胺（5-HT）也参与免疫反应过程的调节。据报道，给予5-HT的前体5-羟色胺酸后能导致免疫抑制；相反，给予色胺酸羟化酶的抑制剂对-氯苯丙胺对T细胞的免疫反应有易化效应，如使过敏反应延迟，损毁中脑中缝核免疫反应有明显增加。这些实验都支持5-HT抑制免疫反应的假说。很可能这种影响部分是通过皮质甾醇类激素起作用的，因为5-HT能维持CRH的释放。

（四）神经肽

神经肽中研究得最充分的是阿片样肽。阿片样肽（opioid peptide）是1975年发现的第一种肽类神经递质，它包括内啡肽、脑啡肽和强啡肽等。目前已有很多实验证明，阿片样肽在免疫调节中有重要作用，因而有人甚至称其为神经免疫肽。阿片样肽对淋巴细胞转化、T淋巴细胞玫瑰花环反应、NK细胞的活性、多形核白细胞及巨噬细胞功能、干扰素的产生等都有调节作用。这些作用能被阿片类受体阻断剂纳洛酮阻断。

P物质（SP）是一种广泛分布于神经系统的神经肽，其有多种生理效应，SP能促进T细胞的增殖和巨噬细胞的代谢爆发。代谢爆发亦称为呼吸爆发（respiratory burst），是指吞噬细胞在进行吞噬时氧利用、产生H_2O_2和超氧阴离子的突然增加，表明吞噬细胞的杀菌能力增强。此外，SP能刺激人外周血单核细胞释放IL-1、IL-6和TNF，也可使免疫球蛋白的合成增加。高于生理浓度的SP能促进对特异性免疫反应的诱导作用。其他神经肽，包括血管活性肠肽（VIP）、生长抑素（SS/SOM）、降钙素基因相关肽（CGRP）等也对免疫系统有影响。

（五）内分泌激素

前已述及，中枢神经系统调控免疫的一条重要途径是通过内分泌腺释放激素作用于免疫细胞。激素作用于靶细胞是通过受体介导的。

大多数激素如ACTH、糖皮质激素、生长抑素、雄激素、前列腺素等均有免疫抑制效应，少数激素如生长激素、催产素、催乳素、甲状腺激素、胰岛素等则增强免疫应答。

肾上腺皮质激素具有下列作用：①稳定溶酶体，防止其释放多种酶破坏自身组织；②抑制单核-巨噬细胞功能，减少因加工抗原引发的免疫应答；③一般剂量可抑制初次免疫应答，大剂量则溶解淋巴细胞；④抗炎作用，减少中性粒细胞等炎症细胞的积聚和炎性渗出；⑤抑制淋巴细胞产生IL-2、IL-4、IFN-γ等，阻断巨噬细胞表面表达Ⅰa分子。外周血淋巴细胞数的昼夜节律也与血中皮质醇浓度有关。另外，肾上腺皮质激素亦可影响B细胞。

生长激素与肾上腺皮质激素相反，几乎对所有免疫细胞，包括淋巴细胞、巨噬细胞、NK细胞、中性粒细胞、胸腺细胞等，都具有促进分化和加强功能的作用。生长激素能促进巨噬细胞活化，使TH细胞增殖并产生IL-2，还能增加抗体合成。甲状腺激素也有免疫促进作用，能促进T细胞活化，增加腹腔渗出细胞数量。PRL也是重要的增强免疫应答的激素，可促进巨噬细胞活化和TH细胞产生IL-2，也是联结中枢神经系统与免疫的重要介质。Tayler在1989年提出，松果体分泌的褪黑素能逆转应激所致的免疫抑制。Khansari在1990年也发现，褪黑素还有调节抗体生成和混合淋巴细胞反应，中和糖皮质激素抑制免疫的效应。雌二醇可抑制外周免疫细胞的功能，因将大鼠去卵巢后，其脾脏增生，重量增加，脾细胞数增多，增强了ConA增殖反应并诱生IL-2；补充雌二醇可逆转这些变化。相反，雌二醇对中枢性免疫细胞的功能却呈增强作用。给去卵巢大鼠补充雌二醇后，胸腺细胞出现自发增殖，对ConA反应亦增强。

血液循环中的硫酸表甾酮（dehydro-epiandrosterone sulphate，DHEAS）受到脱氧表雄酮（DHEA）硫酸酶的作用变成DHEA可增强Th1的活化，此时Th1与Th2的比值趋向于Th1占优势。随着年龄的增加DHEA水平下降，可能是机体随着年龄的增长免疫功能下降的重要原因之一。动物实验中也发现，老年鼠体内DHEA含量明显低于对照组；补充DHEA后老年鼠的免疫缺损状态可以得到明显改善。如DHEAS在血清中的含量降低，预示Th1的功能下降。在临床上如果是人类免疫缺陷病毒（HIV）阳性患者，血清中DHEAS下降，很可能促使患者向艾滋病转化。

另一个重要的前激素骨化醇也是T细胞功能的重要调节剂，它可减少IL-2和IFN-γ的产生，能增强Th2功能，在黏膜表面给予此药可增强黏膜的免疫性。但骨化醇不能作全身用药来诱导体内Th1转变为Th2，因为骨化醇还有另一个作用，即引起高血压症。目前发现骨化醇的类似物KH1060能影响T细胞的功能却不影响钙平衡，因此可以全身用药。由于它能抑制Th1活性而延长移植物的存活时间，目前已用于临床，甚至可与环孢菌素A媲美。

第五节　松果体激素及其分泌调节

人类对松果体的认识经历了比较漫长的过程，松果体曾被认为是个退化器官，似乎没有明显的生理作用。1896年Otto Heubner发现一名患松果体肿瘤的3岁男孩有性早熟现象，并推测可能是由于肿瘤的出现抑制了松果体中延缓性成熟的激素的释放，但由于研究手段的限制，松果体的研究一直未得以深入。

1958年美国耶鲁大学的皮肤病专家Aaron Lemer等首次从牛松果体中分离得到该物质，并证明了其生物活性。这种激素能够使一种产生黑色素（melanin）的细胞颜色变浅，因此这种松果体激素被命名为褪黑素（MLT），松果体重新唤起人们的关注。目前认为松果体是重要的神经内分泌换能器，神经纤维末梢进入松果体内，并接受视网膜传入的光信号神经冲动，通过NE作用，使松果体释放褪黑素。松果体作为一个重要的神经内分泌器官，具有广泛的生理功能，对机体生殖系统、免疫系统、内分泌系统及生物节律都有明显的调节作用。

一、松　果　体

松果体的解剖特征有明显的种属差异，有的动物没有松果体，如鳄鱼。低等脊柱动物的松果体与哺乳动物的松果体相比，较为复杂。除了脑内松果体外，两栖动物还有位于颅骨外的松果体，被称为"前器官"。

人类松果体形似松果，为长5～9mm、宽3～5mm的灰红色椭圆形小体，重120～200mg，在头部的正中，位于中脑上丘之上，其后部有大脑大静脉，胼胝体后部覆盖其上，位于第三脑室顶，故又称为脑上腺，并通过一条细柄与第三脑室相连，其大部分被软脑膜所包裹，软脑膜的结缔组织向内伸入松果体分割成不规则的小叶。松果体起源于神经外胚层第三脑室的室管膜细胞，由此向上突起而成。胚胎发育后的第2个月此突起就已经出现，并随着胚胎的发育，松果体由囊性转变为滤泡状，最后由于松果体细胞的不断增生，而成为实质性器官。出生后松果体细胞停止增殖，但细胞则继续增大，其他支持细胞如神经胶质细胞等则不断增多。

人类松果体是单一实质性器官，细胞排成团索状，由大量的松果体细胞和少量的胶质细胞及一些间质细胞组成。人类的松果体细胞呈多边形或不规则形，胞质为嗜碱性，核较大，圆形、不规则形或分叶状，着色浅，核仁明显。神经胶质细胞数量较少，位于松果体细胞之间，细胞胞体小，形态不规则，细胞核小，染色深。细胞有突起，末端附着在松果体细胞或伸到血管周围间隙。

一些低等脊椎动物的松果体细胞可直接感受光照的刺激，被称为"光感受性细胞"（photoreceptor cell，PCS），这些动物的松果体细胞呈杆状，具有类似视网膜细胞的外节样结构，能够直接感受光照刺激。两栖类动物中很多具备PCS，蛙的松果体细胞与其视锥细胞在功能上极为相似，蜥蜴等的松果体细胞除保留了其感光功能外，还有分泌松果体激素的功能，而哺乳类动物的松果体细胞完全丧失了感光功能，成为一种神经分泌细胞。因此从进化角度讲，低等和高等脊椎动物松果体是来源于同一种细胞群，随着生物的进化，这种原始细胞的感光功能逐渐退化，分泌功能逐渐完善。

支配松果体的神经主要是颈上神经节去甲肾上腺素能纤维，其次还受室旁核和岩大神经的支配。哺乳动物的松果体细胞不能直接感受光刺激，它们对光刺激的反应是通过视网膜到松果体的神经通路完成的。

二、褪 黑 素

松果体可生成多种生物活性物质，如褪黑素、GnRH、TRH、OT、ADH、AVT、LH、儿茶酚胺、γ-氨基丁酸等，其中褪黑素最多，其生理作用十分广泛。

（一）褪黑素合成及代谢

褪黑素是哺乳类动物松果体合成的重要激素，其结构为5-甲氧-N-乙酰色胺。褪黑素合成共分四步：第一步是色氨酸在5位羟化形成5-羟色氨酸。这一过程需要色氨酸羟化酶（TPH）的催化，辅助因子为O_2、Fe^{2+}和四氢蝶啶。色氨酸羟化酶位于松果体细胞的线粒体内，其浓度较体内其他部位该酶的浓度都高。此酶与其底物呈现不饱和结合，松果体内色氨酸浓度增高使此酶活性增高。松果体内的色氨酸由血液运输而来，因此循环血中色氨酸的水平影响松果体内色氨酸含量。色氨酸羟化酶可被苯丙氨酸和对氯苯丙氨酸所抑制。第二步是5-羟色氨酸在芳香族L-氨基酸脱羧酶作用下转化为5-羟色胺（5-HT），辅助因子是磷酸吡哆醛。外源性5-羟色胺酸能够明显地促进5-HT合成。第三步是5-羟色胺在5-羟色胺-N-乙酰转移酶（serotonin-N-acetyltransferase，NAT）作用下被转化为N-乙酰-5-羟色胺，辅助因子是乙酰辅酶A，NAT是合成褪黑素的限速酶，松果体内NAT与肝细胞NAT不尽相同，并受交感神经的调节及光照的影响。光照的变化可使啮齿类动物（如大鼠）松果体的NAT活性和含量发生变化，影响褪黑素的合成。第四步是N-乙酰-5-羟色胺在羟基吲哚-氧-甲基转移酶（hydroxyindole-O-methltransferase，HIOMT）的作用下转化为褪黑素（图10-6）。HIOMT亦是褪黑素合成的关键酶，与NAT一起控制褪黑素的合成。HIOMT主要存在于松果体和视网膜，松果体内HIOMT浓度最高。

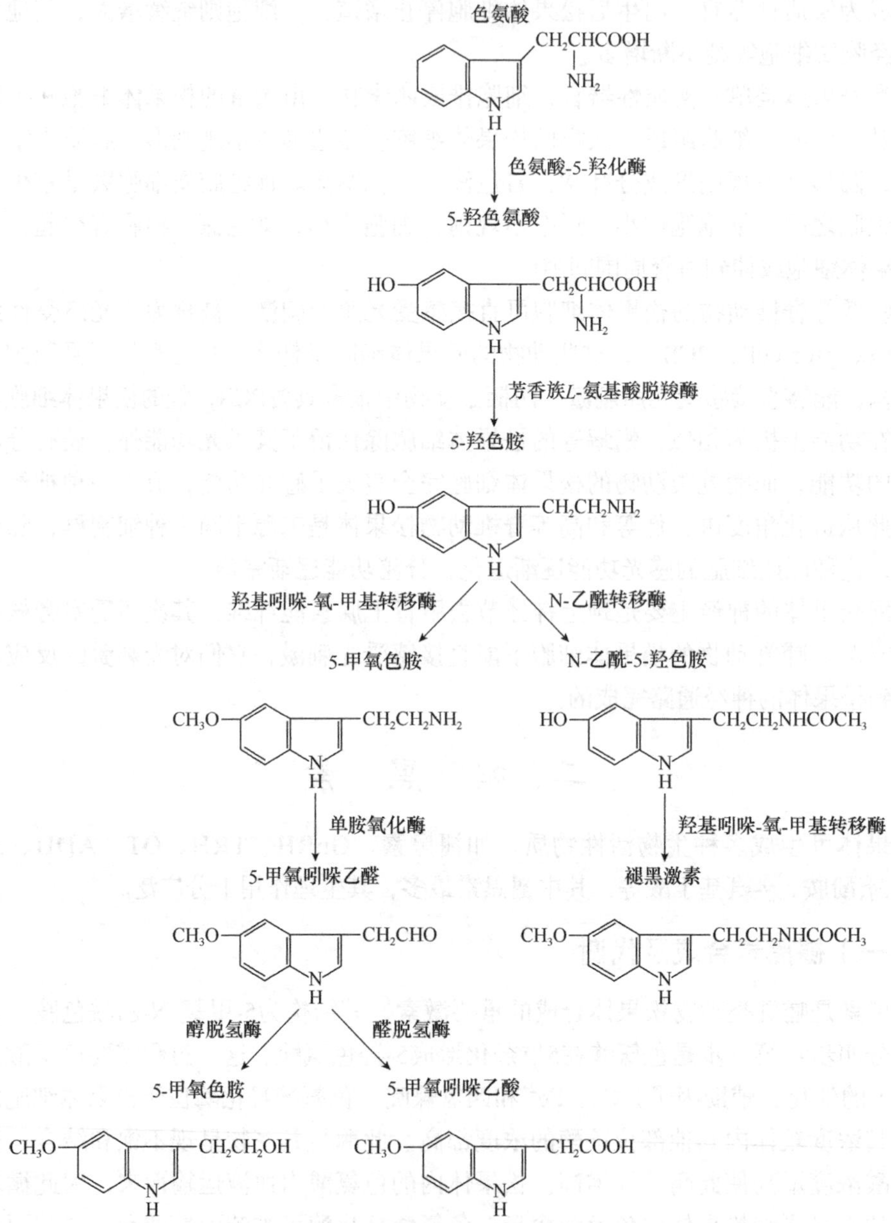

图10-6　褪黑素的合成和代谢

褪黑素的主要代谢途径是在肝线粒体羟化酶催化下，羟化成6-羟褪黑素，进而与硫酸盐或葡萄糖醛酸结合，由尿中排出。因此，尿中6-羟褪黑素的复合物水平可反映血中褪黑素浓度的改变。

（二）褪黑素分泌及其机制

松果体是哺乳动物、人类体液褪黑素的主要来源。当切除松果体后，血中褪黑素的含量明显降低。此外，哺乳动物的视网膜和眼球外腺体能产生少量的褪黑素。某些变温动物的眼睛、脑、皮肤（青蛙）及胃肠道也能合成褪黑素。

松果体分泌褪黑素的途径被认为有两种：一种途径是松果体分泌褪黑素进入脑脊液，这与松果体位于第三脑室旁有直接的关系；另一种可能是松果体分泌褪黑素直接进入血液循环，在进入全身循环之前先流入窦汇之中。在大鼠和兔的实验中发现，窦汇血浆中褪黑素浓度是外周血及脑脊液中的2～8倍，提示松果体直接分泌褪黑素进入血液循环。但在绵羊、山羊和牛的脑脊液与血浆中的褪黑素浓度之比却在2：（6～18.4）。可能是偶蹄动物的松果体能够将褪黑素直接分泌进入脑脊液，或者其脉络丛能够从血液中摄取褪黑素并释放到脑脊液中。褪黑素分泌机制尚未完全清楚，目前研究表明，松果体褪黑素基础分泌即有简单扩散，也可能先储存在囊泡中，在相应信号控制下，使褪黑素以脉冲形式释放。大鼠与兔的窦汇中褪黑素浓度波动频率为每小时3～5次，这个频率高于青年和成人，但低于羊的频率。各种内分泌激素脉冲式释放对其不同生理功能具有重要影响，但目前对褪黑素的脉冲式释放的生理意义尚未完全清楚，有待进一步探讨。褪黑素广泛存在体液中，血液、脑脊液、尿液中的褪黑素均呈昼夜周期变化，夜间浓度达到最高峰，而白天浓度则低，褪黑素这种变化是松果体褪黑素昼夜节律变化的结果。此外，唾液中、丧失生殖能力的男性精液中、羊水中均可检测到褪黑素。

（三）褪黑素的节律变化

褪黑素的节律变化可概括为三种：①近日节律（circadian rhythms）：指褪黑素合成和分泌呈24h周期性变化，其高峰值在夜晚。②月节律：主要表现为女性血液中褪黑素波动与月经周期同步。③季节或年度节律：哺乳动物生殖年度周期的特点是生殖力的高潮与垂体、性腺系统静止时期交替出现，这一交替现象可能由于日照期长短通过松果体激素影响生殖系统而实现的。

1. 近日节律 近日节律是周期大约24h的内源性波动。一系列生理功能都有近日节律，如大多数垂体前叶激素分泌模式中有近日节律，人ACTH和皮质醇分泌高峰在清晨，而TSH分泌高峰在傍晚，褪黑素分泌高峰在夜间。

光照刺激是影响褪黑素近日节律的主要因素。光照刺激通过视网膜下丘脑束到达视交叉上核（suprachiasmatic nucleus，SCN），使SCN的节律与光照合拍或同步。缓慢持续光照抑制褪黑素合成，但是黑暗却并不引起持续的褪黑素的分泌。改变原来的光照节律，将黑暗开始时间推迟12h，松果体褪黑素分泌高峰并不马上与黑夜同步，大鼠和人都需要3～4天才能与黑暗期再次吻合。因此，光照合拍作用发生较缓慢。与褪黑素合成有关的NAT、HIOMT、色氨酸羟化酶、5-羟色氨酸脱羧酶及N-乙酰-5-羟色胺均有昼夜节律性变化。白天时5-HT水平高，而NAT活性低。夜晚后NAT活性增强，5-HT下降，N-乙酰-5-羟色胺升高。给动物剜去眼球或在持续黑暗中饲养，其松果体内NAT、5-HT和褪黑素仍呈现近日节律，故NAT的活性变化是内源性的。正常情况下，去甲肾上腺素受体水平在黑暗初期最高，同时颈上神经节神经末梢释放大量去甲肾上腺素，NAT的含量和活性也迅速升高。在黑暗中突然给予光照，可迅速降低NAT的活性，但NAT的含量则不受影响。然而，若在光照时给予一定时间的黑暗则不影响NAT的活性，可能是在白天动物松果体内NAT含量较低。松果体中HIOMT在夜间活性和含量增加，而长期光照可使其活性下降，强烈光照最终可使其破坏。

松果体褪黑素近日节律虽受光照的影响，但光照/黑暗周期并不是近日节律的真正原因，一般认为光照/黑暗周期只是合拍性（entraining）刺激。当动物或人处于无任何外来刺激的情况下（如将受试者置于密封、防声的房间，给予持续光照或持续黑暗），褪黑素近日节律依然存在，但与自然界的昼夜失去同步，成为"自由运行"（free running）节律，因此近日节律是内源性的节律。节律的频率与动物的种属、个体的自然状态（年龄等）和其他因素有关。当"自由运行"节律受到光照变化（昼、夜的交替）的影响，就与光照/黑暗周期紧密合拍。因此，夜间活动的动物（如大鼠）其内源性节律与白天活动的动物（通常为人）有大约12h的位相差。如在大鼠，ACTH和皮质酮的高峰发生在傍晚，而人体内这两种激素的血中水平在清晨最高。目前认为控制近日节律的神经中枢或节律起动者是下丘脑及SCN。若在视交叉下横断破坏瞳孔反射和眼肌运动，但保留视网膜下丘脑束，SCN的活动规律不变；若切断SCN与视网膜之间联系，则近日节律变为"自由运行"节律；破坏成年啮齿动物SCN，许多过程的近日节律消失。出生后3周内破坏SCN，则大部分近日节律无法形成。

2. 月节律 月节律主要表现为女性血中褪黑素波动与月经周期同步。当排卵前血浆LH达高峰时，血褪黑素水平则降到最低水平，月经来潮前夕，褪黑素升高至排卵前5倍左右。褪黑素的周期性变化可能参与女性月经周期的体液因素和月经周期的形成。对大鼠尿褪黑素变化的研究表明：在动情前期，雌激素水平明显升高，褪黑素和NE降低。在妇女即将排卵前，雌激素水平升高抑制褪黑素的合成。其机制一部分是影响松果体的交感神经释放NE，一部分则是由于雌激素对松果体细胞的直接作用。褪黑素水平降低减弱对性腺的抑制，结果性激素水平进一步升高导致排卵。

3. 年度节律 褪黑素年度节律主要体现在哺乳动物生殖年度周期与其关系。详见褪黑素对生殖系统的调节作用。

（四）褪黑素分泌的调节

1. 褪黑素分泌的神经调节 哺乳动物松果体褪黑素的分泌节律依赖于视网膜接受光信号触发的内源性自律结构。光的刺激经视网膜转换为神经冲动后，经视神经传到视交叉，又在视交叉后面离开主视索，经下丘脑外侧部的内侧前脑束到达中脑被盖，然后由被盖脊髓系统到达脊髓的上胸部，节前神经纤维终止于双侧的颈上神经节，由神经节发出去甲肾上腺素能的节后纤维，沿着血管进入松果体内（图10-7）。褪黑素分泌的神经调节通路（也称视网膜—松果体通路）的途径为：光刺激减少→视网膜→视网膜下丘脑束→SCN→下丘脑外侧部内侧前脑束→中脑背盖→脊髓上胸部→节前纤维终止于双侧颈上神经节→发出肾上腺素能节后纤维→松果体→释放NE→进入松果体细胞→β_1肾上腺素能受体→刺激MLT合成、分泌。

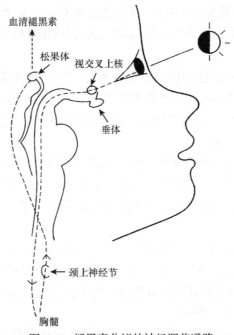

图10-7 褪黑素分泌的神经调节通路

神经纤维进入松果体后并非与松果体细胞形成突触，而是分布在松果体实质细胞周围。节后纤维末梢释放的去甲肾上腺素经渗透方式作用到松果体细胞，刺激褪黑素合成与分泌。松果体上的α_1和β_1肾上腺能受体起介导与调控作用，其中主要通过β_1受体促进褪黑素的释放。虽然肾上腺素系统在哺乳动物松果体分泌褪黑素中起重要作用，但不是唯一调节因素，神经肽A、P物质、降钙素基因相关肽、血管活性肠肽、催产素及血管升压素都对松果体有影响，如血管活性肠肽和阿片肽能刺激大鼠松果体释放褪黑素，其拮抗剂则能抑制褪黑素的分泌。在人类及鼠类动物视网膜-松果体通路在褪黑素分泌的调节中起重要作用，而在鸟类及其他低等动物其作用只是次要的，光照主要是直接影响松果体褪黑素的合成和分泌。因为松果体细胞是感光细胞。

2. 光照对褪黑素合成、分泌的影响 哺乳动物松果体细胞已不具备光感作用，但仍可通过神经联系间接地接受光照刺激。交感神经节后纤维末梢释放的NE是实现光照影响松果体褪黑素合成、代谢和分泌的重要中介。松果体体外培养研究表明：向培养液中加入NE可以促进^{14}C-色氨酸合成^{14}C-褪黑素。NE作用于松果体细胞β_1受体后，通过增加松果体腺苷酸环化酶的活性进而增加cAMP的含量等细胞内一系列变化，最终影响了褪黑素的合成酶系，其中NAT和HIOMT活性最易受光照影响，使松果体内褪黑素水平出现变化，进而影响外周褪黑素水平。

（1）对5-羟色胺-N-乙酰转移酶活性的调节：NAT很不稳定，在光照/黑暗周期的情况下，NAT的活性变化较大。正常情况下，松果体细胞的NA受体在黑暗初期水平最高，同时颈上神经节释放大量NA，NAT的含量和活性亦迅速升高，NAT的活性在晚间达到高峰。光照可降低NAT的活性和抑制NAT的合成。

（2）对羟基吲哚-氧-甲基移位酶的影响：不论是夜间还是白天活动的动物，其松果体褪黑素水平在黑暗时最高。在冬季动物松果体褪黑素水平逐渐升高。夜间HIOMT活性往往增强，褪黑素的季节性变化与HIOMT合成速率有一定关系。当N-乙酰-5-羟色胺大量堆积时，HIOMT起到限速酶作用。长时间光照可使HIOMT下降，强烈光照最终可使HIOMT破坏。

（3）对色氨酸羟化酶活性的影响：色氨酸羟化酶是合成褪黑素的第一步反应中的酶，它在体内半衰期约为75 min。在黑暗周期中，当到中期时动物松果体内的色氨酸羟化酶活性可达基础值的1.5倍。强光照射抑制色氨酸羟化酶夜间活性升高，进而影响褪黑素合成，使松果体内褪黑素下降。

3. 其他因素的影响　褪黑素除受光照影响外，还有许多其他因素如食物中的氨基酸、应激、蛋白抑制剂和性激素等。服用含大量色氨酸的食物可提高褪黑素合成中必需的5-HT的含量。对氯苯丙氨酸（PCPA）则抑制松果体色氨酸羟化酶，使松果体的5-HT减少。

NE可增加松果体细胞内的牛磺酸含量。牛磺酸可与β肾上腺素受体结合增强NAT的活性。NAT活性增强可促进褪黑素的合成。在松果体内有VIP免疫阳性物质分布于神经末梢内。实验表明：外源性VIP可以增强NAT活性，此作用不通过肾上腺素能受体。但是光照和β_1受体激动剂预处理影响VIP的作用。

许多严重的应激如强迫制动、胰岛素性低血糖等能够激活交感神经系统，促进褪黑素的合成。即使在持续光照时应激亦能使褪黑素合成增加，当阻断NE的摄取后，应激的作用更加明显。外源性L-DOPA亦能促进褪黑素的合成，L-DOPA的作用可能是：①刺激松果体交感神经末梢释放NA；②在脑内转化成NA再起作用。

几种激素亦能影响松果体内褪黑素等吲哚类物质的含量。雌二醇可影响HIOMT活性。松果体细胞表面有雌二醇受体，当雌二醇作用于受体后被转运至核内。雌二醇对HIOMT活性的影响呈双相性。低浓度雌二醇使松果体褪黑素水平升高，因为此时雌二醇可增加RNA多聚酶的活性，促进氨基酸掺入蛋白质。放线菌素D和嘌呤霉素等可阻断雌二醇这种作用。雌鼠切除卵巢后，HIOMT活性呈下降趋势，补给低剂量的雌二醇可恢复HIOMT至正常水平。高剂量雌二醇则抑制HIOMT活性，使松果体褪黑素含量降低。动情前期时，血浆雌二醇水平最高，而此时HIOMT活性和尿中褪黑素趋于下降。大剂量雌激素的抑制作用不被上述几种蛋白制剂所阻断，其作用机制可能是雌二醇干扰了NA对松果体细胞腺苷酸环化酶的活化作用。摘除卵巢可以增强NE诱导cAMP生成，注射雌激素后作用则相反，对于雌性动物，大剂量雌二醇可通过抑制LH和FSH而抑制HIOMT活性。松果体细胞的雌二醇受体受到肾上腺素能神经调节，破坏颈上神经节后，受体数目下降。孕激素对H1OMT起抑制作用，使褪黑素生成减少。

（五）褪黑素的生理功能

1. 褪黑素对生殖系统的调节作用　褪黑素重要的生理功能表现在对生殖系统功能的影响，它可调节动物的青春期发育，延缓未成年动物的性成熟；控制促性腺激素的合成、分泌；降低促性腺激素诱发的排卵反应；阻断绒毛膜促性腺激素引起的排卵与子宫增殖反应、缩短黄体寿命、降低孕酮含量；褪黑素也可使性腺（睾丸、卵巢）及副性腺器官（前列腺、精囊和子宫）萎缩。

实验表明，褪黑素对生殖系统的作用主要在下丘脑-垂体轴上。在下丘脑可测得高浓度褪黑素，表明下丘脑是褪黑素作用的主要部位及靶组织。在啮齿类动物、蜥蜴和人的正中隆起或结节部存在高浓度的褪黑素受体。褪黑素受体水平最高的部位是在哺乳动物的结节部，而结节部又是垂体促性腺的一个组成部分，受褪黑素作用的结节部可能在协调生殖系统对光照同步方面起重要作用。此外，生物体的其他组织包括生殖系统也存在高亲和力受体，表明褪黑素也可能直接作用于外周组织。

褪黑素对生殖系统的功能影响在季节性繁殖的动物中表现更为突出，具有代表性的季节性繁殖动物主要指仓鼠、羊，因为它们对光照时间的改变、松果体切除和注射松果体激素的反应敏感，尤其仓鼠，故人们常用仓鼠作为研究光照、褪黑素与生殖功能的动物模型。仓鼠实验表明，短日照（光照时间短于12.5～24h）时，成年雄性仓鼠的睾丸萎缩、生精作用停止、睾酮和催乳素水平降低、副性腺器官萎缩。垂体促性腺激素含量和下丘脑GnRH也下降。通常还伴有血浆LH、FSH水平降低。在同样条件下雌性仓鼠的动情周期停止，子宫成为幼稚型，卵巢不再形成排卵前滤泡或黄体，血浆催乳素下降。在一年中其他时间内持续黑暗和使动物失明都可引起上述变化。一旦器官出现萎缩，通过延长光照时间不能迅速逆转。但超过约20周短日照，性腺对短日照的抑制作用变得不敏感。例如，冬眠的仓鼠在洞穴里时性腺就已开始恢复，待结束冬眠后，其生殖功能就已完全正常，此时即便给予持续黑暗或使动物失明亦不能阻断其性功能的恢复。约经过22周长光照期仓鼠才能重新获得对光剥夺作用（短光照或无光照）的敏感性。因此，内源性因素在调节机体对环境变化的反应中更重要。松果体切除、损毁SCN或颈上神经节和切断视交叉后视束都能干扰黑暗引起的性器官的萎缩。仓鼠接受上述手术处理后再给予短日照周期刺激，则其全年都有繁殖能力。

褪黑素是短日照周期对生殖系统作用的主要中介物质。黑暗期（夜间）褪黑素的生成和释放均增高和加快。短日照能够延长松果体褪黑素保持在高水平的时间，如冬季HIOMT活性增高，促进HIOMT合成。每日接受12.5h或更长时间光照动物若每天下午给予褪黑素，连续几周可见其生殖器官出现萎缩。将含有褪黑素的埋藏物埋藏在白足小鼠视交叉上区、内侧视前区和视交叉后区，每天释放45ng的褪黑素（与正常小鼠每天自然释放量基本一致），动物接受光照周期16～24h，一段时间后可见小鼠的性腺功能完全被抑制。而在其他脑区埋藏或在上述区埋藏蜂蜡对照均不能抑制性腺发育。

仓鼠的实验表明外源性褪黑素的作用与给药的时间有密切关系，如同一剂量的褪黑素下午给药有效、上午给药就无效。因为夜间褪黑素分泌量大，午后注射褪黑素可与内源性褪黑素作用叠加，作用增强。此外，有些靶细胞的敏感性有近日波动，脑内许多部位褪黑素受体表现有昼夜变化。松果体本身也是褪黑素的靶器官，松果体上已分离出褪黑素的受体。褪黑素对松果体的分泌有正反馈作用，在NAT和HIOMT活性最高时，外源性褪黑素正反馈作用更加明显。

短日照和褪黑素的作用可能是增高垂体对性腺类固醇激素负反馈作用的敏感性。对于生活在短日照周期里的去势仓鼠，只需微量的外源性睾酮就可抑制LH和FSH的释放。而生活在长日照周期里的去势仓鼠，增大睾酮剂量才能抑制LH和FSH的释放。注射褪黑素的去势仓鼠与生活在黑暗中的仓鼠相比，二者对睾酮的敏感性相同。上述事实提示，褪黑素和短日照的作用使垂体对性激素的敏感性增强。静脉注射褪黑素通过作用在下丘脑GnRH神经元抑制LH和FSH的释放。垂体内埋藏褪黑素可降低促性腺激素细胞对GnRH

的敏感性，这与褪黑素直接作用于前叶细胞有关。性腺可能也是褪黑素的靶器官之一，因为去垂体动物接受褪黑素注射后，性腺亦出现萎缩。卵巢对促性腺激素反应性的下降可能是光剥夺作用造成的仓鼠动情周期停止的原因。

光照变化对人类生殖活动的影响较对其他许多哺乳动物的作用弱。在芬兰北部冬天时日照期很短，夏季时则相当长。连续4年的观察结果表明：此地妇女的怀孕率在6～8月份最高，1月份时最低。因纽特妇女一年中在4个光照最少的月份里没有月经出现。有报道表明生活在温带的妇女的怀孕率与生活在寒带的妇女的怀孕率确有差别。所有这些现象与松果体参与的短日照对生育力的抑制作用一致。

人类褪黑素的节律性活动与其他哺乳类动物的褪黑素节律活动一样。夜间血浆褪黑素浓度最高。尿中褪黑素在睡眠期、黑暗期比醒来时褪黑素水平高出7倍左右。进行人工光照时，每天褪黑素的节律将产生相移，但是年节律依然存在。光照是褪黑素合成和节律的控制因素。强太阳光照射可抑制褪黑素合成，尤其在冬天时更为明显。失明使褪黑素节律紊乱。出生时即失明的女孩青春期发动时间提前，可能是由于失明后褪黑素长期保持在高水平，最终使性腺器官对褪黑素抑制作用的敏感性丧失的缘故。老年人松果体内，脑脊液和血浆褪黑素均下降，尤其是夜间褪黑素升高的幅度明显降低，生殖功能亦同步下降。患有松果体肿瘤的儿童可表现出性早熟或性发育迟缓。大量观察表明，青春期褪黑素的变化与此时性功能受褪黑素抑制相一致。

上述观察充分说明松果体对人类生殖过程起到一种微细调节的作用。松果体在一年中依光照时间的不同，分泌的褪黑素量亦有差别，对性腺器官就产生不同的影响，使人类生殖能力高潮呈现一定的规律。

2. 褪黑素对免疫系统的调节作用　实验结果表明褪黑素有免疫调节作用。Maestroni等首先提供了明确的证据，证明褪黑素对小鼠的免疫系统有刺激作用。他们将小鼠饲养在持续光照情况下3～4代，发现生活在这样环境的第3代或第4代小鼠发育得很差，并且对依赖T细胞传递抗原而产生抗体的能力下降。此外，胸腺皮质细胞耗竭，脾脏的白髓明显萎缩。这些小鼠血中褪黑素峰值较小，持续时间也短，一般在黑暗期5～6h出现。傍晚给予普萘洛尔（propranolol）可终止这一褪黑素峰值的出现，并伴随对羊红细胞初级反应抑制；如果傍晚给予褪黑素则可逆转上述情况。他们的工作还表明给予褪黑素可以增加小鼠对羊红细胞初级和次级抗体反应，以及对抗疫苗病毒的继发性细胞毒性T细胞的反应。其他研究人员也证明了褪黑素的免疫增强作用。长期注射褪黑素可增强抗体反应，增加IL-2的产生，诱导辅助性T细胞活性增强。一些资料同样表明，给予褪黑素能增加辅助性T细胞与抑制性T细胞的比值，提高自然杀伤细胞的活性，增强依赖抗体的细胞毒性反应及淋巴细胞的分裂能力等。

在人的体外实验所得到的某些结果与上述结果存在差异，褪黑素抑制淋巴细胞的免疫作用，降低自然杀伤细胞的活性、IFN-γ和TNF-α的合成以及T细胞的增殖。这些差异的部分原因可能是给药剂量、时间及动物种属、体内和体外的试验所造成的。

已有的实验结果表明，褪黑素的免疫调节作用可能通过下列途径介导：①阿片肽受体网络，实验表明褪黑素的免疫增强和抗应激作用可被阿片肽受体拮抗剂所逆转，β-内啡肽可模拟褪黑素的免疫增强作用，褪黑素也可以刺激辅助性T细胞释放阿片肽；②其他内分泌系统，如下丘脑-垂体-性腺轴、下丘脑-垂体-肾上腺轴等；③褪黑素直接作用于淋巴组织，迄今为止，已在鸟类和哺乳类动物的初级、次级淋巴器官，大鼠脾细胞，人的外周淋巴细胞、中性粒细胞等多种参与免疫的细胞上找到与褪黑素特异结合的位点；④抗氧化作用。一些临床资料支持褪黑素直接作用于人的淋巴细胞，以提高机体免疫力，并且可升高化学治疗患者的血小板和白细胞计数。褪黑素还可辅助TNF或IL-2等治疗癌症患者。这一联合免疫疗法可增加血中T细胞、自然杀伤细胞和嗜酸性粒细胞的数目，并可保护巨噬细胞介导的血小板破坏。

3. 褪黑素对中枢神经系统的作用 研究表明，褪黑素具有镇静、催眠、抗惊厥、影响下丘脑神经内分泌激素的释放及调节昼夜节律等多种作用。褪黑素对人和动物均有催眠作用。日间给小鼠0.01～10 mg/kg，可有催眠作用并具剂量及时间依赖性。日间给志愿者服用80～240 mg，用药1～2h可使志愿者迅速进入睡眠状态，其作用可持续5h左右；晚21时每次服用3 mg可得到类似结果。故褪黑素被认为是一种生理性睡眠诱导剂和镇静剂。

4. 褪黑素对心血管系统的影响 心血管系统的功能与褪黑素水平密切相关。研究表明，切除大鼠松果体可造成高血压。褪黑素治疗可以预防去松果体大鼠高血压形成，缓解自发性高血压大鼠的血压水平，降低正常大鼠动脉压和心率。鸽子如果受到冷或高声刺激，褪黑素能降低其心率的升高。褪黑素能降低心房颤动的发生。褪黑素还能调节血管活性，它能舒张被血管活性肠肽拮抗剂阻滞的猪肺动脉，但又能收缩被α受体拮抗剂阻滞的冠状动脉。能松弛主动脉α肾上腺素能受体介导的收缩反应，而不能改变主动脉对异丙肾上腺素的舒张反应；能舒张猪肺动脉血管环，却又收缩大鼠的尾动脉。显然，选择不同组织和不同实验条件，将有不同的结果。褪黑素对心血管系统调节的作用机制尚未阐明，常被认为是通过中枢神经系统间接起作用。但近年来也有不少褪黑素对心血管系统直接作用的报道。

5. 褪黑素对其他系统的调节作用 从目前一些资料看，褪黑素对尿液形成、肾小管浓缩和稀释功能、电解质排泄和再吸收及肾素分泌均有一定的调节作用。褪黑素与呼吸系统的关系报道较少，有文献报道褪黑素能减少肺阻力，增加肺顺应性、抑制组胺诱发的支气管收缩，并可参与夜间哮喘发作。褪黑素周期性变化与呼吸系统昼夜节律也有密切关系。

有关褪黑素对消化系统的研究表明，药理剂量的褪黑素抑制5-HT所诱导的离体兔胃肠的收缩；减弱离体胃段的自主性收缩；抑制回肠的缩短及十二指肠、回肠和空肠自律性收缩频率。实验显示，饥饿可使小鼠胃、回肠、空肠和结肠的褪黑素水平增加，减轻大鼠因酒精所致的胃损伤。

6. 褪黑素的抗肿瘤作用 褪黑素能够促进肿瘤细胞凋亡，同时保持正常细胞的生存活力，被认为是一种很有前景的抗肿瘤剂。褪黑素作为重要的生理性抗肿瘤抑制剂，其抗肿瘤作用机制主要为阻断雌激素作用通道、影响细胞分裂周期、调节生长因子的分泌和释放、干扰钙调素和微管蛋白功能、增加细胞间缝隙连接等。

血管是肿瘤扩散的重要媒介，当肿瘤扩散时，现有的血管供应量增加，导致缺氧癌细胞的扩散，而缺氧诱导因子-1（hypoxia-inducible factor-1，HIF-1）是重要的缺氧诱导血管调节器。Park等研究发现褪黑素在人结肠癌细胞株HCT1 16中能够破坏HIF-1蛋白水平，并在缺氧条件下抑制HIF-1的转录活性，导致血管内皮生长因子表达减少。因此，褪黑素可通过抑制HIF-1介导的血管形成来阻止肿瘤的产生。Kim等研究发现褪黑素能够抑制小鼠体内肿瘤的生长，阻断肿瘤新生血管，并能在肿瘤发生过程中减少HIF-1蛋白的表达。考虑到HIF-1在大多数人类癌症中的过度表达，笔者认为褪黑素可以作为一种强效的癌症治疗剂。

Uguz等研究了在大鼠胰腺肿瘤细胞株AR42J中褪黑素对三种化疗药物：5-氟尿嘧啶、顺铂和阿霉素导致的细胞毒性和细胞凋亡的影响。结果表明，褪黑素和三种化疗药物均能够导致AR42J时间依赖的活性的降低，在48h左右细胞毒性达到最高。此外，褪黑素能够明显增强化疗药物的细胞毒性。说明褪黑素能够促进化疗诱导的AR42J鼠胰腺肿瘤细胞的毒性和凋亡。

（安 平，尚 超，马 珺）

第十一章　脑的高级功能

认知、学习、记忆、情绪和语言等是人脑最复杂也是最精巧的功能，脑的大部分区域都执行这些功能。但是由于研究方法上的限制，脑的高级功能的机制常常很难阐明。然而，随着神经解剖功能图谱的不断完善，计算机断层扫描（computer tomography，CT）和正电子发射断层成像（positron emission tomography，PET）等非侵入性影像学技术的应用，结合对不同脑区损伤患者的症状和体征的观察以及在灵长类动物相应脑区进行的各项实验，对于脑的高级功能的研究获得了较为迅速的进展。

神经科学是以整合的方法研究思维活动，现介绍研究神经功能常用的5种方法。

1. 单神经元记录技术　在20世纪60年代和70年代，该技术用于检查无损伤的脑和正在进行行为活动的动物（包括灵长类动物）的单神经元放电活动，主要是由E. D. Evarts和V. Mountcastle发展的。随着这些技术的逐渐成熟，一些学者采用增加活动（刺激）、减低活动（损伤）等方法检验行为和细胞的相关性，使得在动物进行典型的行为作业的同时在细胞水平检查感知和运动加工处理的过程有了可能。这些研究结果表明，人类感知的机制与猴子和其他更简单的动物几乎是一致的。

2. 细胞电活动和认知加工过程的相关性研究　在猴子模型的细胞水平的研究，为对特定脑区的单个细胞放电模式与更高级的认知加工过程进行相关性研究提供了可能，如注意和做决定的加工过程。这个进步改变了研究实验性动物和人类行为的方式，研究不再集中观察由刺激引起的行为反应特点，而是集中在探索脑的信息加工过程是如何指导行为。

3. 脑损伤和行为分析的研究　神经科学和认知心理学的发展，促进了对脑损伤的行为分析研究的复兴。众所周知，对于认知的神经基础的了解开始于脑损伤手术，而且大量知识来自皮质的损伤，如不同脑的特定区域的损伤，患者表现出相当特定的认知缺损。脑损伤导致特定行为变化的结果告诉我们：脑的特定功能区域和传导通路内有许多认知加工系统，每个系统存在许多独立的信息加工模块，如在视觉系统里，与感觉感知相关的认知系统原型有相关于加工颜色、形式和运动信息的独特的传导通路。

4. 影像学技术　正电子发射断层成像、磁共振（MRI）、功能磁共振（fMRI）、脑磁图（MEG）和电压敏感染色技术，使在活体脑研究进行性的神经元活动变化与特定的思维加工过程的相关性成为可能。

5. 电脑科学　电脑科学对认知神经科学做出了卓越的贡献，为模拟大量神经元的活动提供了可能。同时电脑专家开始探索与观念有关的脑的特定成分在特殊行为中的作用。为了解复杂行为神经元的组织，如说话，我们不仅需要了解单个细胞的性质及其连接通路，还需要了解脑的功能性环路网络的特点。电脑技术，特别是其与心理物理的结合，分析刺激物物理的作用和感知的关系，可以帮助我们了解某一系统的全部特征，明确细胞组成的特性及解释特定系统的独特功能，从而阐明某一系统的特性。

第一节　认　　知

认知（cognition）是指脑对外界刺激或内在动机的注意、分辨及计划做出有意义的反应的能力。大脑皮质按功能划分，由感觉皮质、运动皮质和联合皮质组成。联合皮质包括顶叶联合皮质、颞叶联合皮质和前额叶联合皮质。联合皮质不参与纯感觉或运动功能，而是接受来自感觉皮质的信息并对其进行整合，然后将信息传至运动皮质，从而对行为活动进行调控。联合皮质之所以被这样称呼，就是因为它在感觉输入与运动输出之间起"联合"作用。

大脑联合皮质具有典型的6层结构。在系统发生上，随着动物从低等向高等进化，联合皮质从不发达到比较发达，最后进化到如灵长类及人类那样高度发达的联合皮质。在个体发育中，联合皮质是中枢神经系统成熟得最晚的结构。根据Haeckel法则，系统发生上出现最晚、个体发育中成熟最迟的联合皮质参与大脑高级认知功能。

脑的两侧半球的每侧有褶皱的皮质，按颅骨解剖命名为额叶、顶叶、枕叶和颞叶。每一脑叶都有它的特定的功能：额叶的大部分参与计划未来的动作、动作的控制；顶叶则与本体感觉、身体想象的构成、本体想象相关的个人空间有关；枕叶与视觉密切相关；颞叶与听觉相关，它通过它的深部结构海马和杏仁核分别参与学习、记忆和情绪的加工过程。

对联合皮质功能的认识多数来源于在猴中进行的实验研究，因此本节分别从人和猴两个方面介绍联合皮质在认知中的作用。

一、顶叶联合皮质参与触知觉、空间知觉和眼球运动控制

人类顶叶联合皮质包括Brodmann 5区、7区、39区和40区，猴顶叶联合皮质包括Brodmann 5区和7区（图11-1）。5区主要接受初级躯体感觉皮质（1区、2区、3区）和丘脑后外侧核（nucleus lateralis posterior，LP）的投射，而7区主要接受纹状前视区（prestriate visual areas）、丘脑后结节（pulvinar）、颞上回、前额叶皮质和扣带回（23区、24区）的投射。5区和7区尽管有着不同的输入来源，但却有着共同的投射靶区，这些靶区包括运动前区、前额叶皮质、颞叶皮质、扣带回、岛回和基底神经节。不同的是，5区更多地投射到运动前区和运动区，而7区投射到那些与边缘结构有联系的颞叶亚区（5区则没有这种投射）。此外，7区还直接向海马旁回投射，并接受来自蓝斑和缝际核的投射。因此，5区可能更多地参与躯体感觉信息及运动信息的处理，7区则可能主要参与视觉信息处理，并参与运动、注意和情绪调节等功能。

（一）人顶叶联合皮质与触知觉及空间知觉相关

顶叶联合皮质受损或病变通常导致患者在触知觉及空间知觉方面的异常。在触知觉方面，5区受损或病变的患者丧失通过触觉来识别物体形状和大小的能力（触觉失认，astereognosis）。在空间知觉方面，右侧顶叶联合皮质受损或病变的患者表现：①地理概念丧失，不能识别日常生活中常来常往的道路或场所；②衣着失行，不能正确地穿着衣服，衣服前后、左右或里外不分；③半侧空间忽视（hemispatial neglect），行为活动时忽

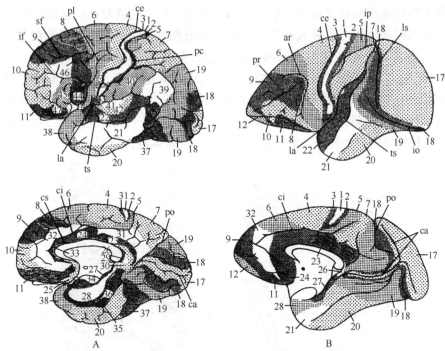

图11-1　人和猴的大脑皮质Brodmann分区

上为背外侧面观，下为内侧面观

A. 人大脑皮质分区；B. 猴大脑皮质分区

ar：弓状沟；ca：距状沟；ce：中央沟；ci：扣带沟；cs：胼胝沟；if：额下沟；io：枕下沟；ip：顶间沟；la：外侧裂；ls：月状沟；pc：中央后沟；pl：中央前沟；po：顶枕沟；pr：主沟；sf：额上沟；ts：颞上沟；Brodmann分区将大脑皮质分为52个脑区：1、2和3区：体感皮质；4区：初级运动皮质；5区：体感联合皮质；6区：前运动皮质和运动辅助区；7区：体感联合皮质；8区：额叶眼动区；9区：背外侧前额叶皮质；10区：额极区（额上回和额中回最前侧的部分）；11区：额眶区（眶回，直回和额上回前侧的一部分）；12区：额眶区（额上回和下前回之间的区域）；13、14区：岛皮质；15区：前颞叶；16区：岛皮质；17区：初级视皮质；18区：第二视觉皮质；19区：视觉联合皮质；20区：颞下回；21区：颞中回；22区：颞上回，其前侧部分属于韦尼克区；23区：腹侧后扣带皮质；24区：下前扣带皮质；25区：膝下皮质；26区：压后扣带皮质的压外区；27区：梨状皮质；28区：腹侧内嗅皮质；29区：压后扣带皮质；30区：扣带皮质的一部分；31区：上后扣带皮质；32区：腹侧前扣带皮质；33区：前扣带皮质的一部分；34区：前嗅皮质，位于海马旁回；35区：旁嗅皮质，位于嗅脑沟；36区：海马旁皮质；37区：梭状回；38区：颞极区；39区：角回；40区：缘上回；41、42区：初级听皮质和听觉联合皮质；43区：中央下区；44区：岛盖部；45区：三角部；46区：背外侧前额叶皮质；47区：下额叶皮质；48区：下脚后区（颞叶内侧的一小部分）；49区：啮齿动物的下脚旁区（在人的大脑里没有此区）；52区：脑岛旁皮质（位于颞叶和脑岛的联合处）

视对侧空间中的要素或事实；④空间构成失行，不能通过正确的空间搭配，把个别的部件或要素构造成整体的空间结构（如搭积木）。

　　半侧空间忽视是最常见的例子（图11-2）。1941年英国神经病学家W. R. Brain报道一侧顶叶损伤患者的各种程度的认知障碍，这些患者尽管没有地形记忆的丧失，却不能在自己家里从一个房间走到另一房间，他们总是犯同样的错误：选择右转弯而代替左转弯，或者选择右侧门而代替左侧门，提示他们不注意或忽视左侧空间。Brain描述的这种缺陷发生在非优势侧半球通常是右半球损伤患者。患者不能感知或"注意"自己脑损伤对侧身体（自身体象失认）或与该侧身体有关的客观空间（单侧空间失认）。当左侧肢体被动地移至患者视野内时，患者否认该侧肢体是属于自己的。患者也不能接受给予忽视一侧的躯体刺激或视觉刺激，由于左侧的忽视，患者完成复杂的运动任务也发生困难，如穿衣服时不能把左手伸入袖管，写字、画图都忽视左半侧，不能辨别来自左侧方向的声音。但是患者忽视侧的感觉和运动功能其实都是正常的。这种忽视可以是"注意"的短暂缺损，随着患者的康复而消失，也可以持久地保持下去。检测半侧空间忽视的方法很多，图画临摹和线条等分分割是常用的方法。例如，当要求患者临摹一朵花时，患者只描绘右半部分，忽视左半部分；当要求患者把一条直线进行二等分分割时，患者总是忽视线条的左半部分，把右半部分当作一个整体进行分割。

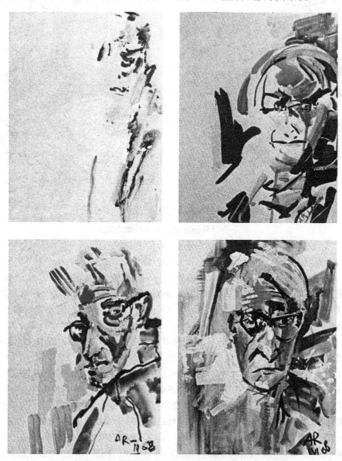

图11-2　脑卒中引起半侧空间忽视患者的自画像

从患病到逐渐恢复不同时期画的自画像

现在认为顶叶，特别是后顶叶（5区、7区，可能还包括人的39区、40区）是担任"注意"任务的主要皮质区。半侧空间忽视与非优势侧半球的后顶叶皮质损伤有关。这种特异性认知功能在两半球的不对称分布可能是因为右侧后顶叶皮质管理左右侧身体和身体之外空间的"注意"，而左半球顶叶仅担负右侧身体和空间的"注意"。因此，左侧顶叶损伤引起的右侧"注意"缺损可以被完好的右侧后顶叶的功能代偿。而右侧顶叶损伤时，右侧"注意"缺损可被左侧顶叶的功能代偿，仅表现左侧的"注意"功能发生缺陷。

（二）猴顶叶联合皮质与精细触知觉、空间知觉及视觉-运动相关

切除损毁猴顶叶联合皮质的研究结果显示，猴顶叶联合皮质在精细触知觉、空间知

觉及视觉-运动控制等功能方面起着关键的作用。在精细触知觉方面，5区被切除的猴通过触觉来分辨物体的重量和形状的能力受损，前肢位置感觉丧失，捉握反应亦发生障碍，温度差（小于12℃时）分辨障碍。在空间知觉方面，5区及7区被切除的猴在物体和物体之间空间关系（如远近或距离）的认知方面受损。在视觉-运动控制方面，7区被切除的猴不能完成用手接近视觉目标的操作，手实际到达的位置严重偏离目标所在位置。

（三）顶叶联合皮质神经元参与躯体感觉及视觉空间信息的整合处理

行为神经生理学研究表明，顶叶联合皮质神经元参与躯体感觉信息及空间视觉信息的整合处理。表11-1归纳了猴顶叶联合皮质神经元的信息处理特征。特别要强调的是7区神经元在眼动控制中的功能（注视、追踪、扫视及手眼协同）。由于这些功能，动物和我们人类的眼睛能在极短的时间内把静止的或移动着的视觉目标捕捉住，并在必要时对其做出迅速的反应。

表11-1　猴顶叶联合皮质神经元的信息处理特征

神经元类型	分布部位	信息处理特征
复杂躯体感觉神经元	5区	与特定的身体姿势相关；对皮肤与关节的复合刺激起反应
视觉-运动神经元	5区，7区	在手眼一致运动，即手主动接近视觉目标的过程中放电活动增强
眼球运动神经元	7区	
注视神经元		当猴眼睛注视某一目标时（实验时猴子的头部固定），这类神经元放电频率显著增加或减少，其放电频率随注视位点的空间方位或远近程度而改变
扫视神经元		当猴眼睛离开注视目标朝某一方向作快速运动（扫视）时，这类神经元放电频率显著变化，并根据扫视的方向不同放电变化的幅度亦不相同
追踪神经元		当猴眼睛平滑地追踪某一移动目标时，这类神经元放电频率显著增加或减少，其放电频率随追踪方向的改变而改变
视觉注意神经元	7区	在猴选择性地注意某一视觉刺激时放电活动增强
异种感觉整合神经元		
视觉与躯体感觉整合神经元	7区	这类神经元对视觉刺激及躯体感觉刺激都有反应，但只有当两者结合起来时，反应最大。例如，实验者的手接近猴颚部（视觉刺激）并触摸颚部皮肤（躯体感觉刺激）时，反应最大
视觉与平衡感觉整合神经元	7区	这类神经元对视觉刺激及前庭感觉刺激有反应，但只有当两者结合起来时，反应最大。例如，这类神经元在猴身体倾斜时放电活动增强（前庭感觉反应），这种反应在明室（有视觉刺激）与在暗室（无视觉刺激）时强度不一样（前者要强得多）

以上简述了顶叶联合皮质的功能。总之，顶叶联合皮质5区主要参与躯体感觉信息的整合，而7区则主要参与视觉空间信息的整合。

二、颞叶联合皮质参与形状知觉和相貌认知

颞叶联合皮质由3部分组成。颞上回（Brodmann 22区）与听觉信息处理相关；颞下回（Brodmann 20区、21区和37区）与视觉信息处理相关；颞叶古旧皮质或称内侧颞叶（梭状回、海马旁回、海马及杏仁核）与记忆和情感相关。本节仅介绍颞下联合皮质的

视觉信息处理功能。

颞下联合皮质有4类主要的纤维联系方式：①20区接受来自纹状前视区（18区和19区）的投射，21区则接受来自20区的投射；②20区和21区分别投射到颞上沟的底部；③20区和21区分别投射到颞叶古旧皮质；④20区和21区分别投射到前额叶皮质。

（一）人颞下联合皮质与物体、颜色及相貌的失认相关

颞下联合皮质损伤或切除的患者表现为视知觉（颜色、物体和相貌认知）及记忆和情感人格等方面的障碍。在视知觉方面，患者对颜色、熟悉的物体和面孔的识别或分辨能力受到损害（颜色失认、物体失认和相貌失认），对有相同或类似特征、性质的事物加以组织和分类的能力受到损害，患者对视觉刺激常常产生解释性错觉（interpretative illusion，即变形视）。颞下联合皮质及颞叶古旧皮质（包括海马、杏仁核及海马旁回等）受损的患者还表现为记忆障碍及情感人格方面的异常（如性功能亢进等）。此外，电刺激患者颞下联合皮质会使过去经历过的情景或场面在患者脑海中浮现，即所谓的经验幻觉（hallucination），提示颞下联合皮质可能与长期记忆有关。

（二）猴颞下联合皮质与图形或物体分辨及记忆相关

切除损毁研究表明，猴颞下联合皮质与物体或图形的识别、分辨及短期记忆、长期记忆密切相关。20区、21区被切除后，猴对复杂特征的图形的分辨学习能力受损（图11-3），对特征相近的物体或图形进行分类的能力受到伤害。21区被切除后，对这些复杂特征的物体或图形的记忆能力受到损害。

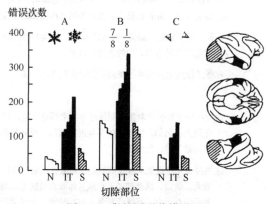

图11-3　猴的图形分辨学习

A、B、C为三对图形。纵坐标为达到学会标准所需要的犯错次数。N：正常对照猴；IT：颞下回切除猴；S：纹状皮质切除猴

（三）猴颞下联合皮质神经元参与图形或物体识别、记忆及相貌认知

行为神经生理学研究表明，猴颞下联合皮质（20区和21区）存在对复杂图形或物体进行识别分类及记忆的神经元（表11-2）。21区和颞上沟（superior temporal sulcus，STS）底部存在对特定相貌起反应的神经元。图11-4为一例对特定形状图形起反应的21区神经元；图11-5为一例对特定相貌起反应的21区神经元。

表11-2　猴颞下联合皮质神经元的信息处理特征

神经元类型	分布部位	信息处理特征
1. 形状识别神经元	20区，21区	这类神经元对某一特异形状的图形起反应，当这一图形的大小变化时，神经元的反应幅度也随着改变，但对这一图形的类似图形或它的旋转图形没有反应
2. 形状分类神经元	21区	这类神经元对某一特异形状的图形起反应，这种反应不因图形的大小、颜色、亮度等物理属性的改变而改变。对这一特异图形的类似图形或它的旋转图形有相似的反应，但对构成该图形的要素没有反应
3. 图形/物体记忆神经元	21区	这类神经元参与对图形或物体的短期或长期记忆
4. 相貌认知神经元	21区，STS底部	这类神经元选择性地对人或动物的相貌起反应，对相貌以外的复杂刺激没有反应

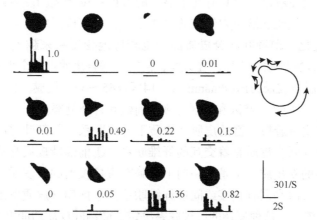

图11-4　颞下回21区对特定形状的图形起反应的神经元

每一图形下面是该神经元放电活动的直方图。直方图下面的横线代表图形刺激时间

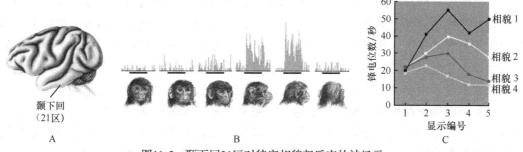

图11-5　颞下回21区对特定相貌起反应的神经元

　　Miyashita等训练猴操作一种图形联想式记忆任务。他们把24个复杂的图形固定搭配成12对。实验时，猴用手压下一个压板启动任务操作，1 s后，计算机屏幕上呈现12对图形中任意一对图形中的任意一个图形，呈现时间为1 s（暗示图形），经过4 s的延缓期后，荧屏上出现两个图形，其中一个是与暗示图形固定搭配的，另一个是其他11对（即22个）图形中的任意一个。要求猴去触摸与暗示图形固定搭配的那个图形，然后获得少量的橘汁作为奖励。要正确地完成这一任务，猴必须在延缓期内联想与暗示图形固定搭配的另一图形。Miyashita等发现，在颞下回21区有两类神经元：一类为配对编码（pair-coding）神经元，这类神经元只对某一对特定的图形有最大反应；另一类为配对回忆

（pair-recall）神经元，这类神经元在猴看到某一特定图形后，联想与之固定搭配的另一图形的时候（即在延缓期内）放电频率显著增大。Miyashita等认为，配对编码神经元与猴对特定图形的长期记忆有关，而配对回忆神经元与猴联想某一特定图形的神经过程有关。

以上简述了颞下联合皮质的功能。概述之，颞下回20区和21区参与对图形或物体的特征识别与分辨，21区参与对图形或物体特征的短期或长期记忆，21区和颞上沟底部参与相貌认知。

三、前额叶联合皮质参与注意力调节、情感人格及工作记忆

前额叶联合皮质在解剖学上具有几个显著的特征：位于大脑皮质最前方；具有显著发达的颗粒第Ⅳ层；接受丘脑背内侧核的直接投射；具有广泛的传入传出纤维联系。动物从低等向高等进化，前额叶联合皮质面积也相应地变得越来越大。灵长类（包括人类）具有最发达的前额叶联合皮质。在人类，前额叶联合皮质占整个大脑皮质面积的29%左右。人类前额叶联合皮质由Brodmann的9～14区及45～47区组成。11～14区及47区总称为前额叶眶回；9区、10区、45区和46区总称为前额叶背外侧部。

前额叶联合皮质有着极丰富的皮质及皮质下纤维联系。前额叶皮质与纹状前视区、颞叶联合皮质、顶叶联合皮质有着交互的纤维联系。①前额叶皮质是唯一与丘脑背内侧核有交互纤维联系的新皮质，也是唯一向下丘脑有直接投射的新皮质。②前额叶皮质与基底前脑、扣带回及海马回有直接或间接纤维联系。③前额叶皮质发出纤维投射到基底神经节（尾核和壳核）。这种复杂的纤维联系决定了前额叶皮质功能上的复杂性。

（一）人前额叶联合皮质与注意力、反应抑制及情感人格功能相关

人类前额叶联合皮质受损导致多种多样的功能异常。比较典型的表现有如下几种：①前额叶受损患者注意力调控能力低下，很难把注意力集中到被特别暗示的事情上，容易受无关刺激的干扰。患者要么注意力容易分散，要么注意力很难在不同的事物或不同的行为操作之间进行切换。②前额叶受损患者常常不能根据暗示信号调整自己的行为。例如，要求患者根据文字提示摹写一串简单的图形或符号，患者通常能正确地摹写出第一个，甚至亦能正确地摹写第二个。但是，越到后来，患者就无法再根据文字暗示进行摹写，而是一个劲儿重复绘第一个或第二个图形。也就是说，前额叶受损患者很难抑制已经建立起来的行为模式。③前额叶受损患者的联合学习和工作记忆（working memory）能力低下。所谓工作记忆，指动物或人在进行某种复杂的认知任务操作（如下棋、思维、推理、行为的计划和组织、语言交流等）时，脑内"在线"式地短暂储存某种必要的信息的神经过程。④前额叶受损患者的发散思维（divergent thinking）能力及策略形成能力受到损害。患者很难列举出有相同或类似特征的一系列事物，如很难在规定的时间内写出具有相同特征的英文词；不能形成有效的策略来解决问题。⑤前额叶受损患者的社会及情感行为表现异常。例如，患者盲目乐观，生活态度无节制，随意说谎，伴有儿童行为；存在性犯罪、色情亢进及盗窃等反社会行为；对外部世界发生的事情漠不关心，缺乏积极意义的行动意欲。⑥左侧前额叶45区（Broca区）受损或病变的患者丧失讲话能力，即Broca失语症（Broca's aphasia）。

（二）猴前额叶联合皮质与空间记忆能力相关

猴前额叶联合皮质大致可分为5个功能亚区：弓状沟凹（8区）参与眼球运动控制；主沟区（4远区）参与空间工作记忆；前额叶上凸部（9区）参与运动感觉分辨（kinesthetic discrimination）；前额叶下凸部（11区、12区和13区）参与反应抑制；内侧眶回（14区）参与嗅觉分辨及社会情感行为调控。

20世纪30年代，Jacobsen首先报道，前额叶被切除后，猴的短时空间记忆能力受到严重损害。短时空间记忆的经典行为模型是延缓反应任务（delayed-response，DR任务）（图11-6）。DR任务一般都有3个时期：暗示期（cue）、延缓期（delay）和反应期（choice）。要求猴在几秒或几十秒的延缓期内把被暗示的某一空间位置记住，然后在反应信号出现后对被暗示的空间位置进行操作。这种短时程的、对空间位置的"在线"（on-line）记忆近年来亦被称作空间工作记忆（spatial working memory），或空间表象记忆（spatial representational memory），或活动记忆（active memory）。在Jacobsen的开创性工作之后，大量的研究表明前额叶皮质主沟区（46区）是空间工作记忆的关键区域。例如，Bauer和Fuster通过冷冻的方法，把前额叶皮质主沟区的局部温度降低至20℃，使主沟区可逆地失活，发现猴的延缓反应任务操作正确率显著地下降，延缓期越长，操作正确率下降越多。

（三）猴前额叶联合皮质主沟区神经元参与空间工作记忆

在前额叶联合皮质的诸多功能中，研究得较为深入的是空间工作记忆。20世纪70年代初，Fuster和Kubota分别率先在神经元水平上研究了前额叶皮质的空间记忆功能。Fuster等训练猴进行延缓反应任务操作，实验者在猴前方左右位置上放置两只盒子，当着猴的面在左边或右边的盒子下放置食物（暗示期）。然后拉下一挡板挡住猴的视线，不让猴子看到食物盒子（延缓期）。几秒或几十秒后重新拉起挡板，让猴子翻盒子取食（反应期）。每一次测试中，猴必须在延缓期内记住左右两个盒子中哪个盒子里放有食物，才能在反应期做出正确的反应选择（图11-6）。Fuster等发现，前额叶皮质主沟区有一类神经元选择性地在左边暗示或右边暗示测试的延缓期内放电持续增加；延缓期结束，这类神经元的放电活动也随之结束；如果某一次测定中没有出现延缓期放电，猴在反应期内的位置选择也出错；如果暗示期内不在盒子里放置食物（"假"暗示），延缓期放电也不出现，猴在反应期内也不做任何反应选择。Fuster等认为，前额叶皮质主沟区

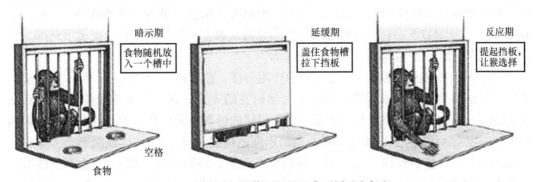

图11-6　检测空间工作记忆的经典延缓反应任务

的这种延缓期放电代表着对空间位置信息的短时记忆。与此同时，Kubota等在猴前额叶皮质主沟区采用空间工作记忆的另一个经典行为模型，即延缓交替任务来检测，结果表明，前额叶皮质主沟区一类神经元在延缓期内负责编码暗示位置的空间信息。

在Fuster、Kubota及后来许多关于前额叶皮质神经元在空间工作记忆中的作用的研究中，一个没有很好地得到排除的因素是，实验猴在延缓期内有可能把眼睛"锁定"（lock at）在被暗示的空间位置上，因而延缓期放电活动实际上可能并不代表对空间位置信息的记忆，而是与猴视野锁定暗示目标有关（后来的研究表明前额叶皮质的确存在这类神经元）。直到1989年，Funahashi、Bruce和Goldmen-Rakic才真正地把前额叶皮质主沟区神经元的活动与空间工作记忆机制关联起来。Funahashi等训练猴操作眼动延缓反应任务（oculomotor delayed response，ODR任务）。ODR任务是这样设计的：猴用眼睛注视出现在计算机显示器中央的、形状为"X"的光点以启动任务操作。在猴注视"X"的过程中，一方块光斑在围绕"X"的外周位置（0°、45°、90°、135°、180°、225°、270°和315°这8个位置中的任意一个位置）上闪烁0.5 s（暗示期）。然后是4.0 s的延缓期。在暗示期和延缓期内，要求猴眼睛一直注视着"X"光点（否则该次测试强行结束，重新开始下一次测试）。延缓期结束后，"X"光点消失，触发猴做行为反应。反应方式是猴移动眼睛，把目光移至暗示期内被暗示的外周位点上。正确反应后，猴可以得到奖励（通常是橘子汁或水）。因此，猴必须在延缓期内在眼睛不能移动的情况下记住8个空间位置中哪一个是被暗示的位置，才能做出正确的反应选择。实验发现，前额叶皮质主沟区许多神经元在延缓期内放电频率持续增加。由于猴的眼睛在延缓期内一直注视着中央位点，因此延缓期放电活动的确反映了猴对被暗示的空间位置信息野的"在线"记忆。而且，这些延缓期相关神经元具有空间"记忆野"（memonic field），它们有各自最适的空间记忆位置。

前额叶主沟区接受来自顶叶联合皮质的纤维投射。顶叶联合皮质在空间视觉（spatial vision）中起关键作用。视觉信息传至初级视皮质后，视觉信息中的空间成分（如视觉刺激的运动方向、朝向、远近及组成刺激的各要素之间的空间关系等）传至顶叶联合皮质，在此加工处理成空间知觉（这就是所谓的视觉空间信息处理的"背侧通路" dorsal pathway；图11-7）；经过整合的空间信息再由顶叶联合皮质传至前额叶皮质主沟区，在此形成空间工作记忆。另外，前额叶下凸部（12区和45区）接受来自颞下联合皮质的纤维投射。颞下联合皮质在物体视觉（object vision）中起关键作用。视觉信息传至初级视皮质后，视觉信息中的特征成分（如颜色、形状、模式和相貌等）传至颞下联合皮质，在此加工处理形成物体知觉〔这就是所谓的视觉特征信息处理的"腹侧通路"（ventral pathway）（图11-7）〕；经过整合的特征信息再由颞下皮质传至前额叶皮质下凸部，在此形成物体工作记忆（object working memory）。

与前额叶主沟区在空间工作记忆中的作用一样，前额叶皮质下凸部在物体工作记忆中的作用也得到了神经心理学和神经生理学研究的支持。延缓样本匹配任务（delayed matching to sample，DMS）是检测物体工作记忆的经典行为模型。DMS任务的设计原则如下：假定有A和B两个物体或图形。在暗示期内给猴呈现A或B物体或图形〔"样本"（sample）〕，然后延缓一段时间。延缓期结束后，给猴同时呈现A或B物体或图形，要求猴去翻动暗示期呈现过的那个物体或去触摸暗示期呈现过的那个图形〔"匹配"

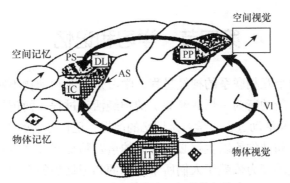

图11-7 视觉空间信息和视觉特征信息

PS：主沟；AS：弓状沟；PP：后顶叶；IT：颞下回；DL：前额叶皮质背外侧部；IC：前额叶皮质下凸部；
VI：初级视皮质

（matching）〕。正确操作后，猴可获得奖励。要正确完成这一任务，猴在延缓期内必须记住"样本"的特征，才能在反应期内正确地进行"匹配"。Passingham发现，前额叶皮质下凸部被切除后，猴DMS任务操作成绩显著下降。Miller等发现，猴在进行DMS任务操作时，前额叶皮质下凸部一些神经元选择性地在A"样本"或B"样本"呈现后的延缓期内放电频率持续地增加，即使延缓期内接连出现多个无关的干扰图形，这些神经元的延缓期放电也依然"顽固地"保持着，直到"配对"图形出现为止。前额叶皮质下凸部神经元的这种延缓期放电代表着对被暗示的物体的特征信息的记忆。

因此，前额叶皮质不同亚区管理不同性质的工作记忆：背外侧部主沟区管理空间工作记忆，下凸部管理物体工作记忆。行为神经生理学研究进一步支持这一点。Wilson、O' Scalaidhe和Goldman-Rakic训练猴既操作空间工作记忆的延缓反应任务，又操作物体或相貌工作记忆的延缓反应任务。他们发现，前额叶皮质主沟区神经元在猴记忆空间位置时，放电活动增加，记忆物体或相貌特征时，放电活动没有变化；反之，前额叶皮质下凸部神经元在猴记忆物体或相貌时，放电活动增加，记忆空间位置时，放电活动没有变化。表明，空间工作记忆（即where memory）和物体工作记忆（即what memory）分别在前额叶的主沟区和下凸部处理。这与主沟区和下凸部在解剖学上分别接受"背侧通路"和"腹侧通路"的输入相一致。

基于灵长类动物神经解剖学和行为神经生理学研究，Goldman-Rakic提出了前额叶皮质工作记忆模块（working memory domains）假说。根据这一假说，前额叶皮质具有多个工作记忆模块，不同模块位于不同的亚区，不同模块主管不同性质的工作记忆。具体地说，前额叶皮质主沟区管理空间工作记忆；前额叶皮质下凸部管理物体或相貌工作记忆；在人类，前额叶前端部分和（或）更下部的区域管理与语言信息处理相关的工作记忆。Goldman-Rakic认为，脑内存在多个模块化的、并列的工作记忆系统。Goldman-Rakic的工作记忆模块假说得到了脑功能成像研究的支持。

综上所述，前额叶联合皮质参与注意力调控及反应抑制；在空间和物体工作记忆中起关键作用；前额叶联合皮质与性格、情感及社会行为调控密切相关。在人类，左侧前额叶联合皮质45区与运动性语言功能有关。

第二节　学习和记忆

学习和记忆是两个互相联系的神经过程，学习是指人和动物不断接受环境变化的信息而获得外界知识（新的行为习惯或经验）的神经活动过程，而记忆则是将获得的知识进行储存和读出的神经活动过程。学习是记忆的前提，记忆是新的学习的基础。

学习和记忆是人和动物赖以生存必不可少的重要脑功能。许多重要的行为都是通过学习获得的。通常人的能力依赖于人们所学习到的和记忆到的东西。人们学习到的运动技能使人们能够适应周围的环境；学习医学知识，能够强身健体，治病救人。但不是所有的学习对人类都是有益的。有些学习也能够产生不良行为，有些不良行为甚至最终引起严重的后果，导致精神上的异常。因此，了解行为异常和了解正常行为一样重要。采用心理治疗方法进行行为异常治疗是非常有效的，改变环境可以有效地改变人的行为方式。巴甫洛夫条件反射（conditioned reflex）现象的发现和研究方法的建立，为学习和记忆的神经科学研究创造了条件，提供了客观有效的实验研究方法。从现代神经科学观点来看，巴甫洛夫条件反射是一种典型的学习和记忆模式。

一、条件反射

条件反射是学习和记忆的典型模式。反射是神经系统活动的基本方式。反射分为非条件反射和条件反射。前者是机体先天固有的反射，如婴儿的吞咽反射；后者是机体在后天生活过程中的一定条件下形成的，具有更大的易变性和适应性。

（一）条件反射活动的基本规律

1. 条件反射的建立　要求在时间上把某一无关动因与非条件刺激结合多次，且无关动因要先于非条件刺激而出现。例如，在动物实验中，给狗吃食物会引起唾液分泌，这是非条件反射，食物为非条件刺激。而给狗以铃声刺激则不会引起唾液分泌，因为铃声与食物无关，此时铃声为无关动因，或称为无关刺激。但是，如果在每次给狗食物前先出现一次铃声，然后再给食物，这样多次结合以后，当铃声一出现，动物就会分泌唾液。铃声本来是无关刺激，现在由于多次与食物结合应用而具有了引起唾液分泌的作用，即铃声已成为进食的信号。因而，此时就把铃声称为条件刺激，由条件刺激所引起的反射则成为条件反射。由于该反射是由巴甫洛夫发现的，所以称为巴甫洛夫条件反射或经典条件反射（classical conditioned reflex）。可见，形成条件反射的首要基本条件是无关刺激与非条件刺激在时间上的多次结合，这个过程成为强化（reinforcement）。一般来说，任何一个能为机体所感受的动因均可作为条件刺激，它们既可以来自体外（如作用于口、耳、眼、鼻及皮肤等动因），也可来自体内（如作用于胃、肠及其他内脏器官的动因）；它们既可以是单一的，也可以是复合的刺激，如一定强度的声或者光可作为条件刺激，两者组合在一起也可以作为条件刺激。此外，在所有非条件反射的基础上均可以建立条件反射，因此，除了常见的食物反射、防御反射、性反射等非条件刺激可作为非条件刺激外，凡能引起或者改变任何内脏器官活动的刺激均可作为非条件刺激，如某一无关刺激与能引起肾功能活动改变的刺激（如经直肠向体内注入一定量的水，以引起利尿）结合若干次后，单独条件刺激便可引起利尿。条件反射的建立还与动物机体的状态密切相关，如处于饱食状态的动物很难建立起食物性条件反射，处于困倦状体的动物也很难建立起条件反射。

有些条件反射的建立比较复杂，它要求动物完成一定的操作。例如，将大鼠放入实验箱内，当动物在走动中偶尔踩在杠杆上时，即喂食物以强化这一操作，反复多次，动物即学会自动踩杠杆而获得食物。然后，在此基础上训练动物只有当某一特定信号（如灯光或铃声）出现时踩杠杆才能获得食物的强化。训练完成后，动物见到特定信号就会去踩杠杆而得食。由于此类条件反射的特点是动物必须自己完成某种运动或操作才能得到强化，故称之为操作式条件反射（operant conditioned reflex），亦称为工具性条件反射（instrument conditioned reflex）。

2. 条件反射的消退 条件反射建立起来之后，如果反复应用条件刺激而不给非条件刺激的强化，条件反射就会逐渐减弱，以至完全不出现，这种现象称为条件反射的消退（extinction）。例如，铃声与食物多次结合应用，使狗建立了唾液分泌的条件反射后，如果反复单独应用铃声而不给食物强化，则铃声引起的唾液分泌量将逐渐减少，最后将完全不引起分泌。巴甫洛夫认为，条件反射的消退是由于在不强化的条件下，原来引起唾液分泌的条件刺激，转化成了引起中枢发生抑制的刺激。从这一观点出发，条件反射的消退不是条件反射的丧失，而是从原先引起兴奋（有唾液分泌）的条件反射转化成了引起抑制（无唾液分泌）的条件反射；前者称为阳性条件反射，后者称为阴性条件反射。这种由条件反射消退产生的抑制称为消退抑制（extinctive inhibition）。条件反射的消退可能是遗忘的基础。

3. 条件反射的泛化和分化 在条件反射形成的初期，除条件刺激本身外，那些与条件刺激相近似的刺激也能或多或少地引起条件反射的效应，称为条件反射的泛化（generalization）。例如，用100 Hz音响与食物相结合，形成了唾液分泌的条件反射，此时不仅100 Hz的音响，就是80 Hz或120 Hz的音响也能引起或多或少的唾液分泌反应。如果以后只对100 Hz音响刺激给予食物强化，而对80 Hz或120 Hz的音响刺激不给予强化，那么最终将导致只对100 Hz刺激保持阳性效应（有唾液分泌），而对80 Hz或120 Hz音响则出现阴性效应（无唾液分泌），此现象称为条件反射的分化（differentiation）。泛化和分化现象在人类同样可以发生。巴甫洛夫认为，条件反射的分化是由于那些近似刺激引起了大脑皮质的抑制，并把这种抑制称为分化抑制（differential inhibition）。

（二）人类的条件反射和两种信号系统学说

1. 人类的条件反射 研究动物条件反射的方法，原则上也可用于人类条件反射活动的研究。例如，将无关刺激与食物性唾液分泌非条件反射相结合（常用于儿童条件反射研究），或将无关刺激与防御性运动非条件反射相结合等。此外，由于人类具有语词思维功能，还可以应用语词强化的运动条件反射研究方法来研究人类的条件反射。例如，当红光在受试儿童面前出现时，实验者说"按"，受试儿童即用手按压皮球。在此实验中，红光是条件刺激，"按"是语词强化。用语词强化与红光结合2～3次后，当受试者再次见到红光信号时，就会立即自动按球，这就形成了对红光的条件反射。

2. 两种信号系统学说 人类同样可以用光、声、嗅、味、触等感觉刺激作为信号来形成条件反射，这种信号直接作用于眼、耳、鼻、舌、身等感受装置，都是现实的具体信号。此外，抽象的语词也可以代替具体的信号而引起条件反射反应。例如，受试者对120次/分的快节拍器声音形成了用温热刺激强化的手臂血管舒张反射，而对60次/分的慢节拍器声音形成了用冷刺激强化的手臂血管收缩反射；当这些条件反射被巩固后，当实验者说"快节拍器音"或"慢节拍器音"时，这些语词也分别能引起受试者相应的血管舒张或血管收缩反应。如果说具体的信号是第一信号，那么相应的语词则是第一信号的信号，即第二信号。因此，对于人类来讲，有两类性质完全不同的信号，第一信号是具体的信号，第二信号（语词）是抽象信号。巴甫洛夫提出人脑有两个信号系统：第一信号系统是对第一信号发生反应的大脑皮质功能系统，第二信号系统是对第二信号发生反应的大脑皮质功能系统。动物只有一个信号系统，相当于人的第一信号系统。人类有两个信号系统，是人类区别于动物的主要特征。第二信号系统的发生和发展是人类社会的产物，人类由于社会性劳动与交往产生了语言，语词是现实的概括和抽象化，人类借助于语词来表达思维，并进行抽象思维。

二、学习的分类

根据神经基础的不同，学习可以分为非联合型学习（non-associative learning）和联合型学习（associative learning）。

1. 非联合型学习　是一种简单的学习形式，即在刺激和反应之间不形成某种明确联系的学习形式，主要指单一刺激长期重复作用后，个人对该刺激的反射性反应增大或减弱的神经过程。非联合型学习又分为两类：习惯化（habituation）和敏感化（sensitization）。

（1）习惯化：是指当一个不产生伤害性效应的刺激重复作用时，神经系统对该刺激的反射性行为反应逐渐减弱的过程。例如，细棒轻触海兔（神经系统比较简单的海洋软体动物）喷水管周围皮肤，会导致海兔有缩腮动作，若这一刺激不断重复，缩腮动作就会逐渐减弱，最后不再有行为反应。又如，人在集中精力从事某项工作时，可对一个有规律重复出现的强噪声逐渐不再产生反应；某人办公室电话铃响，却总是打给同事的，结果其对电话铃声的反应逐渐减弱。这种类型的学习就是习惯化，即学习不理会无意义的、重复出现的刺激。人和动物依靠习惯化可以去除对许多无意义信息的应答。

（2）敏感化：又称假性条件化（pseudo conditioning），是指一个新异的、强烈的伤害性刺激可引起对另外一个弱刺激发生的反应增强，由于习惯化而减弱的反应也可以得到增强。例如，当一种伤害性刺激作用于海兔头部或尾部时，则单一或重复的触觉刺激喷水管皮肤所引起的缩腮反射会大大增强。强刺激和弱刺激之间不需要建立什么联系，在时间上也不要求两者的结合。敏感化要求动物学会注意某一刺激，因为它伴随可能的疼痛或危险的后果。这种学习有助于人和动物注意避开伤害性刺激。

2. 联合型学习　是指两个在时间上靠近的事件按严格时间顺序重复发生，在脑内逐渐形成联系，从而发生恒定变化的学习类型。联合型学习又可分为经典条件反射和操作式条件反射两类。

（1）经典条件反射：包含着条件刺激和非条件刺激之间形成的某种联系，使一种刺激成为预示另一种刺激即将出现的信号。根据非条件刺激的性质，经典条件反射又分为食物性（alimentary）条件反射和防御性（defensive）条件反射。

（2）操作式条件反射：是一种较为复杂的联合型学习，是操作和强化刺激之间形成了某种联系。当条件刺激出现后，动物必须采取某种行为才能获得非条件刺激（食物、电击等）的强化，经过一段时间训练后，条件刺激引起某种行为或操作反应称为操作式条件反射。例如，将一只饥饿的大鼠放入一个盒子，盒内有一个杠杆能分发食物。在盒内探究的过程中，大鼠偶然碰上了杠杆，一份食物意外出现了。这种愉快的意外多次发生后，大鼠懂得了按杠杆会带来食物奖励。于是，大鼠就会主动地、有意识地按动杠杆以获取食物，直到吃饱。强化形式有多种，可以每操作一次给予一次强化，也可以每两次操作给予一次强化。这种按一定操作次数给予强化所建立的条件反射称为固定比例的操作式条件反射，间隔一定时间给予一次强化的称为固定间隔的操作式条件反射。操作反射可有如下几种类型。

1）回避性条件反射（avoidance conditioned reflex）：可分为主动回避和被动回避。动物对伤害性条件刺激事先做出适当反应以避开这种刺激称为主动回避，如穿梭箱和爬杠试验。动物受到伤害性刺激后被动地采取某种行为避开刺激称为被动回避，如避暗和跳台试验，跳台试验在电击前施以条件刺激（如铃声）则可观察动物的主动回避反应。

2）辨别性学习（discrimination learning）：指动物学习辨别时间、空间或图形的能力。迷宫学习（maze learning）是一种空间辨别性学习。Morris水迷宫（Morris water maze）是目前常用的空间辨别性学习模型。

3）延缓反应（delayed response）：种类较多，如猴的延缓反应作业和延缓交替作业。延缓作业的特点是要求被试者在延缓期内，即暗示信号出现后到要求完成某一行为，以获得非条件刺激强化的一段时间内，必须记住刚才出现的暗示信号，否则就不能正确完成训练作业。

上述例子，实际上是学习记忆测试法，因为学习和记忆是密不可分的过程。人类的学习方式多是联合型学习，与动物不同之处在于人类可以利用语言、文字和符号进行学习和思维，这样即使没有具体事物的刺激，也能依靠文字建立很多联系，并且把积累起来的知识通过文字传给其他人，这样既简化了学习过程，又提高了学习效果。

三、记忆的过程和分类

通过感觉器官对外界事物认知以后，即使该事物不再作用于感官，事物在脑中的印象也可以保持相当长的时间，并在某种条件下这种印象再现出来，这就是记忆。记忆大致可分为如下3个阶段：①获得（acquisition），通过学习在大脑留下记忆痕迹的过程；②储存和巩固（storage and consolidation），记忆痕迹由短时不稳定状态逐渐转化为长期牢固并储存下来的过程；③再现（retrieval），储存在脑内的记忆痕迹回忆出来的过程。

1. 根据信息储存和回忆方式分类 可分为陈述性记忆（declarative memory）和非陈述性记忆（non-declarative memory）。

（1）陈述性记忆：指与特定时间、地点有关的事实、事件、情节和资料等的记忆。例如，北京是中国的首都，联合国总部在美国等，这是与地点相关的事实。此类记忆可以将记忆内容用语言陈述或以一种非语言映像形式保存，上升到意识能被清楚地回忆出来。它的形成通常要通过对获得的信息进行评价、比较和推理等认知过程及回忆的意识表达过程来实现。陈述性记忆储存在海马、内侧颞叶、间脑及它们之间形成的神经网络。陈述性记忆能够较快建立，往往只经过一个测试或一次经验即能建立，但也容易忘却。陈述性记忆包含了对片段信息的加工，脑可以利用这些片段的信息重组成过去的事件或情节。某些陈述性记忆经过不断地重复可以转变为非陈述性记忆，如学习驾车技能，开始涉及有意识的认知过程，后来则可成为自主的和无意识的。情节记忆（episodic memory）和语义记忆（semantic memory）即属于陈述性记忆。

1）情节记忆：指与时间、地点相联系的个人经验（经历）的记忆。常以映像形式浮现，如在游览某地后所遇事实的记忆。

2）语义记忆：指对各种有组织的知识（如概念、公式、定理、语法规则和词义等）的记忆。几乎不伴映像浮现。

（2）非陈述性记忆：指与实际操作、亲自实践作业有关的记忆，具有自主或反射性质，故此又称为反射性记忆（reflexive memory）或程序性记忆（procedural memory）。非陈述性记忆是需要反复从事某种技能的操作、某些专项的学习，经过长期的经验积累才能缓慢地保存下来的一种记忆。这种记忆一旦获得，不易忘却。它的特点是没有意识参与，也不能用语言表达，具有自主或反射的性质。例如，骑自行车、杂技技巧的记忆、乐器的演奏等。

陈述性记忆与非陈述性记忆有两个明显的区别。第一，陈述性记忆是有意识的回忆，可以用语言来描述被记忆的内容，而非陈述性记忆则不行。例如，不需要有意识的回忆，我们就可以操作我们学会的技巧，如骑自行车（非陈述性记忆）。第二，陈述性记忆容易形成也容易遗忘，而非陈述性记忆通常需要多次的重复和练习，但一旦形成则不容易忘记。例如，记忆英语单词和记忆如何骑自行车之间的差别就是如此。日常生活中我们所说的"记忆"，多指陈述性记忆。而非陈述性记忆更像是一种"习惯"，是一种无意识的行为。

2. 根据信息编码方式及记忆保持时间长短分类　无论陈述性记忆还是非陈述性记忆，都可以分为短时记忆（short-term memory）和长时记忆（long-term memory）。

（1）短时记忆：对简单事情含有信息的识别或保留。短时记忆一般指持续几秒或几分钟的记忆，是对刚发生的事情的记忆，有限信息仅被简单地保留。例如，有人告诉你他（或她）的电话号码时，你能在很短的时间内通过复述记住这个号码。如果短时记忆经过复述等方式刻意努力将其保留，将转为长时记忆。

工作记忆是一种特殊类型的短时记忆，它是完成某项任务时所需要的有关信息的短时保持，如在搜寻房间找回遗失的物品时的短暂记忆。工作记忆和通常意义上的短时记忆之间相区别的一个关键特征是进行工作记忆时产生的临时性信息储存可以在大脑的多个部位同时进行，工作记忆不是单一的短时记忆系统。这就是说不能确切地知道脑的不同部位在同一时刻所储存的所有工作记忆信息。例如，骑自行车是一个需要多种类型信息同时被处理的复杂任务。如果有足够的认知过程，能够使信息保留一段时间，而后信息将被遗忘。

（2）长时记忆：指保持几日、几周，甚至终身的记忆。并非所有信息都会长期储存。人们将短时记忆和长时记忆之间的，能够保持几分钟至几小时的记忆称中间记忆（intermediate-term memory）。长时记忆的信息量极大，有人认为可达5万～10万个组块。

短时记忆的内容可以逐渐通过记忆巩固的过程转变成长时记忆，但是记忆巩固过程并不一定需要短时记忆作为中介，两种类型的记忆可能同时平行存在，即感觉信息可以通过短时记忆系统进入长时记忆系统，也可以不通过短时记忆系统而直接进入长时记忆系统。虽然我们把学习和记忆进行了分别论述，但实际上学习和记忆是不可分割的一个神经过程。

四、学习和记忆障碍

1. 学习无能（learning disabilities，LD）　神经生物学定义的学习无能，不是先天痴呆、先天智力低下或因脑损伤及情绪紊乱等因素造成的疾病，而是一种特定的学习无能，也称学习障碍（learning disorder）。这种人的智商在中等或中等以上水平，感觉与运动系统的功能也适中，但其神经系统对外界的反应始终处于过度缓慢状态。主要表现为语言表达能力差、学习能力差、各项行为活动等方面均异常，其整合系统不正常，而诸项欠缺并不随生长发育和年龄增加而改善。对于学习无能的人群的分析，已引起国外一些研究机构的关注，研究尚无定论。

2. 遗忘（amnesia）　在日常生活中，遗忘是一种普遍存在的现象。遗忘包括生理性遗忘和病理性遗忘两类。生理性遗忘分为增时性遗忘和增龄性遗忘，病理性遗忘包括顺行性遗忘（anterograde amnesia）和逆行性遗忘（retrograde amnesia）。生理性遗忘不属于记忆障碍，病理性遗忘属于记忆障碍。

（1）顺行性遗忘：是指脑损伤后不能形成新的记忆。这种遗忘表现为不能储存新近获得的信息，严重时，完全丧失对任何新事物的学习记忆能力。比较常见的表现是对新事物的学习变得较慢，需要更多的重复。顺行性遗忘的机制可能是由于新的信息接收后，不能将短时记忆转化为长时记忆。

（2）逆行性遗忘：是指对脑损伤前发生的事情的记忆丧失。患者表现为不能回忆起紧接着本症发生之前一段时间的经历，而更远的一些记忆尚存，严重时可能彻底忘记损伤前知道的所有陈述性记忆内容。逆行性遗忘的可能机制是短时记忆或长时记忆的神经通路在发病的一段时间内发生障碍，而永久记忆未受影响。例如，车祸造成脑震荡的患者在恢复后，不能记起车祸发生前一段时期内的事情，但自己的名字等仍能记得。所以，发生本症的机制可能是第二级记忆发生了紊乱，而第三级记忆却不受影响。

有一种时间非常短的遗忘，称为瞬时性遗忘（transient amnesia）。这种遗忘可同时表现为顺行性遗忘和逆行性遗忘。瞬时性遗忘一般呈短时状态。例如，短暂性脑缺血、外伤性脑震荡会产生这种遗忘，甚至生理压力、药物、冷水浴等也能导致瞬时性遗忘，这可能是因为上述因素影响了大脑血流所致。

五、学习和记忆的重要脑区

现代神经科学研究表明，学习和记忆的功能定位在中枢神经系统内是十分广泛的，各种感受器、感觉器、效应器，整个神经系统，乃至整个机体的大部分结构，都参与学习和记忆的活动，但某些脑区损伤所造成的学习和记忆障碍远比其他脑区损伤更为严重。海马、大脑皮质、小脑和杏仁体等结构对人类学习和记忆具有特殊重要的意义。

1. 大脑皮质 根据种系发生的先后将大脑皮质区分为原（古）皮质、旧皮质和新皮质。大脑新皮质的面积和厚度随动物进化而不断增加，在人类，新皮质约占整个皮质的95.9%。根据功能，新皮质分为初级感觉皮质、二级感觉皮质和联合皮质，动物进化得越高级，联合皮质在新皮质中所占的比例越大。联合皮质参与大脑的高级认知功能。不同部位联合皮质受损或病变可引起不同的认知和记忆功能障碍。

（1）颞叶联合皮质：受损导致再认和识别及记忆功能障碍。联想记忆可分为视觉联想记忆和听觉联想记忆，下颞叶后段可能与视觉联想有关，而上颞叶皮质可能与听觉联想记忆有关。辨识记忆是指人或动物对于曾经见过的物体，在消失一段短时间以后，能辨认出来的一种记忆。辨识记忆也是短时记忆的一种，内侧颞叶皮质、颞极和眶额皮质在视觉辨识记忆中都是很关键的脑区。颞叶联合皮质损伤的患者出现视知觉障碍（即对复杂图形或物体的识别能力及对具有类似特征和性质的事物加以组织和分类能力受损）和相貌失认（变得不认识熟人）。此外，刺激患者颞叶皮质外侧表面可诱发患者对往事的回忆，患者可生动地叙述自己过去的经历。刺激颞上回某一点时，患者似乎听到了过去熟悉的某一曲调，这一结果可以重复。刺激同一点可使其听到同一曲调，提示颞叶与长期记忆有关。

（2）顶叶联合皮质：人类顶叶联合皮质受损导致触知觉、语言及空间知觉障碍。例如，Brodmann 5区受损者丧失通过触觉识别物体形状的能力，左侧39区和40区受损表现为失读和失行症（即操作有误）。右侧顶叶联合皮质受损表现，包括地理概念丧失、衣着失行、半侧空间忽视和空间构成失行等。

（3）前额叶皮质：前额叶皮质的基本功能是工作记忆指导和组织行为。工作记忆是指大脑皮质接受某一短暂刺激后，刺激消失一段较短的时间后再现，观察动物做出反应的能力。一系列研究证明，工作记忆的重要脑区是在前额联合皮质。前额皮质神经元有很多不同的活动特征，以延缓反应任务操作为例，一些神经元在猴看到食物位置时放电增加，在延缓期没有反应，当猴做出选择时放电又增加。另一些神经元的反应模式不同，它们只在延缓期内放电频率增加。另外，前额皮质的不同亚区具有不同功能。例如，前额皮质主沟区神经元在信息综合和短时记忆保持中可能起关键作用；眶额皮质和主沟以下的外侧区对环境的干扰因素有抑制功能，同时还与情绪调节有关。前额叶联合皮质损伤的患者工作记忆能力、空间记忆能力、时间顺序分辨能力、注意控制能力及策略形成能力受到严重损害。患者的注意力不能在任务与任务之间进行切换，行为的计划和组织紊乱无序。

联合皮质参与组成以杏仁核为主体的与近期陈述记忆有关的基底外侧边缘环路：额叶眶部皮质→前额皮质→杏仁核→丘脑背内侧核→额叶眶部皮质。该环路中杏仁核到丘脑的通路参与情感记忆（对某一事物喜或惧的记忆）信息的储存。

2. 海马结构（hippocampal formation）

（1）组成：海马结构由海马（hippocampus）、齿状回（dentate gyrus）和下托（subiculum）3部分组成。三者都属于原皮质。

（2）结构特点：神经元有规律地分层排列是海马和齿状回皮质结构的一个突出特点。

1）神经元：海马和齿状回的神经元主要有两类：一类是主神经元，另一类是非主神经元。海马和齿状回的主神经元分别是锥体细胞和颗粒细胞，非主神经元是中间神经元，中间神经元的类型很多，数量约占神经元总量的12%。

2）海马结构的分层：海马的皮质分为分子层、锥体层和多形层。分子层主要由锥体细胞的顶树突和内嗅区投射来的纤维组成，中间有中间神经元分布。海马锥体层内的锥体细胞排列很有规则，故海马的外观结构比较一致。但海马各部的细胞形态存在许多差异。根据细胞的形态、纤维排列及不同皮质区发育的差异等，将海马分为4个区：CA_1区、CA_2区、CA_3区和CA_4区。这4个区沿海马长轴排列，CA_1区与旁下托相连，CA_4区与齿状回相邻。海马多形层主要含有锥体细胞的底树突与较小且多种形状的中间神经元。这些小细胞为抑制性中间神经元，接受传入至海马的纤维，以及由海马发出的轴突侧支的终末，形成轴树突触与轴体突触。在海马皮质多形层之外是室床，由白质构成，紧贴室管膜。室床主要由海马的传入和传出纤维构成。

齿状回皮质分为分子层、颗粒细胞层和多形层。其神经元发出的纤维都分布在海马结构内。

下托位于前下托与海马之间，前端伸延至海马旁回钩，可分为下托中央外侧区、下托边缘外侧区、下托嘴内侧区、下托尾内侧区和下托后极区5个区。下托皮质分层介于海马和海马旁回之间。

（3）海马结构的纤维联系

1）传入纤维：海马结构主要接受内嗅区皮质、前梨状区皮质和杏仁体的纤维，最多的是从内嗅区皮质发出的传入纤维。内嗅区是海马结构的主要信息来源，其发出的纤维分布到海马的全长。此外，传入纤维中还有来自隔核、丘脑前核、下丘脑、扣带回、中缝核和蓝斑发出的纤维。小脑顶核、大脑额叶和颞叶皮质也有纤维投射到海马。

2）传出纤维：海马的传出纤维主要由海马锥体细胞的轴突组成，大多数纤维经过穹隆。这些纤维有一部分终止于乳头体和对侧海马；另一部分止于隔核、扣带回、视前区、丘脑前核、下丘脑外侧区等处。从下托发出的纤维大部分投射到内嗅区皮质的第V、VI层。

3）三突触内回路：Lomo和Andersen等用电生理学的方法，通过刺激内嗅区的传入纤维，在家兔海马结构内部记录到一条沿4级神经元组成的神经冲动的传导通路：内嗅区来的纤维→穿通纤维（PP）→齿状回颗粒细胞（第1级突触）→发出苔藓纤维（MF）→CA_3区的锥体细胞（第2级突触）→发出侧支（Sch）→CA_1区锥体细胞（第3级突触）→下托→返回内嗅区皮质（图11-8）。这样，在内嗅区皮质、齿状回颗粒细胞、海马CA_3区锥体细胞、海马CA_1区锥体细胞之间形成一个内回路，称为三突触回路。此回路对传入信息的处理、编码、整合、复制和储存，具有重要意义。同时，此回路可以把接收的信息进行长时程登录，并使信号刺激增强。

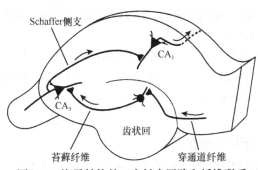

图11-8　海马结构的三突触内回路和纤维联系

（4）海马在学习和记忆中的作用：海马是学习和记忆的关键脑区。实验观察到，海马与学习和近期记忆有关。例如，损毁动物海马后，操作式条件反射很难建立，需要100～200次或更多次的训练。临床也观察到，因为治疗需要而接受外科手术的患者，当手术切除了前2/3海马、海马回和钩及杏仁核后，产生了术后30年顺行性遗忘和术前3年逆行性遗忘，但远隔的长期记忆保持良好。临床上还观察到，穹隆或乳头体受损或有病变的患者亦常有近期记忆丧失。临床亦发现海马损伤后的患者虽然智商正常，有非陈述性记忆，但无法形成陈述性记忆。双侧海马、杏仁核及颞叶外侧部有病变的患者主要表现为陈述性记忆的情节记忆障碍，如能认得照片上的人物和景色，但无法回忆具体的拍摄时间和地点。

海马亦与空间位置的学习记忆有关。例如，切除海马的大鼠水迷宫试验时程延长。空间地点记忆属于情节记忆，因而此实验进一步说明海马参与了近期记忆中的情节记忆。动物实验发现损伤双侧海马的大鼠，迷宫分辨学习能力和防御条件反射的保持均遭到破坏，说明双侧海马损毁可以严重妨碍动物的视觉分辨学习；损毁双侧海马严重损害大鼠空间作业的习得，也损害空间反转学习等，但损毁双侧海马并非对所有学习都有损伤作用。例如，损毁兔双侧海马，兔的防御性条件反射建立明显受损，但对一次性尝试学习则无明显影响。上述实验说明海马受损可能仅损害某些学习类型。

研究损伤动物海马的不同区域对学习和记忆的影响，发现海马不同区域学习记忆的功能是不同的。例如，损毁大鼠海马腹侧部，其分辨学习的记忆明显受损，而损毁其背侧部，则无此影响。这些通过损毁动物海马研究学习和记忆障碍，已经基本证明了海马结构参与了学习和记忆，并在学习记忆中起重要作用。海马的不同区域参与不同类型的学习和记忆，海马CA3区可能与长时记忆有关，CA1区可能与分辨学习有关。

3. 小脑

（1）小脑的结构

1）小脑皮质分层：小脑皮质由浅入深分为分子层、浦肯野细胞层和颗粒层3层。小脑皮质的神经元有5种：浦肯野细胞（PC）、颗粒细胞、篮状细胞、星状细胞和高尔基细胞。

2）小脑核和小脑白质：小脑核包括齿状核、栓状核、球状核和顶核4对，其中栓状核和球状核又称中位核。齿状核最大，仅见于哺乳类，在人类最发达。

小脑白质由各种神经纤维构成，包括各种传入纤维和传出纤维。小脑的传入纤维中，爬行纤维和苔藓纤维是小脑特有的纤维。浦肯野细胞的轴突是小脑皮质的唯一传出成分，这些神经纤维向深层穿过小脑皮质的颗粒层，进入小脑白质，大部分止于小脑核，小脑核发出纤维构成小脑的传出成分。

小脑的3个主要功能区前庭小脑、脊髓小脑和皮质小脑并非横向排列，而是主要以纵向排列的纵区。因此，纵向的纵区和纵带结构的概念逐渐取代了横向的小脑叶结构的经典功能活动分区。在纵区的基础上，进一步将小脑分成若干个纵带。关于纵带的划分，目前尚无统一的分法。

（2）小脑在学习和记忆中的作用

1）在运动学习和记忆中的作用：运动学习和记忆属于非陈述性学习和记忆。小脑皮质与大脑皮质感觉联络区、运动前区及基底神经核一起参与了运动计划和运动程序的编制过程。一个随意运动的产生包括运动的计划和程序的编制，以及程序的执行两个阶段。小脑和基底神经核作为从大脑到脊髓的运动信息流主要通路上的两个侧环参与了随意运动的发起和管理。皮质小脑和脊髓小脑在运动的不同阶段发挥不同作用，前者参与运动计划和程序的编制，后者利用感觉反馈参与对运动的即时管理。

2）在运动技巧学习中的作用：1924年，Flurens在研究鸡小脑功能时，发现鸡小脑具有通过学习重新组合，代偿缺损部位功能的能力。Marr和Albus提出了"小脑在运动技巧学习中有非常重要功能"的论点。他们指出，小脑的学习机制很可能是通过爬行纤维-浦肯野细胞-苔藓纤维通路及平行纤维-浦肯野细胞突触的可塑性实现的。爬行纤维的传入对浦肯野细胞具有异突触效应（heterosynaptic interaction），是引起学习功能的原动因素。训练猴子屈腕关节克服一定负荷，将一个物体的把手拉回原位，完成此操作则获得一定奖赏，与此同时记录动物在完成这一操作过程中小脑前叶前肢代表区浦肯野细胞的放电活动［苔藓纤维传入活动使浦肯野细胞产生简单锋电位（SS），爬行纤维传入活动使浦肯野细胞产生复杂锋电位（CS）］。观察发现，在负荷不变情况下，动物在每次拉把手复位动作过程中，浦肯野细胞均呈现出一定频率的简单锋电位和间断的复杂锋电位；当负荷增加时，动物一开始不能将把手复位，经过数次训练后，动物逐渐适应了负荷，又可将把手复位。在这一适应过程中，开始时爬行纤维传入活动引起的复杂锋电位频率逐渐增加，随着对新负荷的适应，复杂锋电位频率又逐渐下降。而与此同时苔藓纤维传入活动引起的简单锋电位则逐渐减少，并维持在低水平，如果负荷不再改变，即使复杂锋电位恢复正常后简单锋电位依然如此。此结果提示，在新任务的学习过程中，下橄榄核可检测运动程序目标与执行情况之间的误差，并将此误差信息经攀缘纤维传入小脑，抑制浦肯野细胞对苔藓纤维传入活动的反应，使运动逐渐完善。

3）在联想学习和记忆中的作用：联想学习常用的研究模型是兔的瞬膜/眨眼条件反射（nictitating membrane/eye-blink classical conditioning，NM/EBCC）。这种反射是一种经典式条件反射：将声音信号和向角膜吹气相结合，经多次训练，被试兔听到试音以后就会产生NM/EBCC，即条件反射。在该条件反射中，条件反射和非条件反射涉及的肌肉和运动核基本是相同的。但两者在许多方面是相异的，如条件反射和非条件反射的潜伏期不同；条件反射基本不受条件刺激性质影响，而受条件刺激-非条件刺激的刺激间隔影响；在运动核损毁后恢复中，非条件反射减弱明显，而条件反射则表现出比非条件反射有更大的可塑性。

小脑是NM/EBCC学习记忆活动的关键部位。损毁小脑的关键部位，动物NM/EBCC不能建立；而分别损毁大脑皮质、海马或背侧丘脑，则仍然可以学会NM/EBCC。由此认为小脑可以储存记忆信号，记忆痕迹似乎存在于小脑及其与脑干形成的环路中。

4）在其他学习活动中的作用：小脑在习惯化，尤其是长时习惯化中起一定作用。例如，小脑退行性变的小鼠，在水迷宫中出现空间学习的获得性缺陷，说明小脑在空间学习中起重要作用。但是损毁猫的小脑皮质，可以导致猫分辨学习障碍；而鱼和爬行动物小脑皮质损毁都对分辨学习更为敏感。说明小脑在分辨学习中都有重要功能。

4. 杏仁核（amygdala）　又称杏仁复合体，是由多个核组成的大核团，主要分为两群：皮质内侧核群和基底外侧核群。皮质内侧核群位于杏仁复合体的背内侧分，包括4个亚核，即内侧核、皮质核、外侧嗅束核和中央核。基底外侧核占据杏仁体的腹外侧分，由基底核、外侧核和副基底核组成。多种感觉信息通过皮质和皮质下结构传入杏仁体。杏仁体的两个核群传出通路不同：皮质内侧核群发出纤维组成终纹，主要投射至内侧下丘脑；基底外侧核群的神经元发出纤维达皮质、纹状体、伏隔核和下丘脑等处。目前认为，杏仁体在一次性尝试学习中起关键作用，其功能还与发动目的性行为有关。切除杏仁体的患者，变得冷淡，做事无目的性；电刺激杏仁体，会使之产生攻击性意识。损毁杏仁体外侧核和中央核的动物，其回避伤害性刺激的反射发生困难。杏仁基底外侧核和中央核的神经元，对与奖赏有关的条件刺激发生反应，并能保持较长时间。

学习和记忆是非常复杂的神经生物学过程，涉及的脑区也很广泛。目前关于学习和记忆的脑定位远远未弄清。尤其是人类的复杂学习，不是某一种特定脑区能独立完成的。

六、学习和记忆与突触可塑性

关于学习和记忆的神经机制的研究，是近年来神经生物学的一个热门课题，也取得了长足的进展。但是，关于学习和记忆的神经机制尚未完全弄清，很多问题正在研究中。大量的研究结果表明，神经系统结构和功能的可塑性（plasticity）是学习和记忆的神经机制之一。

（一）神经系统结构和功能的可塑性

神经系统的可塑性是指神经系统的结构和功能，不仅在损伤的情况下发生代偿性变化，而且在完成正常生理功能的过程中，神经纤维联系、神经微环境及突触结构、功能活性、递质传递、离子配布、受体构象、酶系统甚至基因转录等诸方面都在不断地产生变化。我们把神经系统这种病理性代偿变化和生理性变化统称为神经系统的可塑性，也可称为可变化性（variability）或可修饰性（modifiability）。这种性质是人或动物终生具备的特性。

神经系统可塑性的表达在生长发育的各时期及各种功能活动中呈多样性变化：在出生前发育期，神经元和神经网络形成过程中的神经系统的诸多变化；在后天发育过程中，功能依赖性神经环路的健全及突触结构和功能的变化；神经的损伤与再生（包括神经移植和脑移植等）；脑老化过程中，神经元和突触形态结构的代偿性改变；机体在新陈代谢过程中，神经系统形态及功能的变化；机体在完成各种功能活动中，突触及神经环路的可塑性；在学习和记忆过程中，神经结构和功能的可塑性等。

（二）神经系统突触的可塑性

动物研究表明，学习和记忆的神经结构基础是神经元之间的连接——突触，突触是信息传递和信息储存的一个重要位点，学习和记忆过程储存于突触结构和功能变化之中，这种改变称为突触的可塑性（synaptic plasticity），具有可塑性潜力的突触多半是化学突触。

突触可塑性可以表现为突触结合的可塑性和突触传递的可塑性。突触结合的可塑性指突触形态的改变，以及新的突触联系的形成和传递功能的建立，是一种持续时间较长的可塑性，在长期记忆中发挥作用。突触传递的可塑性指突触的反复活动引致突触传递效率的增加（易化）或降低（抑制）。早在1949年，Hebb就提出：神经细胞A的轴突重复或持续地兴奋细胞B，在这两个细胞或其中一个细胞上必然有某种生长和代谢过程的变化，使细胞A对B激活的效率有所增加，即反复的突触前神经兴奋可以导致突触后神经元的活动增加，即突触传递效率增加。以后又发现突触前活动与突触后活动在时间上的先后顺序也影响突触传递的效率。如果突触前活动先于突触后，即突触后神经元反复被突触前神经元兴奋，将引起突触传递增强；如果突触前神经元活动迟于突触后神经元B，即神经元B被另一突触传入兴奋，而此兴奋又早于神经元A的兴奋，将引起细胞A与B之间的突触传递产生抑制。

活动依赖性的突触传递效率的增强和抑制可以发生在同一突触上，也可以发生在不同突触之间，大致分为：①同突触增强，如突触传递长时程增强（long-term potentiation，LTP）；②异突触增强，如敏感化；③联合型突触增强，强刺激和弱刺激分别通过两个输入通路传至同一神经元，强刺激的突触传入可以引起弱刺激的突触传入增强，如联合型的长时程突触传递增强、条件反射；④同突触抑制，如习惯化；⑤异突触抑制，如长时程突触传递抑制。

1. LTP　1973年，Bliss和他的同事首先在兔海马发现了LTP的现象，后来发现LTP现象普遍存在于神经系统，如皮质运动区、视皮质、内嗅皮质、外侧杏仁核、小脑，以及脊髓等部位。LTP是指在海马的某一神经通路上给予短暂重复刺激引起的突触传递持续性增强。由于海马内LTP现象研究得比较清楚，所以这里主要介绍海马的LTP。

（1）海马的LTP现象：海马内有3条主要的兴奋性通路，并形成3类兴奋性突触：①齿状回的穿通纤维与颗粒细胞间的突触；②颗粒细胞的轴突（即苔藓纤维）与CA_3区锥体细胞间的突触；③CA_3区锥体细胞的Schaffer侧支与CA_1区锥体细胞间的突触。这3类突触都以谷氨酸为递质，都可以发生LTP。但多数研究工作集中在海马的Schaffer侧支-CA_1区锥体细胞的突触部位，一方面是因为此处能引导出稳定的LTP，另一方面是临床上发现CA_1区损伤的患者可以有严重的记忆缺陷，所以该区可能与人的记忆关系密切。

低频刺激（2～3次/分）Schaffer侧支，在CA_1区神经元激发的兴奋性突触后电位（EPSP）大小是恒定的。如果用一定强度的高频刺激（如15 Hz，10 s或100 Hz，1 s）重复刺激Schaffer侧支，然后用单个刺激测试，可以发现突触后神经元EPSP明显增强（图11-9），可表现为潜伏期缩短，振幅增大，斜率增加。这种突触传递增强现象即LTP。LTP经诱导后，在海马脑片上可持续数小时，在整体动物可长达数天至数周。

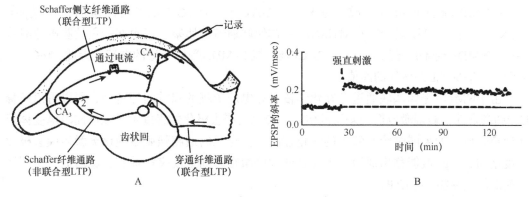

图11-9　海马CA_1区LTP的产生

A. 刺激Schaffer侧支，记录CA_1区神经元激发的EPSP；B. 输入强直刺激诱导产生的EPSP

LTP持续的时间长短与高频刺激的数量有关，给予一串长1s的100 Hz刺激，1次/秒，1~3次能诱导出早时相的LTP（early phase of LTP，E-LTP），维持1~3h，同样的刺激参数给予10次则可诱导出持续8~10h的晚时相LTP（late phase of LTP，L-LTP）。

（2）海马LTP产生的机制：LTP大致分为两种，NMDA受体依赖性LTP（NMDA-receptor-dependent LTP）和NMDA受体非依赖性LTP（NMDA-receptor independent LTP），主要区别在于其诱导是否需要NMDA受体激活。NMDA受体依赖性LTP见于海马齿状回的穿通纤维-颗粒细胞突触和Schaffer侧支-CA_1突触部位。NMDA受体非依赖性LTP见于苔藓纤维-CA_3突触。其他类型LTP的产生机制还有待研究。这里主要讨论海马CA_1区LTP的产生机制。

LTP通常分为两个时相，即诱导期（induction phase）和维持期（maintenance phase）或表达期（expression phase）。诱导期指高频刺激引导突触反应逐渐增强的时期，维持期指突触反应达最大值后维持的时期。

1）诱导期的突触后机制：LTP的诱导需要细胞内Ca^{2+}浓度的增加，并且NMDA受体激活后突触细胞内Ca^{2+}浓度升高至少维持2.5 s，才能出现LTP。

细胞内Ca^{2+}的升高主要由细胞外流入，它必须依靠NMDA受体的激活。在低频刺激条件下，NMDA受体偶联通道不能开放，这是因为此时它被电压依赖性的正常生理浓度的Mg^{2+}阻塞，细胞膜的超极化水平越高，Mg^{2+}进入NMDA受体通道堵塞的程度越大。低频刺激兴奋的纤维数量较少，EPSP增大的幅度较小，突触后神经元的膜电位所处的负电位值不能解除Mg^{2+}对NMDA受体通道的堵塞，通道不能开放。此时突触后的EPSP几乎都是由非NMDA受体（AMPA型受体）对Na^+的通透性所引起的。

强直刺激兴奋一定数量的传入纤维，使谷氨酸大量释放，非NMDA受体的激活引起的突触后膜去极化可以传导到NMDA受体所处的部位，当去极化达到一定程度后，NMDA受体偶联通道内Mg^{2+}移出，通道开放，Ca^{2+}（还有Na^+、K^+）内流引起细胞内Ca^{2+}水平升高（LTP诱导期细胞内Ca^{2+}升高的第一条途径）；Ca^{2+}内流使膜进一步去极化，达到一定阈值又使电压门控性Ca^{2+}通道开放，进一步促进细胞内Ca^{2+}升高（LTP诱导期细胞内Ca^{2+}升高的第二条途径）；此外，突触后代谢型谷氨酸受体（mGluRs）激活后，通过G蛋白介导激活磷脂酶C（PLC），PLC水解膜脂质磷脂酰肌醇（PIP_2）生成三磷酸肌醇（IP_3），使胞内Ca^{2+}释放，成为LTP诱导期细胞内Ca^{2+}升高的第三条途径。

mGluRs激活还可以生成二酰甘油（DAG），DAG与Ca^{2+}协同激活蛋白激酶C（PKC），PKC可以减少Mg^{2+}对NMDA受体偶联通道的堵塞，以致在较负的膜电位时能够产生NMDA受体介导的电流，即PKC能够增加NMDA受体介导的电流。因此，mGluRs的激活能够降低LTP诱导的阈值。

由于NMDA受体偶联通道存在化学依赖和电压依赖的双重门控特性，所以可以解释LTP的联合性，弱刺激或低频刺激的传入，突触后膜去极化的程度不足以使NMDA受体偶联通道开放，如果同时给予邻近的终止在同一神经元的通路强刺激使该突触后膜去极化程度增加，Mg^{2+}就能移出通道，因此当两种刺激在时间上使突触前和突触后成分协同活动就能使该突触产生LTP。

非NMDA型LTP的产生主要依靠电压门控性Ca^{2+}通道的开放，使突触后神经元内Ca^{2+}浓度升高。海马CA_3区的LTP可以被mGluRs的拮抗剂MCPG阻断，所以mGluRs也参与了非

NMDA型LTP的产生。

2）维持期的突触后机制：LTP诱导后，突触后可见到多种蛋白激酶被激活，它们作为信息传递的第二信使，在突触后使受体增敏，基因转录增加，以致当高频刺激去除后LTP仍然可以维持较长的时期。

a. 激活蛋白激酶：Ca^{2+}进入细胞后，与钙调蛋白（CaM）结合，激活Ca^{2+}/CaM依赖蛋白激酶Ⅱ（CaMKⅡ）。Ca^{2+}与细胞膜上的DAG协同激活PKC，突触后PKC被激活后促进底物神经颗粒蛋白（neurogranin）与CaM解离，游离的CaM浓度增加有利于CaM依赖酶的激活，如CaMKⅡ。另外，磷酸酶可以使CaMKⅡ脱磷酸而活性降低，进而增强高浓度Ca^{2+}使钙依赖性磷酸酶活性降低，CaMKⅡ的活性增强。高钙又通过激活腺苷酸环化酶，激活cAMP/PKA通路，PKA通过激活底物蛋白磷酸酶抑制剂-1（protein phosphatase inhibitor-1）抑制磷酸酶-1的活性，从而使CaMKⅡ不被磷酸酶脱磷酸而保持活性。

被激活的蛋白激酶还有酪氨酸蛋白激酶、cGMP依赖性蛋白激酶（PKG）和丝裂原激活的蛋白激酶（mitogen activated protein kinase，MAPK）。酪氨酸蛋白激酶在突触前和突触后都可以被激活，突触后该酶激活后可以使NMDA受体的亚单位磷酸化，受体的反应性因而上调。

b. AMPA受体功能增强：在LTP维持期，突触反应的增强主要依靠AMPA受体的功能上调。CaMKⅡ的激活使突触后膜AMPA受体偶联通道的GluR1亚基丝氨酸627磷酸化，活性也因而上调；PKC激活后可以增加AMPA受体的敏感性，此外PKC还可以与Ca^{2+}激活的蛋白酶calpain1相互作用，改变细胞骨架，突触后结构的变化可能也增加AMPA受体的敏感性。AMPA受体功能的增强可能由如下原因所致：突触后受体密度增加；受体的特性改变，如受体亲和力增加；树突棘颈直径改变以致突触电流从树突棘扩散到树突的效率增加。

c. 基因转录增加：CaMKⅡ、PKC、PKA的长期作用都可以影响基因转录活动和蛋白质的合成。LTP维持期各种激活的蛋白酶也可诱导即刻早期基因的表达，主要有c-fos、c-jun家族和zif/268，实验证明清醒鼠海马齿状回诱导LTP后0.5～3h有c-fos的表达。这类基因表达产物进一步影响核内靶基因的启动和转录。应用蛋白合成抑制剂菌香霉素能使LTP的维持时间从72h缩短到3～6h。用放线菌素D抑制基因转录同样可以使海马脑片的LTP时程缩短。基因转录和蛋白质合成不仅是LTP维持所必需的，也是短时记忆转入长时记忆的重要步骤。

3）维持期的突触前机制：LTP使突触后功能改变，但是某些部位的LTP表达还涉及突触前机制，如海马CA_1区的LTP需要突触后和突触前机制的参与。在突触前同样有许多蛋白激酶激活，种类与突触后相似，但功能不同。例如，PKC的突触后底物是neurogranin，突触前底物是B_{50}（或称F1，GAP43），不同的底物磷酸化后发挥不同的功能。突触前机制的最终结果是递质释放增加。突触前后改变的联系需要一种或几种因子在LTP诱导后从突触后释放，作用于突触前，这种逆向传递信息的因子称逆行信使（retrograde messenger）。

a. 蛋白激酶的激活：突触前PKC_β被激活可能依靠突触前Ca^{2+}内流及突触前自身受体（如mGluRs）调制生成的DAG、顺式不饱和脂肪酸（CUFAs）等第二信使的协同作用。PKC激活后增加L型和N型Ca^{2+}通道电流，并使底物B_{50}磷酸化，B_{50}是神经特异性蛋白，主要位于轴突的生长锥和突触前膜的浆膜侧。该部位也是递质释放的活性区，B_{50}能加速囊泡入坞（vesicle docking）和囊泡与突触前膜的融合，该作用是Ca^{2+}依赖性的，在Ca^{2+}的参与下，B_{50}可以增加LTP诱导后的递质释放。B_{50}也可以调节轴突生长速率和膜骨架的稳定性，加快泡裂外排后的囊泡膜融入突触膜，加强细胞骨架与新膜之间的联结。通过囊泡膜与突触膜的融合扩大末梢的表面积，也可能是突触传递增强的机制之一。

另外，细胞内Ca^{2+}浓度增加激活Ca^{2+}依赖的CaM及CaMKⅡ，后者又使突触囊泡相关蛋白突触素（synapsin）和突触小泡蛋白（synaptophysin）磷酸化。正常非磷酸化的突触素与骨架肌动蛋白（actin）联结，将突触囊泡束缚在蛋白网络中，突触素磷酸化后，与肌动蛋白的联结降低，囊泡从骨架蛋白网络中释放出来进入突触前活化区。突触小泡蛋白参与构成囊泡膜与突触前膜融合后的融合孔，它既是CaMKⅡ的底物，也是酪氨酸激酶的底物。

LTP时酪氨酸激酶的活性增高，在突触前它可以被花生四烯酸激活，使递质释放增加。酪氨酸激酶除了使突触小泡蛋白磷酸化外，还可能使MAP（mitogen-activated protein）激酶活性增加，突触素Ⅰ又是MAP激酶的底物，突触素Ⅰ的磷酸化也使递质释放增加。

b. 逆行信使：突触后与突触前的相继活动需要逆行信使进行联系。现在认为的逆行信使主要有一氧化氮（NO）、花生四烯酸（arachidonic acid，AA）、一氧化碳（CO）、血小板激活因子和神经营养因子（NTFs）等。

NO是一种具有高度弥散性的气体，由其前体物质L-精氨酸在NO合成酶（NOS）的催化下生成。突触后神经元树突中有NOS存在，谷氨酸诱导的细胞内Ca^{2+}增加可激活内皮型和神经元型NOS，促进NO释放增加。NO释放后作用于突触前靶酶鸟苷酸环化酶和ADP核苷酸转移酶，增加突触前递质释放。

花生四烯酸由Ca^{2+}激活的磷脂酶A_2（PLA_2）作用于膜磷脂生成，或由DAG经脂酶分解而成。在海马脑片，NMDA受体激动可引起神经元释放花生四烯酸。花生四烯酸可增加突触反应，引起缓慢发展的LTP，这种延迟发生的LTP不是即刻快速的递质释放增加所致，有人认为，花生四烯酸的作用可能不限于突触前末梢，还能抑制胶质细胞对谷氨酸的重摄取，以及增强NMDA受体介导的电流。花生四烯酸在突触前末梢作用的位点可能是K^+通道和PKC。

一氧化碳（CO）是一种可弥散的膜通透性气体，由血红素加氧酶（HO）催化血红素生成。在哺乳动物组织中，有两种HO同工酶，中枢神经系统主要是HO-2酶，该酶在海马锥体细胞、颗粒细胞含量丰富。抑制HO可减少谷氨酸的释放，提示CO的作用部位在突触前。CO作用的靶酶是突触前的可溶性鸟苷酸环化酶，能够催化cGTP生成cGMP，如果用可溶性鸟苷酸环化酶抑制剂可以阻止CA_1区LTP的诱导，用cGMP拟似物则产生活动依赖性的EPSP长时程增加，提示CO能够通过cGMP诱导LTP产生。CO与NO的作用不同在于CO可使弱或强的刺激都产生快速和长时的突触传递增强，而NO增强或压抑突触传递，取决于突触前刺激的频率。

4）LTP的突触形态改变：LTP形成过程中可以见到突触形态的可塑性改变。主要有如下几种。

a. 树突棘形态和数量变化：强直刺激小鼠海马穿通纤维后，齿状回分子层外侧1/3部位树突棘体积增大，头部膨大而颈部缩短，这些变化能够降低输入阻抗，易化突触电流传导。有时还可见树突棘密度增加，棘头分裂形成分支棘的百分率增加。

b. 突触数目增加和突触界面增加：强直刺激10s、2h、8h，连续观察可见，大树突干（直径大于2μm）上的干突触数目增加，小数突干上的干突触及无柄棘突触数目增加。此外，兴奋性突触的突触膜前后界面扩大，突触前膜深深嵌入后膜。纵切面在电镜下呈U形，体积增大，突触前膜形成多个活性区，也加强了突触传递的功效。

c. 突触后致密物增厚：突触致密物内含微量蛋白、肌动蛋白、受体与酶分子（如CaMKⅡ）。LTP形成后，突触后致密物不仅增厚，还可出现裂隙，在裂隙处的突触后膜向突触间隙膨出，突触前膜内陷，将突前囊泡分隔成2~4个活动区，形成穿透性突触（perforated synapses）。

此外，还有突触前末梢内线粒体数量增加，突触小泡向活动区聚集，但小泡总数不变或下降。

2. 突触传递长时程抑制 突触传递效率的长时程降低称突触传递长时程抑制（long-term depression，LTD），LTD广泛存在于神经系统，如海马、小脑皮质、新皮质等部位，但各部位产生的LTD诱导方法和生化机制不同。

（1）海马的LTD和诱导机制：海马的LTD可发生在CA_1区的Schaffer侧支-CA_1锥体细胞的突触部位，低频（1Hz）长时（10~15min）刺激Schaffer侧支，可以抑制突触后细胞EPSP或场电位EPSP的反应，这种抑制可持续几小时。

在CA_1区产生的同突触LTD，与LTP有相似的产生机制，需要激活NMDA受体或者开放L型电压门控Ca^{2+}通道，诱导Ca^{2+}进入突触后细胞。区别在于进入细胞的Ca^{2+}数量，细胞内Ca^{2+}少量增加最终导致LTD，而Ca^{2+}的大量增加导致LTP，因此在同一突触部位，到底产生LTP还是产生LTD，是通过对同一个调节蛋白进行磷酸化或脱磷酸化的调节决定的。CaMKⅡ是这种调节蛋白的一个很好的例子，中等浓度Ca^{2+}使磷酸酶活性明显增加，其底物磷酸酶抑制剂-1脱磷酸而活性降低，原来受它抑制的磷酸酶-1脱抑制而活性增加，因此CaMKⅡ脱磷酸活性降低，受CaMKⅡ调制的NMDA受体磷酸化程度减少，功能下调，突触传递效率降低，产生LTD。

（2）小脑的LTD和诱导机制：小脑皮质的浦肯野细胞接受爬行纤维、平行纤维的兴奋性传入。爬行纤维、平行纤维与浦肯野细胞间的突触都以兴奋性氨基酸作为递质。浦肯野细胞上不存在NMDA受体，所以平行纤维激活后释放谷氨酸，谷氨酸与浦肯野细胞上的非NMDA受体（多数AMPA受体）结合，诱导Na^+内流，引起突触后膜去极化，加速兴奋性突触传递。此外，平行纤维与浦肯野细胞的突触间还存在1型代谢型谷氨酸受体（mGluR1），mGluR1兴奋后通过G蛋白介导，激活PLC，生成DAG和IP_3，DAG以及通过电压门控型Ca^{2+}通道进入的Ca^{2+}激活PKC。爬行纤维也兴奋激活相应的受体使突触后膜达到一定程度的去极化，开放电压门控性Ca^{2+}通道，诱导细胞内Ca^{2+}增加，Ca^{2+}激活PKC和PLA_2，PLA_2又通过激活花生四烯酸再激活PKC。因此PKC可同时被平行纤维和爬行纤维的兴奋性激活，PKC是诱导LTD的重要信使。

诱导LTD产生的另一信使是NO。浦肯野细胞不含有NOS，但有NO的靶酶——鸟苷酸环化酶，而与之相邻近的中间神经元如篮细胞及平行纤维含有神经元型NOS。这样通过如下两种方式可产生NO：一是Ca^{2+}进入细胞激活CaM依赖的NOS；其次是LTD形成时，Ca^{2+}大量进入浦肯野细胞导致K^+流出，细胞外高K^+足以使邻近的突触前细胞成分去极化产生NO。NO能弥散到浦肯野细胞，以旁分泌方式作用于鸟苷酸环化酶产生cGMP，cGMP

激活PKG，PKG使底物G（G-substate）磷酸化，活化的底物G是一种强有力的磷酸酶抑制剂，以致浦肯野细胞上AMPA受体被PKC磷酸化后无法被磷酸酶脱磷酸而恢复正常的敏感性，造成平行纤维-浦肯野细胞突触传递的抑制。NO生成后还可作用于突触前腺苷A受体，抑制平行纤维兴奋后产生的突触后电流。

目前对LTD维持期的机制研究尚无定论。

小脑的LTD主要与运动学习相关。它参与前庭-眼反射的适应。LTD的损害可见某些类型的运动学习缺损。

3. 突触可塑性与学习和记忆 现代神经科学认为，神经系统的突触可塑性是包括学习和记忆功能在内的行为适应的基础。我们以海兔缩腮反射的习惯化和敏感化为例，简述突触可塑性与学习和记忆的关系。

海兔缩鳃反射习惯化和敏感化的神经机制：海兔缩腮反射的习惯化和敏感化是典型的非联合型学习方式。海兔缩鳃反射的神经元线路十分简单（图11-10A）：对喷水管皮肤的触觉刺激激活感觉神经元，该神经元既可直接又可通过中间神经元兴奋腮内运动神经元而导致缩腮动作。该反射的习惯化是由于作用于喷水管皮肤的重复刺激导致了感觉神经元突触前的N型Ca^{2+}通道失活，造成Ca^{2+}内流减少，使突触前递质释放逐渐减少，从而使感觉神经元在运动神经元和中间神经元引起的EPSP逐渐减小，缩腮动作亦相应减弱。因此，缩腮反射的习惯化是突触传递效能的减弱。

敏感化是由于作用于头部或尾部的伤害性刺激通过终止于支配喷水管周围皮肤的感觉神经元突触前末梢的易化中间神经元而作用于感觉神经元的（图11-10B），此类易化中间神经元所释放的递质是5-HT。5-HT通过一系列步骤使突触前膜Ca^{2+}内流增加而导致感觉神经元释放递质增加，最终造成行为上的敏感化。因此，敏感化是突触传递效能的增强。

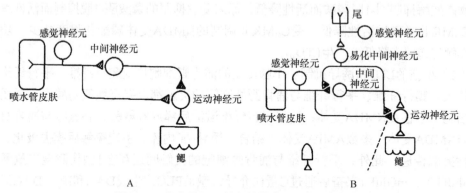

图11-10 海兔缩腮反射及其敏感化的神经回路

A.海兔缩腮反射的神经回路；B.海兔缩腮反射敏感化的神经回路

七、学习和记忆的神经生物化学机制

1. 生物大分子与学习和记忆 从神经生物化学角度看，在学习和记忆过程中，必然伴随脑内的物质代谢。科学家发现，训练大鼠学习爬绳索以取得食物，学会后的大鼠其前庭细胞中RNA的碱基比例有明显变化，腺嘌呤增加，尿嘧啶减少；给金鱼注射RNA合成抑制剂喜树碱，使RNA合成抑制65%～70%，注射8日后，动物难以完成主动回避反应。这些实验资料提示RNA可能与学习和记忆有关。科学家也发现，短时记忆与长时记忆有不同的神经机制，短时记忆只需原有蛋白质分子的共价修饰，长时记忆则要求合成新的mRNA和蛋白质分子。例如，以灯光和电击相结合训练金鱼建立起主动回避的条件反射，训练后立即向其颅内微量注射嘌呤霉素，以抑制蛋白质的合成，动物在训练后6h内的记忆仍正常，但训练后1周的记忆则显著受损，说明长时记忆有赖于蛋白质的合成。人类的第二级记忆可能与这一类机制关系较大。在逆行性遗忘症中，可能就是脑内蛋白质合成代谢受到了破坏，以致使前一段时期的记忆消失。新近的工作认为，从无脊椎动物到哺乳动物在长时记忆的编码方面有共同的分子机制，其中转录因子cAMP-反应元件结合蛋白（cAMP response element-binding protein，CREB）在长时记忆过程中可能起着关键性的作用。

2. 递质及神经肽与学习和记忆　中枢神经递质和神经肽参与学习和记忆过程的调制。中枢胆碱能上行激动系统使大脑处于觉醒状态，是学习和记忆不可缺少的背景。中枢胆碱能系统是学习和记忆环路及认知过程中的一个主要环节。例如，阿尔茨海默病患者的基底前脑胆碱能神经元发生退变可能是其认知功能障碍的一个重要原因。动物学习训练后注射拟胆碱药（氧化震颤素）可增强记忆的保持，而向脑室或海马注入抗胆碱药物东莨菪碱则使学习减慢，记忆保持减弱，先天性胆碱乙酰化酶活力低的小鼠，记忆保持能力差。

儿茶酚胺类和氨基酸类递质也参与对记忆储存的调制。NA系统的活动有利于信息的储存和再现，增强记忆的保持。例如，试验前抑制NA的合成可阻碍动物的回避学习；应用NA或其受体激动剂可减轻各种因素所致的遗忘症，且脑内NA的水平与记忆保存程度相关。抑制性氨基酸GABA和兴奋性氨基酸NMDA也参与学习和记忆过程的调节。有人观察到，在训练后的一定时间内给动物注射GABA的拮抗剂对记忆的保持有增强作用，而注射GABA激动剂则将损坏记忆的保持。将NMDA受体拮抗剂AP5注入杏仁复合体可产生一次性回避学习和记忆的顺行性遗忘。

神经肽（neuropeptide）是泛指存在于神经组织并作用于神经系统的活性肽。现有的资料表明，有一些神经肽能增强或易化记忆过程，另一些神经肽则有导致遗忘的效应，还有一些神经肽对学习和记忆的作用尚不能得出一致的结论。最引人注意的是血管升压素（VP）易化记忆巩固的效应。例如，切除垂体后叶的大鼠，其条件性回避反射的消退明显加快，如注射垂体后叶的提取物则使回避反射的保留时间延长，减慢消退的速度；隔核、海马内微量注射血管升压素可增强动物的学习能力。另一个垂体后叶激素是缩宫素（oxytocin，OXT），它除第3个氨基酸残基是异亮氨酸和第8个是亮氨酸外，其他氨基酸均可与血管升压素相同，但对学习和记忆的作用则与血管升压素相反。例如，在大鼠被动回避反射训练后不同时间向脑室注射缩宫素，发现学习后立即注射和3h内注射回避行为明显减弱，学习后6h注射无作用，23h后注射又使回避行为明显减弱，表明缩宫素对行为的影响是时间梯度式的，缩宫素不仅减弱记忆的巩固过程，而且减弱再现过程，因而被称为"遗忘肽"。

促肾上腺皮质激素（ACTH）也具有促进短时记忆的作用，其肽链的4～10位这一小段七肽是有效部分，将其微量注入中脑、丘脑，特别是束旁核，可防止动物回避性条件反射的消退。促黑细胞激素（MSH）因为与ACTH的第4～10位氨基酸顺序相同，因而具有与ACTH相似的作用。此外，其他一些神经肽如胆囊收缩素（cholecystokinin，CCK）、P物质（substance P，SP）、生长抑素（somato-statin，SS）等对学习和记忆作用虽有报道，但尚缺乏明确的报道。

八、学习和记忆的神经解剖学机制

从神经解剖学角度看，学习和记忆不仅与脑的功能定位及神经元和神经环路的活动有关，而且与突触具有形态结构可塑性（原有突触的修饰和新突触的建立）有关。在小鼠被动回避反应实验中看到，衰老性记忆衰退动物其海马CA$_3$区和大脑皮质感觉运动区Gray I 型突触表现为突触间隙宽度增大，突触后致密物质厚度变小，其中海马CA$_3$区突触活性带长度变短，正向弯曲型突触数目减少，平坦型突触数目增多。在大鼠视皮质脑片标本观察到，当视皮质产生LTP后，有大的U形突触形成，界面曲率大于2（正常平均为1.1）。人们认为，长时记忆可能与新突触联系的建立有关。

第三节　情绪的脑机制

情绪（emotion）表现为喜、怒、哀、乐、恐惧、惊奇等。情绪活动对人类来说有着重要的意义，可以想象，没有了情绪，生活将变得怎样的苍白而乏味。情绪是人类要研究的最重要的几个问题之一。自古以来有很多人研究情绪问题。情绪机制的研究是一个具有挑战性的课题，尤其在研究手段上难度很大，因为很难将研究感觉和运动系统的技术用于情绪的研究：如果研究对象是感觉系统，我们可以施加刺激来寻找其发生反应的神经元，还可以调节刺激参数来选择最适刺激以引起一个最大反应。但这样的方法不能用来研究情绪。目前所知的能够观察和研究的内容仅限于个体内在情绪的外部行为表现，涉及具体脑机制的研究，主要来源于对动物情绪表达的研究及从临床病例着手深入观察所得的综合结果。

情绪反应通常是来自我们身体对内外环境的感觉，并由运动系统、自主神经系统和下丘脑神经内分泌系统所控制。因此，我们要了解的情绪反应是感觉刺激如何引起代表情绪表达的行为和生理反应。关于情绪体验，知之甚少。一般认为，大脑皮质在情绪体验中起了关键作用，但我们尚不清楚感觉输入或躯体内部信号如何最终引起一个反映特定情绪的皮质活动。

一、情绪的两种学说

情绪是人们普遍承认和使用的词，从传统观念来看，羞愧、愉快、悲伤、恐惧、焦虑、气愤、平静等都属于情绪，但是这些感觉的确切定义是什么？情绪的神经基础涉及大脑皮质、皮质下结构如何调节自主活动和内分泌活动等，存在着复杂性。因此，根据对人类和动物情绪表达和对人类情绪体验的细致观察，科学家们形成了一些关于情绪表达和体验的学说，这里主要介绍两种。

（一）James-Lange学说

早在1884年美国的心理学家和哲学家William James第一次明确地提出了关于情绪的学说，丹麦的心理学家Carl Lange也提出了有关情绪的想法，因此一般将这一学说称为James-Lange学说。他们提出，情绪的产生依赖于能引起个体生理反应的刺激。一般认为，情绪是在人们对外部事物知觉的基础上产生的，随着情绪的产生，又引发一系列身体上的变化。但他们的情绪理论正与此相反，主张情绪是身体变化的感觉，使人激动的外部事件所引起的身体变化是情绪产生的直接原因。感觉系统将有关状态的信息传递给大脑后，并不立刻引起情绪。知觉之后、情绪之前，必定先有身体上的表现发生。大脑把加工后的信息传到躯体，从而改变肌肉张力、心跳频率等。然后，感觉系统再对大脑引起的这些变化做出生理反应，正是这些感觉为情绪产生的基础。根据James-Lange学说，生理的变化诱发了情绪，如果这些生理变化被解除，情绪也随之消失，即人们是因为哭泣感到悲伤，而不是因为悲伤而哭泣。

情绪与生理状态紧密相关，并不意味着没有明显的生理信号就不能有情绪产生（James和Lange也同意这个观点）。对于那些与身体变化有明显关联的强烈情绪，情绪与情绪的生理表现之间存在密切的关系，但两者的因果关系目前尚不清楚。

（二）Cannon-Bard学说

1927年，美国生理学家Cannon对James-Lange学说提出了几点质疑，并建立了一个新学说。后来Cannon的学生Bard在他的实验室做了假怒实验，对Cannon学说进行了进一步的完善，形成了现在通称的Cannon-Bard学说。这一学说认为，情绪实际上包括两个方面：一个是情绪动作，另一个是情绪的感觉，而情绪的感觉体验能独立于情绪动作表达之外而产生。Cannon反对James-Lange学说的第一点理由是在没有感觉到生理变化时，仍然可以产生情绪。例如，横断脊髓使断面以下的感觉完全丧失，这时动物仍然可以产生情绪，在人也观察到类似的现象。按照James-Lange的学说，脑受到生理变化而激发情绪，感觉被阻断了，那么情绪也就不应该产生了。但与上述病例的事实相悖。Cannon-Bard学说反对James-Lange学说的第二个理由是情绪体验和躯体的生理状态之间没有必然的联系。例如，恐惧时会出现心跳加快、消化抑制和出汗增加等现象，但是同样的生理变化也会伴随其他的情绪，如愤怒，甚至是无情绪的病理状态（如发热等），因此不能认为害怕这种情绪状态是这些生理变化的结果。

Cannon-Bard学说认为丘脑在情绪感受方面起着特殊的作用。感觉输入到达大脑皮质后可引起身体的某些反应。Cannon新的学说认为，这种刺激-反应神经回路并不产生情绪，只有这些信号到达丘脑才能产生情绪。换言之，情绪的产生及特征是由丘脑的活动形式所决定的。James-Lange学说认为因为你哭泣而感到悲伤，如果你能制止哭泣，悲伤也就消失了。Cannon学说则认为不是哭泣造成你伤感，情绪是丘脑对所处情境所产生的反应，只需你的丘脑受到某个简单刺激而适当地激活，便可产生悲伤的情绪。

二、情绪的机制

除了James-Lange和Cannon-Bard提出的关于情绪的学说，1937年，Papez提出的Papez

环路，提到丘脑与情绪有关，还强调了大脑皮质和原皮质（如边缘叶，包括海马、扣带回、乳头体和下丘脑）构成的环路也与情绪的感觉体验有关。不同的情绪依赖于不同的神经环路，但在大多数情况下，这些环路集中在相同的脑区。还有Zurich大学的Hess因对间脑（下丘脑部分）的功能组构与情绪之间关系的研究所作出的杰出贡献，荣获了1949年的诺贝尔生理学或医学奖。近年来，越来越多的神经生物学家认为情绪是外周和中枢诸多因素相互作用所产生的。在这方面Antonio Damasio作出了重要贡献，他在杏仁核或前额皮质损伤的患者中进行了研究。另一位对情绪的神经基础作出贡献的是Stanley Schachter，他强调了大脑皮质在形成情绪中的作用，他提出大脑皮质对来自外周的信息产生认知性的情绪反应。

除了James-Lange学说和Cannon-Bard学说之外，还有其他关于情绪的学说，我们不在此一一介绍了。后来研究证明每种学说既有优点也不足。例如，恐惧和愤怒都激活自主神经系统的交感支，但这两种情绪分别与不同的生理反应相关联。虽然还未能证明这两种情绪是不同的生理反应的产物，但至少两者的生理反应是不同的。这一点与Cannon-Bard学说的观点是不一致的。

另一个与Cannon-Bard学说对立但被实验研究所证实的观点是，情绪有时受到脊髓损毁的影响：对脊髓损伤的一位成年男子的研究表明，感觉丧失的程度与情绪体验的降低之间存在一定的相关性。这一结果支持情绪体验依赖于情绪表达观点的James-Lange学说。另外一些研究表明，如果强迫自己进行一种情绪的行为表达，如微笑，的确使一些人感到愉快。因此，有些情绪的体验可能的确依赖于情绪的行为表现，而另一些情绪的体验则不必依赖于情绪的行为表现。

三、情绪的主要表现类型

情绪活动其实是人们对于事物情境或观念所引起的主观体现和客观表达，是由神经生理和肌肉变化等因素组成的复杂过程，它不仅具备独特的主观感受，还具有独特的外部行为表现。通常各种情绪通过表情显现出来，表情有3种类型。

1. 面部表情（facial expression） 指在情绪发生时，面部肌肉和腺体的变化。人的面部表情主要依靠眼、眉、嘴、鼻、面部肌肉等器官组织的协调运动来完成。1971年开始，Ekman和Friesen通过对来自世界上不同文化背景的受试者面部表情在不同情绪状态下的分析，提出人的基本表情可以分为6种：高兴、悲伤、惊讶、恐惧、愤怒和厌恶，系统地建立了上千幅不同的人脸表情图像库，并给出了6种基本表情的具体面部表现。这种对于面部表情的基本模式的分类方法没有充分的理论根据和严格的逻辑基础，但在以上6种表情之间，面部器官组织的运动特征确实存在着较大的差异，容易进行区分。例如，快乐时两眼放光、双眉舒展、嘴角上提，悲痛时头部低垂、双眉紧锁、嘴角下撇、眼泪汪汪，愤怒时咬牙切齿、双眉倒竖，惊恐时目瞪口呆等。

2. 肢体表情 指在情绪发生时四肢和躯体部位的动作变化。例如，快乐时手舞足蹈，愤怒时挺胸握拳，恐惧时手足无措等，甚至连耸肩、抱臂、摸下巴等一些细微的动作，都能很好地体现出各种情绪。

3. 言语表情 指在情绪发生时，言语的声调、节奏、速度和音色等的变化。例如，悲哀时语调低沉、声音断断续续，愤怒时声音高尖而且颤抖等。此外，感叹、烦闷、惊讶、厌恶、激动等都常伴有一定的语气和语调的变化。

除此之外，情绪反应还常常伴有自主神经活动增强或抑制的表现。例如，汗腺分泌的多少、心率的改变、血压的改变、皮肤血流速度的变化、脸色变红或苍白、立毛、胃肠活动亢进或抑制等。

四、参与情绪调节的主要结构

大约从1930年开始，科学家证明边缘系统是参与情绪调节的重要结构，但将调节情绪的结构归为一个单独的系统存在很大困难。近年来，越来越多的神经生理学家认为情绪是外周和中枢诸多因素相互作用产生的。

1. 下丘脑是调节情绪状态的关键结构

（1）下丘脑对自主神经系统的调控及其与情绪状态的关系：伴随情绪状态出现的典型生理变化，如出汗、口干、肌肉紧张、呼吸加快和心跳加速等主要是神经系统调控的。自主神经系统主要是一个效应器系统，它调控平滑肌、心肌和腺体，区别于调控骨骼肌的躯体运动系统，这两个系统平行地调节身体使之适应于外界环境的变化。躯体运动大部分是随意的，而自主活动是反射性的，不经过意识的，也称不随意运动。随意和不随意是相对的，不是绝对的，某些躯体活动，特别是一些反射活动也是不随意的。

自主神经系统包括交感、副交感和肠道神经系统三个主要的部分。这里我们主要讨论前两个部分，这两个部分在情绪行为和内环境恒定的调节中有不同的功能。交感神经系统调制恐惧和逃遁反应，而副交感神经系统是调控休整和营养（rest and digest）。在紧急情况下，身体需要对内外环境中的突然变化迅速做出反应，这时下丘脑和交感神经系统兴奋，使心跳加快和心排血量增加，出汗、瞳孔扩大、体温升高和血糖增加等。相反，副交感神经系统使心率、呼吸及代谢保持在正常基础水平。如果我们把一个动物的交感神经系统损毁，那么这种动物可以存活在一定恒定状态下而不能暴露在应激状态下，它不能照料自己，不能把需要的血糖从肝脏中调出来，也不能像正常动物那样收缩血管对寒冷起反应等。自主神经系统的活动不只是为了对付紧急状态或恢复正常，交感和副交感神经系统的很多活动是具有紧张性的，并且和躯体运动系统共同在外界环境变化时，控制行为的正常和使内环境维持在一个恒定的状态。

大脑皮质、杏仁核和部分网状结构等均能影响自主神经系统的活动，而这些脑区对自主神经系统的作用又大多是通过下丘脑来实现的，来自这些脑区的信息在下丘脑进行整合以形成适宜的反应。来自下丘脑的纤维投射到脑干或直接投射到脊髓，从而调节自主神经系统的活动。脑干的孤束核接受来自下丘脑的投射，同时也是内脏感觉信息的接收处，然后作用于迷走神经核和其他脑干副交感神经核，以调节体温、心率、血压和呼吸等。延髓的腹侧嘴部（rostral ventral medulla）也接受来自下丘脑的投射，主要对交感神经系统的节前输出进行调控，这一脑区兴奋可导致交感神经系统的活动增加，如竖毛、血压升高、心跳加快、出汗和瞳孔扩大等。下丘脑也可直接调节脊髓的自主神经系统的输出。

（2）下丘脑调节内分泌系统：内分泌系统的调节由直接和间接两种方式来完成，直接方式是由垂体后叶分泌内分泌产物至体循环而影响内分泌腺，间接方式是通过下丘脑分泌的调节激素进入垂体门脉系统调节垂体前叶。神经分泌（neurosecretion）是Schaffer提出的，指某些神经元具有神经和内分泌转换的功能，可以把神经的电信号直接转换成体液信号。这些细胞也称神经内分泌神经元（neuroendocrine neuron），主要是指下丘脑的视上核和室旁核中的一些大细胞，既是神经元，又能分泌活性物质。后来发现不仅在下丘脑视上核和室旁核的神经大细胞有神经分泌现象，在下丘脑弓状核的神经小细胞也可有神经分泌。另外，还发现这些细胞分泌的活性物质都是肽类，但不一定是神经激素，因此也被称为神经肽。

调节内分泌功能的下丘脑肽能神经元可分为两类。一类是投射到神经垂体的下丘脑肽能神经元，即经典的神经分泌大细胞；另一类是投射到正中隆起，其末梢与垂体门脉血液接触的小细胞，它们调控垂体前叶的功能。下丘脑神经分泌大细胞释放血管升压素与催产素，而小细胞分泌释放激素和抑制激素。它们起到相互制约的调节作用。

（3）刺激下丘脑某些区可引起情绪状态：1932年Stephen Ranson用脑定位仪在麻醉条件下精确地刺激了下丘脑各区，他发现这能引起多种自主反应，可改变心率、血压和肠胃活动，也可观察到竖毛和膀胱的收缩。1940年Walter Hess进一步在不麻醉的清醒动物中进行了工作，他发现刺激下丘脑的某些区所产生的反应与特定的行为有关。刺激猫外侧下丘脑可引起与愤怒有关的自主和躯体反应，如血压升高、竖毛、缩瞳、弓背和竖尾等，与去大脑半球所造成的假怒极为相似。刺激停止，动物就迅速平静下来，蜷缩甚至入睡。20世纪60年代耶鲁大学的John Flynn发现刺激下丘脑的不同区可引起不同的攻击行为，刺激内侧下丘脑可观察到情绪性的攻击（愤怒攻击）和Hess描述的"发怒"相似，有发怒的表现但并不对靠近的老鼠攻击。捕食性的攻击则可由刺激外侧下丘脑激发，并没有很多威胁性的姿态出现，而是迅速地扑向猎物而咬住它的脖子。Flynn把这种攻击称为无声捕食攻击（silent-biting attack）。

2. 边缘系统 有人提出，其实在脑内有多个部位参与情绪的产生过程，且对不同的情绪有着不同的影响。大约从20世纪30年代开始，科学家们便证明在脑内的确存在与感觉有关的系统，并归结为现在熟知的边缘系统。

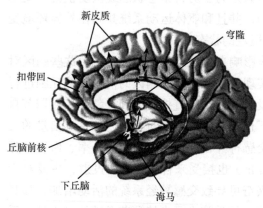

图11-11 大脑皮质边缘叶

1878年法国神经生物学家Broca首先提出边缘系统的概念，即在所有哺乳动物大脑的内侧表面，都有一组明显区别于周围皮质的皮质区域。Broca用拉丁语中表示"边缘"的词limbus，将这部分脑区称为边缘叶（limbic lobe）。因为它们形成了围绕脑干的一个环（图11-11）。根据这一定义，海马及扣带回、嗅皮质（在脑的底面）等位于胼胝体周围的皮质称为边缘叶。但是，Broca当时的报道并未提到这些结构对情绪的重要性。而且，在随后相当长的一段时间内，边缘叶一直被认为其主要功能是参与嗅觉的实现。

1937年Jame Papez提出大脑皮质边缘叶是情绪的神经基础。他指出脑的内侧面上有一个"情绪系统"，将皮质和下丘脑的功能联系起来，他把这样一组结构称为Papez环，每

一个结构之间由粗大的纤维束相连。Papez环路是指在海马、乳头体、丘脑前核与扣带回间形成的一个环路，即

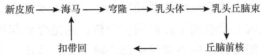

Papez环路调控情绪，不仅涉及丘脑与情绪有关，它还将大脑皮质和原皮质与情绪联系在一起。Papez发现，某些皮质区域被损毁对情绪行为有深刻的影响。例如，扣带回肿瘤的患者会出现恐惧、易激惹、抑郁等情绪失调的行为表现。感染狂犬病毒的患者会出现情绪的过分抗拒，呈现过分夸张的恐惧和攻击行为，病理学检查发现海马神经元出现不正常的胞体。根据这些结果，Papez推断出了Papez环路的具体构成。他认为，下丘脑整合自主神经系统的活动，也控制情绪行为的表达。下丘脑与新皮质的连接将情绪表达与情绪体验联系起来。同时解剖学的研究提示，扣带回通过海马和穹隆与下丘脑之间存在着双向联系，下丘脑与皮质间的这种双向交流为James-Lange和Cannon-Bard所提出的关于情绪的学说提供了重要的解剖学基础。

边缘系统的杏仁核与情绪有着特殊的关系，刺激人的杏仁核可以产生恐惧的感觉，在实验动物上损毁杏仁核使动物变得驯服。杏仁核团对很多情绪状态的作用是通过下丘脑和自主神经系统来实现的，因此这些作用与刺激和损毁下丘脑的某些区所产生的效应极为相似。杏仁核位于颞叶的颞极中，在中央皮质的下方，由于它的形状，用希腊文"almond"命名为杏仁核。杏仁核由很多核团组成，包括基底外侧核、皮质内侧核和中央核。这些核团和下丘脑、海马结构、新皮质和丘脑都有双向的连接。杏仁的基底外侧核接受各种感觉的传入信息，然后由杏仁中央核发出两个主要的传出投射：终纹和杏仁腹侧通路（ventral amygdaloid pathway）。终纹的传出纤维投射到下丘脑、终纹的床核和伏隔核；杏仁腹侧通路到达脑干、丘脑背内侧核和扣带回的嘴部。

进入杏仁核团的感觉输入主要到达基底外侧核，这些感觉来自丘脑的感觉核团和初级感觉皮质。对某些类型的情绪和恐惧，来自丘脑的感觉输入尤为重要，它较来自皮质的感觉输入更快到达杏仁核团。因此，这些直接来自丘脑的输入可引起短潜伏期的初始情绪反应，使杏仁核团做好准备以接受来自高级中枢（如腹内侧前额皮质）的与认知相关情绪的复杂信息。杏仁核的输出和自主神经系统的活动一样反馈给大脑皮质，引起一种意识性的情绪反应。有相当多的事实证明，习得性情绪状态是由杏仁基底外侧核团所介导的，特别是与恐惧和焦虑相关的情绪状态。损毁基底外侧核团可使经典的恐惧性条件反射消失。开始建立条件反射时，作为条件刺激的声音不引起自主神经系统的活动，与电击结合就会产生疼痛、害怕及自主神经系统的活动，经多次结合单独声音即能引起恐惧反应，也包括相应的自主神经系统活动如心跳加快、血压升高等。因此，杏仁核团对本能性和习得性的恐惧反应都起重要作用。

我们以听觉为例来介绍参与情绪性信息加工的通路。听觉信息传入内膝体的内侧部，还有其他听觉通路可到达内膝体的外侧部和丘脑的其他核团。内侧部只投射到初级听皮质，而外侧部投射到听觉的初级皮质和联合皮质，同时也投射到杏仁的基底外侧核。这些从丘脑到杏仁的通路参与情绪性的学习。杏仁的中央核与脑干有丰富的连接，并通过这些连接参与情绪反应的调控，同时还有纤维投射到基底核，基底核与皮质有广

泛的连接，并且已证明这种连接通路参与皮质的唤醒反应和可塑性。

信息从杏仁的基底外侧核又传至中央核，中央核的传出纤维投射到外侧下丘脑和脑干的某些区，通过调节自主神经系统的活动对情绪性的刺激产生反应。另外，杏仁中央核直接或间接（通过床核）投射到下丘脑的室旁核，这是介导与情绪相关的神经内分泌反应的重要脑区。所以刺激杏仁中央核可引起心跳加快、血压升高和呼吸频率增加，相反，如损毁中央核则可抑制恐惧条件反射中自主神经系统的反应。杏仁中央核的传出纤维也投射到联合皮质，特别是投射到眶额皮质和扣带回，这一通路对情绪的意识性感知很重要，在调节唤醒状态和伴随的心率变化中起重要作用。杏仁中央核的传出纤维投射到基底核以调节唤醒状态。如损毁眶额皮质或扣带回的前部则可改变情绪反应。如果损毁只局限于眶额皮质则可使动物攻击的情绪反应明显减弱。根据这些实验结果，在20世纪30年代曾用额叶切除来控制某些精神病，使这些患者大大减弱了狂躁的表现。然而后来发现，额叶皮质切除常伴随癫痫、人格的改变、缺乏主动性和创造力等出现，后来这种切除治疗不再沿用，而采用药物治疗获得了较好的效果。

3. 中脑　中脑也是参与情绪的重要结构，其中最主要的是中脑中央灰质（periaque-ductal grey，PAG）。PAG是围绕中脑导水管的灰质区，中央灰质头端在后连合和动眼神经核上端水平，尾端在中脑被盖背核水平。人的PAG分为3个区，即背侧区、内侧区和外侧区，内侧区围绕导水管周围，背侧区位于内侧区背方，外侧区又分为背外侧区和腹外侧区。中央灰质具有很多重要功能，与情绪活动有关的功能柱有背柱、背外侧柱、腹外侧柱和内侧柱，如刺激背外侧柱或腹外侧柱能产生防御反应（鼠的逃跑行为，人的恐惧、不愉快，以及血压升高和心动过速）。

4. 大脑皮质　人脑比其他哺乳动物的脑更为复杂，个人的经验能够影响情绪的产生，如某些能够引起某人兴奋或愉悦的刺激对另一个人的情绪可能没有作用。尽管这种特异反应的神经机制还没有阐明，研究发现较高层次的皮质参与了情绪的加工。

额叶和颞叶是与情绪关系密切的脑区，前额叶损伤（常见的是眶额皮质损伤）的患者可以表现人格的改变，情绪易于波动，或欣快或暴躁，缺乏对情绪活动的适宜调节。邻近前额皮质的前扣带皮质损伤，患者出现冷漠、缺少情感，以及运动不能缄默症（akinetic mutism）。双侧切除或损伤颞叶严重影响猴的恐惧反应，猴子表现出许多异乎寻常的变态行为反应。应用功能性影像技术也证明在悲伤和快乐时最常见的激活脑区是眶额皮质。不同的脑区对情绪调节的精细分工尚不清楚。

对人类情绪的脑机制研究起源于对脑损伤患者的研究。脑对情绪表达影响的研究之一是一次工伤事故。这个研究的不幸对象是Phineas Gage，铁路工地上的一个25岁的工人。1848年9月，这名铁路工人，在美国佛蒙特州施工时，因爆炸事故而被一根铁棍击穿头颅。幸运的是，他活了下来。但是原先那个严谨、谦虚和勤奋的他消失了，取而代之的是一个毫无恒心、胡言乱语、攻击性很强的酒鬼。没有任何心理学的测验结果能告诉我们Phineas Gage的认知能力发生了什么问题。但很明显，他的性格发生的改变远比智力大。他的朋友和熟人都肯定地说："他不再是Gage了。"Gage毫无目标地又活了12年。Gage死后没有对其进行尸检，但是Gage的颅骨和铁棒被保存于哈佛医学院的博物馆内。图11-12A是Harlow画的1张草图，显示了铁棒和Gage颅骨的比例。

1994年Iowa大学的Hanna和Antonio Damasio及其同事对颅骨进行了重新测量，用现代成像技术对Gage脑的损伤进行了推测。他们重建的铁棒的穿脑通路，如图11-12B所示，铁棒严重地损坏了两个半球的大脑皮质，特别是前额叶。正是这些损伤引起Gage行为像病态的儿童，导致了没完没了的强烈的情绪发泄。情绪行为的明显增加提示了大脑皮质在调节情绪表达中起了重要作用。

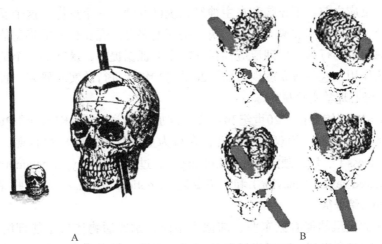

图11-12　铁棒和Gage颅骨的比例草图及铁棒穿脑通路模拟图

A. 铁棒和Gage颅骨的比例草图；B. Hanna和Antonio Damasio及其同事重建的铁棒穿脑通路模拟图

神经成像研究表明，人类大脑的前额叶皮质（prefrontal codex，PFC）可以分为3个主要的区域：大细胞性的（magnocellular）背内侧核（mediodorsal nucleus）的中间部位，即前额皮质的腹侧表面，此区域被称为眶额皮质（orbitofrontal codex，OFC），正是Gage在事故中受损的脑区；小细胞性的（parvocellular）背内侧核的侧面，即前额皮质的背外侧，此区域接收来自顶叶皮质的信号，并负责如短时空间记忆操作的功能；背内侧核的部分侧薄层区域，即处于弓形回间沟前背侧的额叶眼动区（frontal eye fields）。其中，眶额皮质从初始的皮质区域接收味觉、嗅觉或者疼痛刺激的输入信号，进而对这些刺激产生反应。它还能调节人类的情绪、决策行为、动机和社会性行为。

近年来，随着神经成像技术的快速发展，以电信号为基础的方法，如脑电图（electroencephalogram，EEG）和事件相关电位（event-related potential，ERP），以及以功能成像为基础的方法，如正电子发射断层成像（PET）和功能磁共振成像（fMRI），都为更好地研究情绪的脑机制提供了可能。

此外，两半球在情绪活动中起着不同的作用。右半球对情感的语言表达和理解特别重要，损伤右后额叶和前顶叶外侧裂上部（supra-sylvian portion）的患者无法用语调表达自己的情感，但仍保留正常的情绪体验。损伤左侧同样部位则引起Broca失语症。情绪的建立在两半球也不对称。左半球与积极情绪的建立有关，而右半球主管消极情绪，总体来讲右半球比左半球更多地参与情绪的感受和表达。

五、几种情绪的产生机制

（一）焦虑和恐惧

机体在焦虑和恐惧的情况下，通常会出现交感神经系统的剧烈反应，这个反应影响广泛，涉及全身的各个部分，从心率和呼吸增加到出汗。一般来说，焦虑的水平和身体的反应与受到的危险程度成比例。例如，你晚间走在回家的路上，经过让人感到不安的漆黑街路时，你会感到担心；不久，你又发现有一些人不断向你靠近，你顿时感到焦虑和恐惧。这种焦虑和恐惧，会使你感觉到自主神经系统的交感支引起的强烈反应。甚至在表现出行为反应之前，下丘脑和自主神经系统已发动了一个反应。这个反应影响你身体的每一部分，使你心率加速、呼吸加快、出汗增多等。究竟传入的感觉信息如何产生与恐惧和焦虑相关的行为和生理反应？目前较多的证据提示，颞叶的一个结构——杏仁核起着关键的作用。这一研究发现归功于20世纪30年代进行的实验研究，我们先来了解一下当时的神经心理学实验观察。

1. Kluver-Bucy综合征　20世纪30年代，芝加哥大学的学者Kluver和Bucy发现，当那些很凶残的恒河猴被切除双侧颞叶后，在行为上会有很多的异常表现，包括精神盲（psychic blindness）、口识倾向（oral tendency）、过度变态（hypermetamorphosis）、变异性行为（altered sexual behavior）和情绪变化（emotional change）。这些症状的集合被称为Kluver-Bucy综合征。

切除颞叶的猴虽然能看见东西，却似乎不能识别普通物体或不能理解它们的含义（精神盲）。同时会出现一些口识倾向的表现，它们捡起视野内的每一个物体并加以察看，然后把这些物体一一放进口里。它们似乎用口而不是用眼来鉴别每一件物体。把猴与很多物体放在同一间房间，对于不能吃的物体，如杯子、桌子和钉子等，猴先是用口检验，然后吐出。对于食物，同样也是先用口检验，然后吃掉。对于一只颞叶被切除的饥饿猴，给予它曾经见过的物体并混在食物之中，猴仍然是一一捡起所有的物体，并放进口里检测，而正常的饥饿猴则会直接取食物。除了精神盲和口识倾向外，颞叶切除的猴似乎还有一种难以抗拒的检查物体的欲望，情不自禁地靠近并触摸每一件物体，并且把看到的每一件物体放到口里。这种行为称过度变态。此外，颞叶被切除后，猴在性行为方面也有改变。一些猴对性的兴趣明显增长，包括异性性行为、同性性行为等。

Kluver-Bucy综合征的猴的最典型的情绪改变是对恐惧反应的明显降低。例如，野生恒河猴在正常情况下会躲避人和其他动物，如果有人接近，它会立刻跳到更安全的角落里并保持不动。双侧颞叶切除的恒河猴没有这种恐惧和兴奋，这类实验猴不仅会接近人类，并且还让人抚摸和击打它们，甚至当它的天敌蛇从身后接近并攻击它时，实验猴也不会逃避。此外，通常与恐惧有关的发声和面部表情也明显减少。这些都提示，颞叶切除将导致正常的情绪体验和表达的减少。事实上，猴的Kluver-Bucy综合征的症状也可在颞叶损伤的患者身上观察到，并表现有情感淡漠。

在解释Kluver-Bucy综合征时，有一个前提，切除的是包括颞叶在内的一大块脑组织。切除不仅涉及颞叶皮质，还包括所含的杏仁核、海马等所有皮质下结构。Kluver-Bucy综合征中的精神盲可能是由于颞叶的视觉皮质（颞下回）被摘除而导致的，但是情绪障碍则可能是由于杏仁核损毁而导致的。研究证据表明，杏仁核除了与恐惧反应有关外，还与许多情绪反应有关。如前所述，杏仁核接受来自海马、扣带回及新皮质各脑区的输入，所有感觉系统的信息都传至杏仁核，特别是杏仁核的基底外侧核。不同的感觉系统在杏仁核有不同的投射模式。杏仁核各部分之间的相互联系使来自各个感觉系统的信息在此进行整合。杏仁核和下丘脑之间通路主要有两条：杏仁腹侧通路（ventral amygdaloid pathway）和终纹（terminalis stria）。双侧损毁杏仁核导致与Kluver-Bucy综合征相似的呆板情绪反应。双侧切除杏仁核除了对攻击行为和记忆有影响外，还严重降低动物的恐惧反应。

　　杏仁核特定部位的损伤可以产生类似Kluver-Bucy综合征的情感淡漠。人类杏仁核的损毁也会出现情感和激动减少。在多年药物治疗无效的情况下，一位28岁就患上难治性癫痫的妇女接受了大脑手术，手术损伤了左右半球的杏仁核。手术有效控制了癫痫的发作，但是术后患者在识别面部表情时出现了困难，尤其是对恐惧和厌恶的表情的识别。动物双侧杏仁核切除导致恐惧显著减少，并影响攻击和记忆。双侧杏仁核切除的野猫会像家猫一样温驯。大鼠双侧杏仁核切除后会主动接近一只安静的猫，咬它的耳朵。还有研究认为，恐惧缺失是杏仁核的基底外侧核损毁的结果。但是，有关人类选择性杏仁核损毁症状的资料很少。Lowa大学的Adophs教授曾经对一名患有Urbach-Wiethe病的妇女进行观察，这种患者的双侧杏仁核均发生了严重的病变，其最明显的表现是，她不会描述害怕时的恐惧情绪，说明杏仁核的损伤选择性地降低了她对恐惧的认知。如果切除杏仁核会造成恐惧表达和对恐惧认知的降低，那么电刺激完好的杏仁核又会怎样呢？研究发现，对杏仁核不同部位的电刺激可造成警惕和注意的增强，电刺激猫杏仁核的外侧部则造成恐惧和暴力攻击的增加。电刺激人类杏仁核会导致焦虑和恐惧。因此，杏仁核的确在感觉输入和与恐惧和焦虑相关的情绪中起一定的作用。

　　2. 习得性恐惧（learned fear）　　为了更加透彻地了解杏仁核在恐惧反应中的作用，一些学者还从习得性恐惧着手开展了一些研究。日常生活中，一般人们都能学会因为害怕被伤害而逃避某种行为。与恐惧有关的记忆可迅速形成，而且能长久储存。虽然杏仁核并不被认为是记忆储存的基本结构，但是它可能确实参与了带有感情的记忆。

　　Vermont大学的Kapp和他的同事们训练兔在音调与中等强度的痛之间建立起条件反射。动物在感到恐惧时，心率会发生变化。Kapp等以此为依据来判断兔是否有恐惧反应。兔被关在笼子里，在不同的时刻让兔听到两种声调（CS$^+$和CS$^-$）中的一种。当CS$^+$声调出现时，通过笼子的金属底板给兔的足部一个中等强度的电刺激，使兔感到中等强度的痛；当CS$^-$声调出现时，没有电刺激。Kapp等发现，经过训练，兔对CS$^+$声调产生了恐惧性的条件反应，即心率加快，而对CS$^-$声调没有恐惧性的反应。训练前，杏仁中央核的神经元对CS$^+$声调和CS$^-$声调都没有反应。训练后，中央核神经元对CS$^+$声调起反应，对CS$^-$声调没有反应。纽约大学的LeDoux的实验表明，在习得性恐惧形成后，损毁杏仁核将消除这种习得性的心血管反应（如心率和血压的改变）。Kapp等的实验提示，杏仁核的神经元能"学会"对痛觉相关刺激产生反应，通过训练后，这些刺激就能诱发恐惧反应。也就是说，通过训练让受试动物形成对恐惧刺激的条件反射。后来Emory大学的Davis还利用对大鼠听觉惊跳反射的研究提出了参与恐惧反应的环路，而这一反射环路的关键部位就是杏仁核。

　　此外，很多研究都提示杏仁核在习得性恐惧中的作用，并且研究已从动物扩展到人类。其中一项研究显示，将内侧膝状体与听皮质之间的通路切断，视觉刺激之后，配合一种弱电刺激，使用功能磁共振仪对人的脑活动进行监控。MRI图像显示正常情况下，恐惧的视觉刺激比与电击无关的视觉刺激能更明显地激活杏仁核。而且，除杏仁核外，还有一些大脑皮质区域显示活动增强，这些都是与条件刺激相关的皮质区域。通路被切断后，恐惧的条件反射仍能发生。这就提示，只要内侧膝状体（听中枢）与杏仁核的联系保持完整，恐惧条件反射就能发生，这一结果同样说明了杏仁核在恐惧反射通路中的重要作用。

LeDoux提出有关习得性恐惧的可能的神经环路（图11-13），即听觉信息传入杏仁核的基底外侧区，然后发出纤维至中央核，再投射至下丘脑，从而改变自主神经系统的活动状态，引起自主神经系统的条件性反射活动；也可能由杏仁中央核投射至脑干的导水管周围灰质，协调躯体运动系统产生行为反应。此外，基底外侧核还直接投射到大脑皮质，产生恐惧有关的情绪体验，因此情绪体验被认为是建立在大脑皮质活动的基础之上。

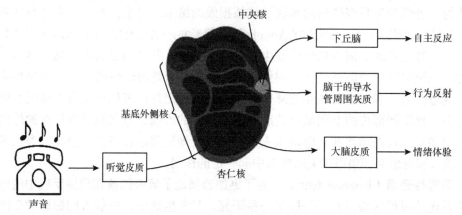

图11-13 习得性恐惧的神经环路

（二）愤怒与攻击

攻击是一种多面性行为，根据不同的目的可分为多种类型。一些研究已经表明，这种情绪不是单一脑结构的产物，不同类型的攻击行为具有不同的神经基础。例如，一只动物攻击另一只动物可能是为了捕食、保护后代、争夺配偶或恐吓潜在的敌人等。攻击是一种复杂的行为，不是脑内某个孤立系统活动的产物。影响攻击的因素很多，雄激素（androgen）水平是影响攻击行为的一个因素。动物季节性的雄激素水平变化和攻击行为之间存在相关性。注射雄激素（如睾酮）能使未成熟动物表现为更具攻击性，而阉割则能够降低动物的攻击性。但在人类，有关睾酮水平和暴力犯罪的攻击行为之间相关性的研究报道很少。

根据动机的不同，人们把攻击分为捕食性攻击（predatory aggression）和情感性攻击（affective aggression）两种形式。捕食性攻击是指为了获取食物而攻击另一个种族成员的行为（如狮子捕食斑马），因此又称为掠夺性攻击。典型的动物捕食性攻击，一般不发出叫声，而是直接瞄向猎物的头和颈；但是动物不出现交感神经系统活动增强现象。情感性攻击则不同，通常伴有交感神经系统活动增强现象；而且一般都发出叫声，摆出一副威胁性的或防御性的姿势。例如，一只猫对正向它走近的一只狗弓起背并厉声嘶叫着，这是典型的情感攻击。这两种类型的攻击行为及其生理表现都由躯体运动系统和自主神经系统介导，但两者在神经传导通路上有些不同，从而出现在行为反应上的不同。

1. 下丘脑与攻击行为　　下丘脑是与攻击行为相关的重要结构之一。我们从下面的一些实验研究，可以发现其研究过程和研究方向的变化。

（1）假怒：19世纪末，Sherrington在进行动物实验时发现动物在浅麻醉情况下会出现类似怒的行为。但是，对"怒"这一行为的系统观察始于20世纪20年代，Bard在Cannon实验室做了一系列关于假怒的实验。研究显示，手术前不易被激怒的动物，在手术切除双侧大脑半球的皮质后会出现明显的行为变化。只要很小的刺激便会使之进入强烈的愤怒状态。例如，轻轻抓一下猫背就可导致它产生一系列类似怒的反应，包括血压上升、瞳孔扩大、立毛、伸爪等，这种状态被称为假怒（sham rage），因为这时动物显示出的愤怒行为，正常动物在同样刺激条件下是不会产生的。Bard认为这些动物的这种怒不带有真正的攻击对象和目的，不是动物发自内心的表达，而真正的愤怒行为是为了对付敌人采取的一种自我保护，一般伴有不自主的行为反应。实验还发现，如果将损毁范围略微扩大至间脑的一部分，特别是下丘脑，则可以反转双侧大脑皮质切除引起的假怒行为效应；如果沿着皮质损毁下丘脑前部可以观察到假怒，但当损毁扩展到下丘脑的后半部时，假怒将不会出现。于是Bard推论，下丘脑后部可能对愤怒和攻击特别重要，这种作用平时被端脑所抑制。

（2）下丘脑电刺激实验：20世纪20年代还进行了很多与愤怒和攻击相关的研究，Zurich大学的Hess研究了电刺激间脑后引起的行为变化。Hess在麻醉猫的头骨上钻一个小孔，在脑部埋植电极。动物清醒后，通小强度电流并记录对动物行为的影响。根据电极埋植部位的不同，电刺激下丘脑可以引起不同的行为反应，如打喷嚏、喘气、进食、恐惧或愤怒等。提示下丘脑有两个基本的功能：内环境稳定和情绪表达。电刺激下丘脑引起的与情绪表达有关的反应包括心率变化、瞳孔散大及肠胃蠕动等。电刺激下丘脑的不同部位能使动物表现出具有恐惧和愤怒特征的行为反应，因此，下丘脑被认为是情绪表达系统中的一个重要组成部分。

电刺激下丘脑引起的动物愤怒表达与大脑皮质损毁后动物表现出的假怒现象很相似。低强度刺激下丘脑后，猫表现出流口水、嘶叫、耳朵向后、毛竖立等行为。当猫受到敌人威胁时，通常也出现这些复杂的行为。如果刺激强度增加，猫会做出一个真正的攻击反应，即用爪子猛烈敲打或扑向假想敌人。刺激停止后，猫的愤怒行为立刻消失，甚至还会蜷成一团睡觉。此外，刺激下丘脑的不同部位能分别引起情感性攻击和捕食性攻击。刺激下丘脑内侧部引起情感性攻击，刺激下丘脑外侧部引起捕食性攻击。

2. 中脑与攻击行为　　下丘脑通过两条主要通路把信号传递到脑干：内侧前脑束（medial forebrain bundle）和背侧纵束（dorsal longitudinal fasciculus）。下丘脑外侧部的传出纤维组成部分内侧前脑束，投射到中脑被盖腹侧区（ventral tegmental area，VTA）。如同刺激下丘脑外侧部那样，电刺激VTA使动物表现出捕食性攻击的行为特征。相反，损毁VTA则减少动物的捕食性攻击。内侧前脑束被切断后，电刺激下丘脑则不引起动物的攻击行为。提示下丘脑是通过影响VTA而参与攻击行为的。下丘脑内侧部的传出纤维经背侧纵束至中脑导水管周围灰质。如同刺激下丘脑内侧部那样，电刺激中脑导水管周围灰质使动物发动情感性攻击，而损毁这部分结构则减少情感性攻击行为。

3. 杏仁核与攻击行为　　杏仁核除在焦虑和恐惧行为中起关键作用之外，还与攻击行为有关。20世纪50年代，美国科学家Pribram和他的同事们报道，杏仁核损毁对8只雄性猕猴的社会等级关系产生了重要的影响。这些猕猴在一起生活一段时间后，它们之间建立起一种社会等级关系。Pribram等实验性损毁地位最高猴的双侧杏仁核，然后把这只猴重新放回群体中。不久，这只猴的地位降为最低，原先排名第二的猕猴地位升到最高，成为新猴王。然后，Pribram等损毁了新猴王的双侧杏仁核。同样，这只猴的地位降为最低。Pribram等的实验提示，杏仁核对攻击行为是非常重要的，而攻击能力的强弱直接决定猕猴在社会群体中的地位。

为了更好地理解这个问题，回顾一下杏仁核的结构。杏仁核（amygdala）位于颞叶的颞极中，在中央皮质的下方，由于形状的缘故，被命名为杏仁核。杏仁核是一群核团簇，通常被分为3组：基底外侧核、皮质内侧核和中央核。杏仁核的传入包括新皮质的所有叶、海马回和扣带回。值得指出的是，所有感觉系统的信息都传入杏仁核的基底外侧核。每一个感觉系统都有不同方式的杏仁核投射，在杏仁核中相互联系，使不同的感觉系统信息在杏仁核中得到整合。随后再经杏仁腹侧通路和终纹将信息传递到下丘脑和脑干。杏仁核至下丘脑和脑干（可能远至脊髓）的投射使其既能控制自主神经系统，又能控制躯体运动系统。

对杏仁核团各亚结构的电刺激损毁实验提示，杏仁核团对攻击行为起多方面的影响。电刺激基底外侧核导致情感攻击，可能是通过杏仁腹侧通路对下丘脑和脑干核团的影响而产生的；损毁基底外侧核则降低动物的情感攻击。皮质内侧核对攻击行为有抑制作用。皮质内侧核神经元发出纤维经终纹投射至下丘脑。损毁皮质内侧核或终纹显著地增强动物捕食性攻击行为。因此通常情况下，皮质内侧核可能对下丘脑起抑制作用，从而抑制捕食性攻击。

动物研究还发现，切除杏仁核能降低动物的攻击性。人杏仁核切除术的步骤大致是：把电极穿过脑下插至颞叶，通过记录神经元放电活动和X线成像方法，用电极的尖端准确地插起杏仁核，然后通过电极施加电流或注射溶液，全部或部分地损毁杏仁核。临床报道这种手术可以成功地降低攻击行为的发生，提高注意力，减少过度活动，同时还减少癫痫的发作。但是切除脑的一个功能部位显然是一种极端的做法，移去杏仁核和（或）其他结构是不可复原的，只有通过术后长时间的跟踪观察，才可能知道是否错误地损毁了哪些认知或行为功能。

4. 5-羟色胺与攻击行为　　5-HT能神经元位于脑干的中缝核群。这些神经元经内侧前脑束上行投射至下丘脑及与情绪有关的边缘系统。对啮齿动物的研究表明，5-HT可能参与抑制攻击行为。

在小饲养笼里隔离4个星期后，小鼠或大鼠通常变得活动过多，对其他鼠发动猛烈攻击。隔离对脑内5-HT的总体水平没有影响，但降低5-HT的合成、释放和重新合成的速率，这种改变只见于隔离后攻击力异常增强的小鼠，攻击力不增强的小鼠没有这种改变。阻断5-HT合成释放的药物能增强动物的攻击行为。例如，大鼠服用阻断5-HT合成的药物PCPA（parachlorophenylanine）后，对小鼠的攻击行为显著增多。

基因敲除（gene knock-out）5-HT$_{1B}$受体的变异小鼠行为表现正常，群居生活时互相之间也没有异常的攻击行为。但是，当把它们放在一个有外界压力的环境中，它们的攻击行为显著增多。标记研究证明，杏仁核、中脑导水管周围灰质、中缝核群及基底神经节等与攻击行为有关的脑结构中，都有5-HT$_{1B}$受体的分布，这就是5-HT$_{1B}$受体激活后小鼠攻击性降低，而缺乏这一受体的小鼠攻击性增强的原因。通常情况下，5-HT可能通过5-HT$_{1B}$受体抑制杏仁核、中脑导水管周围灰质及中缝核神经元的活动，从而抑制攻击行为。

（三）强化和奖赏

1954年，美国学者Olds和Milner对大鼠丘脑下部的不同区域进行了一系列实验。他们首先在大鼠的下丘脑背部埋上电极，然后将大鼠置于自己设计的方盒内，大鼠在盒中自由活动，盒中有一个杠杆，当大鼠踩踏杠杆时，脑部就受到一次刺激。实验结果令人难以置信！大鼠在第一次刺激后，离开杠杆，但又迅速返回，重复压杠杆活动，使脑部受到第二次刺激。很快大鼠就学会了通过按压杠杆获得对下丘脑的电流刺激。起初，大鼠在盒中走动时只是偶尔踩到杠杆，但是不久它就会不断重复踩踏，频率最高可达到每小时8000多次，并能持续15～20h，甚至对食物和水都不感兴趣，直至筋疲力尽而倒下。而且，当它醒来之后又立刻投入到这种高频率的工作中。这种行为被称为自我电刺激（electrical self-stimulation）。那么，大鼠为什么这么疯狂地踩压杠杆？是否大鼠从中得到了与食物和性所给予的相似的满足？什么结构被刺激才能得到这种强化？这是一种愉快的效应吗？为得到答案，研究人员在下丘脑以外的其他脑区也埋上电极，但是大鼠并没有表现出上述情形。Olds和Milner还在给癫痫患者进行检查和治疗时发现，刺激隔区和中脑被盖区同样会出现愉快的感觉和性冲动。中脑的刺激给人一种"幸福陶醉"的感觉，其他轻度的正性感觉由刺激杏仁核和尾核所产生。

关于Olds和Milner的这个自我电刺激实验，大鼠不断地踩压杠杆的原因尚未完全清楚。一种解释是，大鼠从电刺激中获得一种正性感觉，从而不断重复以获得更多的刺激。因此，引起强化刺激的脑部位被称为愉快中枢。但是，这个术语有可能在两个重要方面误解实验结果：①并不知道动物是否能体验到愉快的感觉，自我电刺激可能只是使大鼠要求更多的刺激，但刺激并不一定引起愉快感觉，好像人有时会不由自主地一直喝酒，尽管此时这种行为并不引起愉快的感觉一样；②即使刺激是愉快的，也不一定存在一个特定的中枢来负责这种强化行为。这些发现为强化和奖赏通路的研究提供了很好的基础。自我电刺激现象后的数十年中，在大鼠脑的边缘结构和其他部位又发现了许多自我电刺激位点，包括隔区、下丘脑外侧部、内侧前脑束、中脑腹侧被盖区和脑桥背侧部。其中，刺激内侧前脑束产生很强的强化效应，而有些位点的电刺激则使动物产生回避行为。动物还能学习某种操作以终止这些部位的电刺激，这些不愉快中枢或负性强化位点位于下丘脑的内侧部和中脑腹侧被盖区的外侧面。电刺激这些部位可能引起了一个负性感觉或激活了一条神经通路，这条通路负责负性强化行为。

关于这些正性或负性强化体验的具体脑机制，研究者们在对每一个散在的自我刺激位点进行分析后，认为它们都是通过一条与正常奖赏行为有关的共同通路而相互联系，电刺激内侧前脑束和中脑腹侧被盖区可以诱发高频率的自我刺激。内侧前脑束的下行纤维，可以将奖赏信号传至腹侧被盖区。中脑腹侧被盖区的神经元主要是DA能来源，它们发出轴突通过内侧前脑束到脑的广泛区域。药理学研究发现，DA激动剂安非他明能增加自我刺激的频率。给大鼠注射一种阻断DA受体的药物可减少自我刺激。目前，研究表明各种成瘾药物（海洛因、尼古丁和可卡因），都可以通过增强DA的效应，导致其在伏隔核中的释放，产生快感。但是，也有某些实验资料不符合DA能神经元在内侧前脑束中起关键作用的假设。例如，切断内侧前脑束并未产生人们所希望的抑制自我刺激的作用；进一步发现，自我刺激的位点不局限在接受中脑DA能传入的脑区。因此，研究尚有许多疑问之处，即药理学实验提示DA的重要性，但是损伤实验又对其提出了疑问。所以，DA在强化行为相关通路内所起的作用还有待进一步的研究。

（四）后悔、愉快和尴尬

1. 后悔（regret） 来自脑损伤患者的研究发现，眶额皮质损伤患者比正常人体验更多的愤怒情绪，而且比正常人体验的幸福情绪少。2004年，Camille等研究发现眶额皮质受损患者不能像正常人那样体验到后悔情绪，这表明他们并不具有能够感知体验那些左右决策的高级情绪的能力。他们的实验要求被试者在两个转盘中选择一个进行赌博游戏，被试者有时候可以看到自己没有选择的转盘得到的结果。研究发现，正常被试者会根据另一转盘的结果来调整自己的情绪并进行下一步选择，尝试缩小将来的损失。而眶额皮质损伤患者则不关心另一转盘的结果，也不会据此调整自己的选择。从该实验可以看到，后悔这一复杂的社会情绪可以帮助人们做出正确的决策，而眶额皮质在后悔情绪的发生、评价与调节过程中起到重要作用，会影响人们预见自己行为后果的能力。赌博实验表明，眶额皮质受损的被试者表现出较差的反事实性思维策略运用能力，以及较差的社会性判断和独立性决策能力，并呈现反常的情绪期待反应。

2. 愉快（happiness） 是积极情绪中的一种基本情绪，一系列的研究表明，眶额皮质的活动与产生愉快的情绪密切相关。Nitschkc等在2004年报道了眶额皮质与母爱的关系，母亲看自己孩子的照片比看不熟悉的孩子照片，双侧眶额皮质有更明显的激活。Doherty等发现美丽的面孔会引发内侧框额皮质的激活，再次说明了这个脑部区域可以引发强的愉悦情绪。Rolls等应用嗅觉刺激研究情绪的脑机制，发现在气味识别的实验中面对知觉愉快或不愉快的两种气味刺激物时，眶额皮质都会被激活，遇到好闻的气味时眶额皮质的激活位于内侧，而给予难闻的气味时眶额皮质的激活偏于外侧。

3. 尴尬（embarrassed） 是一种负性的自我意识社会情绪。2002年，Berthoz等最先研究尴尬的脑机制，结果发现，在故意违反和无意违反（尴尬）社会准则的情况下激活的脑区相似，人尴尬时会激活眶额皮质侧部。此外，愤怒和悲伤情绪的强度也与眶额皮质的激活有关。眶额皮质在产生愤怒和悲伤情绪中扮演了重要的角色。眶额皮质损伤患者比正常人产生更多的愤怒情绪，这能说明眶额皮质与产生愤怒情绪有关，愤怒情绪的调节功能也通过眶额皮质来实现。

第四节 语言和语言障碍

语言是人类特有的通信手段，是人类区别于其他动物的关键特征之一，其本质上是一套符号系统，人类借助语言进行交流，借助语言进行思维、推理。人的语言潜能似乎在出生时就已存在。从生物学意义上讲，语言不是单一能力，而是一组能力，理解和表达就是其中的两个能力。现已清楚，语言功能定位于大脑左半球，语言的理解和表达能力定位于左半球大脑皮质的不同区域，这些区域受损将导致不同表现形式的失语症（aphasia）。语言学家和心理学家对语言的研究已经很久，我们对某些脑区在正常人类的语言处理中所起作用的认识主要来源于一般实验研究和脑损伤后所引起语言障碍的研究。

大量的临床观察表明，管理人类的语言功能的皮质区域相对集中于颞叶和额叶等处，而且大多数人的语言管理功能集中于左侧大脑半球，此即所谓的优势半球现象。尽管如此，人们也注意到，右侧大脑半球在情感和空间认知等非词语性认知方面发挥着主要作用。

一、语言的起源

人类语言的起源，一直是人们感兴趣的问题。由于大脑皮质存在重要的沟和回结构，这使得颅骨内侧面存在压迹，由此导致大脑皮质呈现左右不对称状态。追溯这种不对称的历史，LeMay发现这种不对称性早在尼安德特（Neanderthal）人和北京人就已经存在了。

关于语言的起源有两种假说：手势假说和发音假说。手势假说认为语言是由手势系统演变而来的。在类人猿向人类进化的过程中，当某些类人猿开始直立行走后，手被解放出来开始从事除劳动外的社会交流，从而出现了手势。随后，声音交流的出现又使手进一步解放，使手能够用于其他目的。发音假说认为，语言由种类繁多的本能叫声（如表达高兴、悲伤、愤怒和性觉醒等情感状态的叫喊）演变而来。大约10万年前，类人猿的口、颌和声道等解剖学结构开始出现变化，这就使有意识地控制各种发声成为可能。于是，至少在理论上，声音可以创造性地组合起来运用了。人类的这些祖先们分散生存在不同的地方，这种地域之隔导致了不同语音系统的发展。有人认为语言在人类进化上可能是一次性出现的，这可以解释为什么各种人类语言有如此之多的共同之处。此外，语言也可能来自手势和发声的共同演变。这种可能性或许可以解释词汇语言和利手为什么都定位于同一大脑半球（左半球）。

二、语言功能的优势半球

（一）大脑皮质功能的一侧优势

大约一个世纪以前，Broca等就已注意到人类左侧大脑皮质在语言功能上占优势的现象，并提出了所谓优势半球的概念。后来积累的研究资料表明，优势现象虽然与一定的遗传因素有关，但主要是在后天生活实践中逐步形成的，是与人类习惯运用右手进行劳动有着密切关系的。2～3岁之前的小儿如果发生左侧大脑皮质的损伤，其语言功能活动的紊乱和右侧半球损伤时没有明显的区别，说明此时尚未建立左侧优势，双侧半球均与语言功能活动有关。10～20岁时，左侧优势逐步建立。但在左侧大脑半球损伤后，尚有可能在右侧建立起语言活动的中枢。成年人由于左侧优势已经形成，如果发生左侧大脑皮质损伤就很难在右侧皮质再建语言活动中枢。实际观察显示，在左利手的人中，左右双侧的皮质的有关区域都有可能建立起语言活动中枢。而右利手的人，则往往只在左侧皮质建立语言活动中枢。

通过解剖学的学习，我们知道左半球为语言功能的优势半球，这个结论是最初来源于Broca和Wernicke等的病理解剖学观察。1861年，法国神经科医生Paul Broca通过对临床上出现语言功能障碍的患者的研究，提出语言表达由一侧大脑半球控制，而且几乎总是左半球，这种观点进一步得到了Wada实验（通过麻醉一侧大脑半球而分别对两侧半球语言功能进行评估的方法）结果的支持。Broca发现：左侧额下回损伤能够导致语言输出障碍（运动性失语症，Broca失语症），后来该区被称为Broca区（Broca's area）。Broca的工作具有重要的意义，它第一次证明脑功能可以进行解剖上的定位。1874年，德国神经科医生Kal Wernicke发现，损伤左半球Broca区之外的脑区也可以干扰语言功能，该区位于听觉皮质和角回之间的颞叶表面的上部，该区损伤后能够导致语言理解障碍（感觉性失语症，Wernicke失语症），现在该区被称为Wernicke区。除去上述两个脑区外，左半球其他部位的损伤或病变能够导致其他形式的语言障碍。

左半球是语言优势半球的证据，是通过Wada实验证明的。该方法为在一侧颈动脉注射异戊巴妥钠后，同侧脑半球要先于对侧脑半球进入麻醉状态。注射药物后，要求受试者举起双手，同时嘴里数数。当注射侧脑半球进入麻醉状态时，对侧举起的手就会落下来。此时，如果数数也停下来了，说明言语优势在与注射同侧的脑半球；否则，注射侧对侧的脑半球便是语言优势半球。应用Wada方法，Rasumssen和Milner报道了他们对语言优势半球的研究成果（表11-3）。

表11-3 语言优势半球及其与利手的关系

利手	检测人数	优势半球（人数和百分比）		
		左侧	双侧	右侧
右利手	140	134（96%）	0（0%）	6（4%）
左利手	120	86（70%）	18（15%）	18（15%）

从上表可以看出，96%的右利手人的语言优势在左半球；对于左利手人来说，70%的人的语言优势在左半球，但也有15%的人不存在语言优势半球，另外15%的人的语言优势半球在右侧。单侧电休克研究也表明，左侧半球休克后导致Broca失语症和Wernicke失语症、语言选择和语言记忆严重受损。

（二）右半球具有一定的语言功能

虽然左侧大脑皮质在语言活动方面占优势，但研究显示，右侧半球也有其特殊的功能优势。人类的语言除了有认知成分外，还有更重要的情感成分。这些成分包括音乐性的语调（语韵）和情感性的姿态。Ross发现，语言的某些情感成分依赖于右半球的专门处理。与右半球损伤相关的语言情感成分丧失称为语韵缺失（aprosodia）。语韵处理在右半球的组织方式及语言的认知方面与在左半球的组织方式似乎相对应。右半球前部损伤的患者无论是悲或是喜，讲话时总是平板的；右半球后部损伤的患者则不能理解别人语言中的情感成分。目前已知的是，右侧大脑皮质在非词语性认知功能，如对于空间的辨认、深度知觉、触觉认识、音乐的欣赏分辨等方面是占优势的。例如，右侧顶叶皮质损伤的患者，常表现出穿衣失用症（apraxia）：患者穿衣困难，或者将衣服前后穿倒，或者只将一只胳膊伸入袖内。再如，右侧顶叶、枕叶、额叶结合处皮质损伤的患者常分不清左右侧及不能绘制图表等。右侧半球后部皮质病变的患者常常不能辨认别人的面部，甚至不能认识镜子里面的自己的面部，而且还伴有对颜色、物体及地方的认识障碍。

（三）两侧大脑半球功能的相关性

尽管两侧大脑半球在词语性认知和非词语性认知功能上各有侧重，但两者在功能上又是互相联系的。这种联系是通过两侧大脑半球之间的许多联合纤维，如胼胝体、前连合和视交叉等实现的。其中，胼胝体是最大的联合纤维，进化越高级的动物，其胼胝体越发达。人类的胼胝体约含100万根纤维。有人观察到，刺激犬身体的一侧皮肤，并将此刺激与食物相结合而建立唾液分泌的条件反射，则另一侧皮肤相应部位的同样刺激也自然具有阳性的条件反射效应。如果事先切断受试动物的胼胝体，则这种现象就不再能出现。大脑皮质对运动的调节活动也是如此，如果某人的右手学会了一种技巧运动，其左手虽然没有经过训练，但在一定程度上也会进行这种技巧运动。

两侧半球在功能上的相关性还可通过裂脑（split brain）实验得到进一步的证实。临床上常对患有顽固性癫痫发作的患者施行胼胝体切断术，以控制癫痫在两半球之间传布发作。胼胝体切断后，患者对出现在左侧视野中的物体（物像投射到右侧半球）不能用词语表达出物体的名称，而对出现在右侧视野中的物体（物像投射到左侧半球）就能说出物体的名称。例如，先让患者的左侧视野看一支香烟，他不能说出这一物体是"香烟"，但患者能认识到这一物体是"香烟"，因为他可以闭着眼睛借助于触觉用左手把许多香烟收集起来以表示他对这一物体的认识。眶额皮质和扣带回前部，即所谓的额叶边缘皮质的病变可引起情感行为方面的复杂改变，而单独毁损其中一部分则并不能诱发明显的情感异常。这说明，人脑对事物的认知和表象都是多种感觉综合活动的过程，依赖于大脑各部皮质系统间的协同工作。语言活动中枢在左侧半球，但信息可传送给右侧半球，联合纤维使左右半球的功能发生了联系，两半球在完成语言和其他功能中是紧密配合、相辅相成的。

三、语言信息处理的神经模型

在发现Wernicke失语症后不久，Wernicke提出了脑的语言加工模型，后来波士顿大学的Norman Geschwind对该模型进行了拓展，因此这一模型被称为Wernicke-Geschwind模型。Wernicke-Geschwind模型是临床鉴别脑的两大语言区受损的有用模型。该模型可用复述一个听到的词来很好地加以说明。根据最初的Wernicke-Geschmind模型，在复述一个听到的词的任务中，信息自耳蜗基膜经过听神经传至内侧膝状体，继而传至初级听皮质（41区），然后至高级听皮质（42区），再传至角回（39区）传递。角回是顶-颞-枕联合皮质的一个特定区域，被认为与传入的听觉、视觉和触觉信息的整合有关。由此，信息传至Wernicke区（22区），又经弓状束传至Broca区（45区）。Broca区把语言的知觉翻译为短语的语法结构，并储存着如何清晰地发出词的声音的记忆。然后，关于短语的声音模式的信息被传至控制发音的运动皮质面部代表区，从而使这个词能被清晰地说出。

Wernicke和Geschwind认为，命名一个视觉识别的物体涉及类似的通路（图11-14）。根据他们的模型，视觉信息由视网膜传至外侧膝状体，从外侧膝状体传至初级视皮质（17区），然后传至一个更高级的视觉中枢（18区），并由此传至角回，然后至Wernicke区。在Wernicke区，视觉信息转化为该词的听觉表象。声音模式形成后，经弓状束传至Broca区。

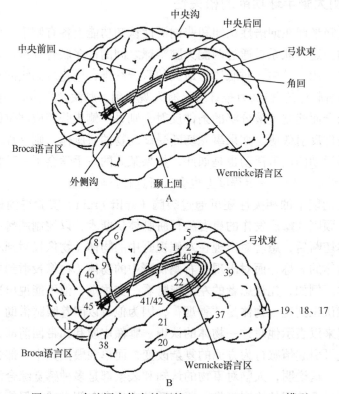

图11-14　大脑语言信息处理的Wernicke-Geschwind模型

A. 左半球主要沟回及语言功能相关的区域：Wernicke语言区位于颞上回部，靠近听觉皮质；Broca语言区靠近运动皮质的面部代表区；连接Wernicke区和Broca区的通路称为弓状束。B. 左半球的Brodmann分区：41区为初级听皮质；22区为Wernicke语言区；45区为Broca语言区；4区为初级运动皮质

Wernicke-Geschwind模型对临床工作进行了如下几条非常有用的预测。

（1）它预言了Wernicke区损伤导致的后果。到达听觉皮质的语言信息不能激活Wernicke区，因而将无法被理解。如果损伤后向后方和下方扩展超越了Wernicke区，还将影响视觉性语言输入的处理。结果是患者对说的语言或写的内容都无法理解。

（2）该模型正确地预言了Broca区的损伤将不影响对说和写的语言的理解，但引起语言和词句生成的严重障碍，因为语言的声音模式和语言的结构模式不能传至运动皮质。

（3）该模型预言了弓状束损伤中断Wernicke区和Broca区的联系，将扰乱词语生成，因为听觉输入无法传至参与语言生成的脑区。

尽管Wernicke-Geschwind模型在临床上仍然有用，但在如下方面尚有不全面之处。

（1）此模型中强调的Wernicke区和Broca区在语言接收与表达方面的重要性实际上是基于范围大得多的损伤。实际上，Wernicke区和Broca区原先确定的区域的损伤并不能引起Wernicke失语症和Broca失语症的全部特征性症状。Wernicke失语症和Broca失语症典型症状的产生通常是周围区域同时损伤的结果。

（2）Wernicke-Geschwind模型强调皮质区域（及它们之间的相互联系通路）的重要性。而现有的证据表明，皮质下结构（左侧丘脑、左侧尾核及邻近的白质）对处理语言也是非常重要的。例如，左侧尾核损伤导致听觉理解缺陷，可能是通过扰乱语言处理所需的听觉-运动整合而导致的。

（3）听觉输入的语言信息的确由听觉皮质传至角回，然后至Wernicke区，再传递至Broca区。然而视觉输入的语言信息可以不通过角回，而是从视觉联合皮质直接传至Broca区。因此，通过眼睛看到的词并不转化为听觉表象。事实上，对一个词的视知觉和听知觉是由感觉模式特异的通路相互独立地处理的。这些通路各自独立地到达Broca区，以及与语言含义和语言表达相关的更高级区域。

（4）大部分失语症患者同时有理解和表达的问题。例如，Broca失语症的患者的一般理解能力尚可，但是无法理解复杂问题；而Wernicke失语症的患者除了具有严重的理解能力缺陷外，语言表达方面的问题也很严重。因此，皮质进行语言加工时，该模型所描述的脑区之间明确的功能界限并不存在。

（5）语言的认知研究在一些方面（不仅仅是视觉语言信息处理通路方面）不支持Wernicke-Geschwind模型。例如，有研究表明，并非所有的语音听觉输入都是以同样方式处理的。无意义声音（没有意义的词）是与普通的、有意义的词分开另行处理的。因而，认为存在着处理声音和含意的相互独立的通路。与此类似，尽管Broca区是说出或写出有意义词的共同输出端，无意义词可能另有其独立的输出端。此外，语言心理学的一些研究指出，Broca失语症患者和Wernicke失语症患者都不仅有语言缺陷，还有一些不同的认知功能缺陷，这些缺陷模糊了语言接受障碍与语言表达障碍之间的区分。

事实上，越来越多的研究表明，语言功能涉及多个脑区及这些脑区之间复杂的相互联系，并非仅由Wernicke区至Broca区及它们间的联系所能概括。语言障碍比Wernicke-Geschwind模型所预测的更复杂。

四、语言障碍的多种表现形式

失语症（aphasia）是由特定脑区损伤导致的语言障碍，导致损伤的原因可能是大脑皮质区域损伤，如血管破坏、创伤或肿瘤等。表11-4列举了一些失语症类型与其临床表现和对应损伤的特定脑区。特定脑区的损伤并不导致语言能力的全面减退，而是不同脑区的损伤引起不同形式的语言障碍。例如，Wernicke失语症的损伤部位是左颞叶后上部，它表现为理解说和写的语言均有困难，而Broca失语症的损伤部位是左额叶后下部，表现为难以通过写字或说话来表达思想。

表11-4　失语症的临床特征

类型	输出	复述	理解	命名	损伤区域
Wernicke失语症	流畅	受损	受损	受损	左颞叶后上部
Broca失语症	不流畅	受损	正常	受损	左额叶后下部
传导性失语症	流畅	受损	正常	受损	左顶叶
完全性失语症	不流畅	受损	受损	受损	左额-颞-顶叶
命名性失语症	流畅	正常	正常	受损	左颞叶后下部或颞枕区
跨皮质运动性失语症	不流畅	正常	正常	受损	左额叶内侧部或边界区前部
跨皮质感觉性失语症	流畅	正常	受损	受损	左顶叶内侧部或边界区后部
混合性跨皮质失语症	不流畅	正常	受损	受损	左顶叶内侧部或整个边界区

特定脑区的破坏导致特定的语言障碍为深入研究语言组织提供了良机。令人印象最深的就是Bellugi等对手语的研究。口头语言由听觉通路来感知，用声音来表达。手语则不同，它是由视觉通路来感知，用手势来表达。尽管如此，与口头语言同样复杂的手势语言也定位于左半球。因此，当左半球受损后，聋人变得对手语失语，而右半球则不产生手语缺陷。而且，左半球损伤所致的手语障碍可以是有选择性的，要么累及手语的理解和语法，要么累及手语的流畅性，这说明了如下3个问题。第一，左半球蕴藏着对语言的认知能力。这种能力与以何种感觉模式或运动模式处理语言信息无关。第二，发声和听觉并非左半球出现语言能力的前提条件。第三，口头语言只是左半球所介导的众多认知功能之一。

失语症和其他形式的讲话障碍不同，如构语障碍（难以清晰地发出词的声音）和发音困难。后两者起因于控制发声装置的肌肉功能减弱或活动不协调，因而只是讲话的理解或语言表达的中枢过程。小脑疾病患者（伴有构语障碍）和帕金森患者（伴有发音困难）虽有严重的讲话障碍，但他们的语言能力是完好的。相反，失语症的标志是那种不能归因于机械因素的语言能力障碍，要么是理解能力方面的障碍，要么是言语生成能力方面的障碍，或两者兼有。

失语症最常见的原因是颅脑创伤，其次是脑卒中。大脑两半球主要血管发生意外的患者中，40%都有语言障碍。由于血管损伤不呈进行性发展，而且受损的大脑区域的解剖位置常与关键血管的分布直接相关，因此对于脑卒中患者的大脑血管损伤的研究极大地增进了我们对失语症的认识。

目前，失语症尚无普遍接受的分类方法。以下简述失语症的几种主要的临床综合征。由于皮质的损伤范围并非总与某功能位点范围完全重合，所以临床上患者的症状不一定总是符合单一的某种类型。

（一）失语症的临床特点

无论何种失语症在临床上都可通过简单的神经科检查来加以断定，条件是患者必须反应机敏，能和医生配合。检查内容包括以下几个方面：患者的自发性讲话，对词或短语的复述，对语言的理解，对事物的命名，阅读能力，书写能力和技巧等。

1. 自发性讲话 失语症患者的一个最显著的特点就是语言反常，这种反常可以分为流利性和非流利性两种。非流利性者的讲话速度往往低于50字/分，在力图讲得快一些时常显得吃力；讲话呈"电报式"，即短句形式，每个句子只含有一两个单词，且常常是名词，讲话缺乏韵律。这类患者多由中央裂之前的额叶损伤所致，称为前失语症。Broca失语症是最为常见的非流利性失语症。

流利性失语症患者的说话速度正常，且几无发音障碍，所用句子的长度亦无大碍。但此类患者说话累赘，往往用含混的词语来替代所涉及的事物的具体名称。所以，流利性失语症患者的讲话特点是废话连篇，实质内容不多，而且常发错音、用错词或使用自造词。此类失语症通常是由中央裂之后的皮质损伤所致，称为后失语症，包括感觉性失语症和传导性失语症等。

2. 对词语的复述 对词语的复述是一个常常被忽略的语言功能。如果某一患者能够按医生的要求复述单词、短语和数字，那么他的语言中枢的功能尚属正常，这些中枢包括Broca区、Wernicke区及弓状束（连接Wernicke和Broca两区的纤维束）等。弓状束任何部位的损伤均可导致传导性失语症和词语复述功能的障碍。复述功能障碍也见于Broca区和Wernicke区损伤。

3. 对语言的理解能力 对理解力的检验通常采取让患者遵循医生的指令进行某些活动或回答某些问题的方式进行。患者通常表现出以下3种类型的理解障碍：感受障碍型，该型患者有时见于Wernicke失语症患者，主要表现为患者对口语理解困难，而对书面语言的理解力可能不受明显影响；感受理解障碍型，见于听语言中枢完全受损时，此型以Wernicke失语症和跨皮质的感觉性失语症为代表；语义理解障碍型，此型是以患者对某些特定的单词或某些单词的特殊含义的理解障碍为特征的，常见于传导性失语症，偶见于Broca失语症。

4. 对事物的命名 命名不能的患者难以对所见的事物给出正确的名称。临床观察表明，此类患者因皮质损伤部位的不同而表现不一。前失语症导致产字不能（word-production anomia）的患者，不能产生正确的词语来称呼他所面对的事物，即使他似乎知道应该使用什么词语称呼；后失语症导致择字不能（word-selection anomia）的患者只能简单地表现为不能称呼所见的事物；由顶叶的角回损伤导致语义性命名不能（semantic anomia）的患者的主要表现是"看"不懂词义；由顶-枕叶或枕叶皮质损伤导致感觉通路特异性（如触觉、视觉及听觉）或类目特异性命名不能，如颜色命名不能的患者，虽然能够对不同的颜色进行比较并且能正确地称呼其他事物，但不能正确地称呼颜色。

5. 读写能力 失写症是指患者失去文字书写能力，较少单独发生；失读症则是几乎见于任何失语症的阅读不能；两者常相伴出现。单独发生的失读症常由位于胼胝体膝部附近的左侧枕叶皮质损伤所致，这种损伤多因左侧大脑后动脉梗塞造成。这类患者完全失去阅读能力，常伴有颜色命名不能，同时不能从单词的拼读得出单字的含义，如犬左+苗=猫；反之，也不能正确拼写出单字。失读症伴有失写症常预示患者有角回的损伤，此种损伤可能由肿瘤和休克等原因所引起。此类患者的主要表现是失去书写和阅读能力，且伴有轻微的命名不能。

6. 其他临床征象 除上述表现外，其他一些神经病学表现也有助于医生判定失语症患者的脑损伤部位。例如，前失语症的患者几乎都伴有轻度右侧半身瘫，而且通常是上肢和头面部的症状重于下肢；而后失语症的患者除少数表现有轻微的视野缺失外，大多没有固定的体征。

（二）临床失语症及其表现

1.Wernicke失语症（Wernicke's aphasia） 的特征是语言理解力的显著缺陷，而语言表达相当流畅。损伤部位主要涉及Wernicke区：左侧颞叶后部或Brodmann 22区，但常延及颞叶上部的40区和39区及颞叶下部的37区。损伤广泛时，视觉性和听觉性语言输入的理解都严重受损。然而，语言输出是流畅的。患者可能使用错误的词或词的错误组合（言语错乱，paraphasia），但语速、节奏和语调均正常。这些患者倾向于给词加上多余的音节，给短语加上多余的词，还可能进行语词创新（neologisms）。言语错乱和语词创新常涉及一些关键的词汇（名词、动词、介词和副词，特别是名词）。

患者可能表现为言语过多（多语症，logorrhea）。因为用词过多，患者的言语往往传递不了真正含意。例如，问一位患者"你来医院做什么啊"，患者可能回答"我在流汗，我特别紧张，我在来这里之前刚去餐厅吃饭"。这类患者无法清晰地表达想法，常显得言语空洞（empty speach）。可能由于语言理解受损，患者一般意识不到自己的这种缺陷。因为理解能力严重障碍，复述词和短语的能力也受损。另外，Wernicke失语症患者可伴有严重的阅读和书写障碍。除了上述失语症状外，患者没有其他神经病征，但偶见右侧视野缺损。

2. Broca失语症（Broca's aphasia） 主要特征是语言表达能力障碍（语言的生成不流畅），而语言理解和阅读能力通常部分地保留着。患者损伤的部位在额叶运动联合皮质，通常涉及第三额回的后部（44区和45区），即额叶盖（Broca区）的一部分。重症患者尚有邻近的运动前区和前额叶（6区、8区、9区和46区）的损伤。患者的语言生成的缺陷程度不同，从几乎完全无语到慢速的、费力的、仅由很简单的语法结构组成的言语。Broca失语症患者只使用关键词。他们通常用单数形式的名词，用不定式或分词形式的动词，并往往将冠词、形容词和副词一概省略。例如，在说"大灰猫"时，Broca失语症患者可能只说"灰猫"。类似这种省略的现象在较复杂的句中尤为明显。因此，Broca失语症的第二个特征是，无法用几个短语成分协调地构建一个句子。例如，女士们、先生们现在都请进餐厅，Broca失语症患者可能只能说女士们、先生，房间。当被问及职业时，一位患Broca失语症的邮递员答道"送信……送信……"除了这些电报式的或无语法的言语外，患者的复述能力总是受损，命名能力也可能有轻中度损伤。与Wernicke失语症不同，Broca失语症患者一般都能意识到自己的语言错误。

Broca失语症患者虽然在语言的生成上有严重障碍，但对口头和书写语言的理解正常，因为他们的Wernicke语言区未受损。然而，Broca失语症患者朗读困难，写字也像说话一样困难。有实验表明，Broca失语症患者对于那些他们构成不了的句法，理解起来也有困难。因为Broca区毗邻运动皮质及其下方的内囊，Broca失语症几乎总是伴有右侧轻偏瘫和右侧同侧偏盲。

3. 传导性失语症（conduction aphasia） 一个模型的价值不仅在于它能很好地解释以往的观测结果，还在于它具有预测能力。Wernicke认为根据所提出的语言加工模型能预测到另一种失语症的存在——传导性失语症。这种失语症是由于各种原因导致Wernicke区和Broca区之间的联系被切断，但并没有损伤这两个脑区本身。研究证实了行走于白质中的弓状束是连接Wernicke区与Broca区的重要通路，弓状束的损伤将导致传导性失语症。临床研究证实了这一预言。

传导性失语症患者的理解能力正常，语言流利，典型的患者能够毫无困难地通过语言表达自己的思想。传导性失语症的主要特征是复述能力严重受损。对于听到的单词，患者想尽可能将其复述，但是复述过程中存在大量的单词替换、省略和错语。这类患者驾驭不同词性单词的能力不同，在复述过程中，复述效果最好的是名词和常用短语，而对功能词、多音节词和无意义词几乎完全不能复述。传导性失语症的其他特征也符合Broca区与Wernicke区的功能分离。命名严重受损，朗读异常，但患者能默读，默读时能很好地理解文意。书写也可能有障碍，拼写能力差，有字母的省略和颠倒甚至替换等现象。许多传导性失语症患者有一定程度的随意运动障碍。

4. 命名性失语症（anomic aphasia） 唯一的语言障碍是找不到恰当的词来命名物体。这是一种罕见的失语形式，通常继发于左下颞叶的后部邻近颞-枕边界之处的损伤。命名性失语症患者偶尔也有右上象限视野缺损。

5. 完全性失语症（global aphasia） 是Broca失语症、Wernicke失语症和传导性失语症的联合。完全性失语症患者既不会说话，也理解不了语言；他们不能读、写、复述或命名物体。导致完全性失语症的损伤通常涉及整个外侧裂周围区域（perisylvian areas），从而同时损伤Wernicke区、弓状束和Broca区。完全性失语症的症状伴有完全性右侧偏瘫和右侧感觉障碍，通常还有右侧同侧偏盲。

6. 跨皮质失语症（transcortical aphasia） 有两个重要特征：一是患者有复述能力；二是病灶位于外侧裂周围的语言中枢以外。这种失语症常常是大脑前、中、后动脉连接处，即所谓的边界区（border zone）或水注区（watershed）的血管受破坏所致。边界区包括对词义记忆重要的联合皮质及对技巧运动重要的辅助运动皮质。跨皮质失语症有如下3种类型。

（1）跨皮质运动性失语症：由Broca区与辅助运动皮质间的联系中断所致。损伤通常位于Broca区前方的额叶，引起非流畅性失语，患者不能生成创造性的言语，试图交流却只能说出少数几个音节。与此形成鲜明对比的是，患者能很好地复述句和词语。对语言的理解和阅读（默读与朗读）障碍均较轻，但书写可能严重受损。

（2）跨皮质感觉性失语症：由Wernicke区与后顶-颞联合皮质间的联系中断所致。常引起流畅性失语，伴有理解力的缺陷、记忆手势或单词含义的困难。患者不能读写，很难找到适当的词，但能流畅地复述别人说的话。这种类型的失语症通常由顶-颞-枕联合区损伤所致。

（3）混合性跨皮质失语症：是一种极其罕见的失语症，是跨皮质运动性失语症与跨皮质感觉性失语症的混合形式。患者不会说话，除非别人先对他说。患者的反应通常也只是直接复述对方的话（言语模仿，echolalia）。患者缺乏其他任何语言能力。

7. 皮质下失语症（subcortical aphasia） 除了大脑皮质损伤能够导致失语症外，皮质下损伤也可导致失语症，典型的例子是基底神经节和丘脑血管病变。左侧尾核或壳核的损伤引起流畅性失语，伴有词语创新，但病程短暂。丘脑损伤亦可致失语症，其表现常与跨皮质失语症相似。常见的症状是言语错乱，对口头语言理解力差，而复述能力完好。病程短暂，许多患者能完全康复。

在那些有理解障碍的皮质下失语症患者中，观察到了对应的左侧颞-顶区域代谢时活动减退。这也支持正常语言功能不仅有赖于皮质-皮质联系，还有赖于皮质下联系的概念。

（刘丽波，薛一雪）